急危重症护理

主　编　丁兆红　迟玉春　侯树爱　焦　彦

副主编　张永臻　薛　原　李雷兵　孟丽丽

厉　娜　杨慧芳

编　委　（按姓氏笔画排序）

丁兆红　卜晓洁　王春燕　厉　娜

李雷兵　杨慧芳　迟玉春　张永臻

张秀杰　孟丽丽　侯树爱　郭　辉

黄　娜　焦　彦　薛　原

科学出版社

北　京

内 容 简 介

本书共分两部分四十四章。第一部分为总论，阐述了急危重症护理学所涉及的基本知识和常用技术技能，包括动静脉通路、输血、感染、止痛、营养等，并讲述了针对急危重症患者常用的检测方法、技术及其原理，包括血流动力学、体液、中枢神经系统、呼吸、肝肾功能等的检测，及急危重症监护病房的管理。第二部分为各论，阐述了综合性医院部分常见急危重症的护理，分别讲述了心内科、呼吸内科、消化内科、心外科、神经外科、新生儿科等科室的急危重症护理方法和临床治疗及最新进展；内容涵盖了心脏、肾脏、肝脏等重要器官疾病的病理病因、症状处理及抢救技术。

本书将卫生和计划生育委员会护理技术项目考核要点及急危重症护理有机结合，体现了较强的实用性，适用于新入职重症监护病房护理人员及实习护士，同时也是ICU专科护理人员临床实践的指导用书。

图书在版编目（CIP）数据

急危重症护理 / 丁兆红等主编. —北京：科学出版社，2017.8

ISBN 978-7-03-053667-9

Ⅰ. ①急… Ⅱ. ①丁… Ⅲ. ①急性病－护理②险症－护理 Ⅳ. ①R472.2

中国版本图书馆 CIP 数据核字(2017)第 138030 号

责任编辑：朱 华 / 责任校对：郭瑞芝

责任印制：徐晓晨 / 封面设计：范 唯

科 学 出 版 社 出版

北京东黄城根北街 16 号

邮政编码：100717

http://www.sciencep.com

北京凌奇印刷有限责任公司印刷

科学出版社发行 各地新华书店经销

*

2017 年 8 月第 一 版 开本：787×1092 1/16

2019 年 7 月第三次印刷 印张：18 1/2

字数：518 000

定价：158.00 元

（如有印装质量问题，我社负责调换）

序

随着医学科学的飞速发展，急危重症医学在现代化医院诊疗活动中占有越来越重要的位置。急危重症医学科要求集中使用最强的技术力量、最强的生命支持及监护设备，对急、危重患者进行及时有效的抢救治疗，直至病情缓解、脱离险境。而急危重症护理是急危重症医学科的重要组成部分，要求护理人员面对危象丛生、病情多变的危重症患者，掌握最新的理论知识，具备敏捷的快速反应、综合分析和判断能力，熟练使用各种先进的监护仪器、生命支持装置，能够通晓各种急危重症的治疗和护理方法，从这个角度上说，急危重症的护理真正体现了“三分治疗，七分护理”。

《急危重症护理》系统地阐述了急危重症的常用规章制度、护理常规，全面说明了各种监护技术，包括呼吸机的应用，以及对全身各重要脏器如何进行功能监护及功能维护，是有志于急危重症护理专业工作的新入职护士、实习护士、实习医师、住院医师很好的培训教材，也是长期从事急危重症工作的专业护士日常工作中很好的参考书。此书的出版必将对急危重症护理学、中心监护室（ICU）的普及和发展做出贡献。

本书的作者团队由日照市人民医院的丁兆红、卜晓洁、王春燕、厉娜、李雷兵、杨慧芳、迟玉春、张永臻、孟丽丽、侯树爱、郭辉、黄娜、焦彦、薛原，等组成；内容涵盖护理工作实践精要，由多年经验汇集提炼而成。在此，对给予本书指导和帮助的专家和同仁表示衷心感谢。本书的不足之处也恳请广大读者不吝赐教。

丁兆红

2017年4月

前　言

急危重症监护是护理学的重要组成部分，近年来飞速发展并已经成为一门专业性很强的学科。由于各类急危重症患者往往同时存在多器官、多系统的病理生理改变，病情复杂多变，因此，要求护士必须掌握跨学科、跨专业的知识与技能，通晓各种急危重病症的治疗与护理方法，熟悉各种急危重症监护的技术操作，掌握多种现代化监测与治疗设备的正确使用方法，从而迅速发现患者的主要问题，密切配合医生，积极采取有效的护理措施，抢救患者生命。为了培养高素质的急危重症专业护理人员，满足急危重症监护发展的需要及临床需求，我们邀请了一批活跃在临床、教学、科研第一线的资深的医护人员，在查阅了大量国内外最新文献、资料的基础上，结合他们多年的工作经验，加以总结、整理，汇编成《急危重症护理》一书，期望对 ICU 护理人员有所帮助，并在急危重症护理工作中发挥作用。

本书共分两部分四十四章，第一部分为总论，阐述了急危重症护理学所涉及的基本知识和常用技术技能，包括动静脉通路、输血、感染、止痛、营养等，并讲述了急危重症患者常用的检测方法、技术及其原理，包括血流动力学、体液、中枢神经系统、呼吸、肝肾功能等的检测，及急危重症监护病房的管理。第二部分为各论，阐述了综合性医院部分常见急危重症的护理，分别讲述了心内科、呼吸内科、消化内科、心外科、神经外科、新生儿科等科室的急危重症护理方法和临床治疗及最新进展。内容涵盖了心脏、肾脏、肝脏等重要器官疾病的病理病因、症状处理及抢救技术。本书将国家卫生和计划生育委员会护理技术项目考核要点及危重症护理有机结合，体现了较强的实用性，适用于新入职重症监护病房（ICU）的护理人员及实习护士，同时也是 ICU 专科护理人员临床实践的指导用书。

为提高本书的质量，满足临床急危重症监护工作的需要，编者在编写时参考了大量国内外资料和教科书，在此谨对本书所参考的文献的作者表示诚挚的感谢和敬意。鉴于编者水平有限，书中难免存在不足之处，恳请各位专家、同仁批评指正。

编　者

2017 年 4 月

目　录

第一部分　总　论
——ICU基本知识和常用技术技能

第二部分　各　论
——ICU常见疾病及并发症的监护

第一部分　总　论

——ICU 基本知识和常用技术技能

第一章　危重症监护病房的组织与管理

一、ICU 的建立

1. ICU 的含义

ICU 是重症监护治疗病房的简称，是应用现代医学理论，利用高科技现代化医疗设备，对危重病患者进行集中监测，强化治疗的一种特殊场所。目前，国内大型综合医院的 ICU 已具有相当的规模和现代化程度，不仅拥有综合 ICU，而且向专科 ICU 方向发展，相继出现心脏监护病房（CCU）、新生儿监护病房（NICU）等。

2. ICU 的模式

（1）综合 ICU　是一个独立的临床业务科室，受住院部直接管辖。

（2）部分综合 ICU　介于专科 ICU 与综合 ICU 之间。

（3）专科 ICU　一般是临床二级科室所设立的 ICU。

3. ICU 的规模

（1）ICU 病床布局设计　ICU 床位设置要根据医院规模、总床位数或某科室有多少患者需要监护来确定。一般综合性医院综合 ICU 床位数量占全院总床位的 1%～2%；一般以 8～12 张床位较为经济、合理。但在某些专科，如心脏外科，可高达 10%以上。ICU 每张床占地面积 15 平方米，床距不少于 1.5 米；发达国家 ICU 床位占地面积不小于 20 平方米，以 25 平方米为宜。

（2）监护站设置　ICU 内中心监护站原则上应该位于所有病房的中央地带，以稍高出地面能够直接观察到所有患者为佳，内设中心监护仪及记录仪，电子计算机及设备。

（3）人员配备　ICU 人员编制国内外尚未有统一规定。ICU 接收的是各类危重患者，医疗介入面广，知识更新快，设备现代化，技术新，要求 ICU 医生具有相当的理论与专业水平。一般综合性 ICU 医生应来自麻醉科、内科、外科、急诊科，现趋向于设置专职 ICU 医生，医生与床位的比例为（1.5～2.0）：1；ICU 护理人员相对固定护士与床位的比例要求（3～4）：1，在班护士与床位比应保证在（2～3）：1，这样才能保证 ICU 的正常运转。护士长负责全面管理，主管护师、护师、护士形成梯队。护士应以专科以上毕业生、身体健康、心理素质好者为首选对象。注意以资历较深、经验丰富的技术骨干与年轻护士相结合，以适应紧张繁重的工作。ICU 还应配备一定数量的呼吸治疗师、感染管理师、心理治疗师及勤杂人员。

4. ICU 的设备

ICU 设备主要包括监测设备、治疗设备及影像学设备三类（表 1-1）。

表 1-1 ICU 常用仪器设备设置

分类	仪器设备种类
监测设备	多功能生命监护仪、呼吸功能监测装置、血氧饱和度监测仪、颅内压监测仪、血流动力学监测仪、胃肠黏膜内 pH 监测仪、血气分析仪、心电图机等
治疗设备	呼吸机、心电除颤仪、心脏起搏器、输液泵、注射泵、降温毯、麻醉机、血液净化装置、主动脉内球囊反搏装置等
影像学设备	床边 X 线机、超声设备、纤维支气管镜等

5. 重症监护系统的基本原理

重症监护治疗病房内，常配备心电监护系统。心电监护系统由一台中央监测仪和 4～8 台床边监测仪组成，现在的床边监护仪，常以生命体征监测仪代替。主要通过控制床旁和中心监护仪之间的信号传输和交换过程，记忆、储存和分析各检测项目，进行血流动力学计算等，还可附带除颤保护，使除颤操作不影响正常监护。

6. 监护系统的类型

监护系统是 ICU 重要的监测设备系统。由中心监护仪和床旁监护仪组成。

（1）中心监护仪　可显示和处理各床旁监护仪送来的波形和数字信号，进一步提高监护的工作效率。

（2）床旁监护仪　每个床单位应由监护仪器和显示屏与中心监护仪相连，可直接测量心电图、血流动力学参数及生命体征等变化。参数可在中心监护仪和床旁监护仪显示屏上同时显示。

（3）其他专项监护治疗设备

1）循环系统：包括心排血量测定仪、血流导向气囊导管（Swan-Ganz 导管）、热稀释仪、有创或无创性体外心脏起搏器、心脏复苏装备车、超声心动图仪、动脉气囊反搏装置、有创或无创血压监测记录仪等。

2）呼吸系统：包括多功能呼吸机、肺功能测定仪、潮气量测定仪、呼气二氧化碳测定仪、简易人工呼吸器、纤维支气管镜、脉搏血氧饱和度（SpO_2）监测仪等。

3）泌尿系统：包括尿比重机、血液透析机及腹膜透析机等。

4）神经系统：包括颅内压测定仪、脑电图描记仪、脑血流和脑阻抗测定仪等。

5）检验、放射设备：主要有血气分析仪、显微镜、血和尿渗透压分析仪、电解质和血糖测定仪、移动式床旁 X 线机及床旁 B 超诊断仪等。

6）急救护理仪器设备：主要有注射泵、输液泵、鼻饲泵、气管切开包、开胸包、气管内插管器械、胸腔闭式引流装置、氧治疗用具、超声雾化器、电热毯、降温毯、冰帽及防褥疮气垫褥等。

7. 监护系统的功能

监护系统的功能具有测量、控制、储存、记录、显示、报警、分析及给予某种治疗等多种功能。监护系统与 ICU 的人力资源系统共同产生 ICU 的基本功能。

二、ICU 的管理

1. 综合性 ICU 应具备以下功能

（1）有心肺复苏能力。

（2）有呼吸道管理及氧疗能力。

（3）有持续性生命体征监测和有创血流动力学监测的能力。

（4）紧急做心脏临时性起搏能力。

（5）有对各种检验结果做出快速反应的能力。

（6）有对各个脏器功能较长时间的支持能力。

（7）有进行全肠道外静脉营养支持的能力。

（8）能够熟练地掌握各种监测技术以及操作技术。

（9）在患者转送过程中有生命支持的能力。

2. ICU 管理

（1）组织领导　ICU 实行院长领导下的科主任负责制。

（2）强调整体观念　ICU 强调整体观念，主张全盘考虑，均衡治疗。

（3）制度管理　制订各种规章制度是做好抢救工作的基本保障。

（4）设备管理　ICU 设备管理需要常抓不懈，稍有疏忽就会造成不可挽回的影响。

（5）安全管理　由于 ICU 应用多种仪器设备，安全用电是十分突出的问题，需引起足够警惕，避免发生漏电和意外事故，还要注意防火。

（6）消毒隔离制度。

（7）抢救制度。

3. ICU 质量管理的基本原则

（1）以患者为中心的原则　这是 ICU 质量管理的第一要素，也是护理工作的首要原则，体现了医院"全心全意为患者服务"、"以患者为中心"的服务宗旨。ICU 的患者除了有疾病所带来的生理痛苦外，在治疗过程中，还有着极其复杂的心理状态。因此，ICU 内各项护理制度均应以患者的利益为出发点和归宿，体现"以人为本"的基本思想，按照生物-心理-社会的医学模式，制订规章制度，抓质量建设。

（2）以质量为第一原则　由于 ICU 内每一项护理工作都与患者的生命安危息息相关，且患者病情变化快，监护技术复杂多样，因此，必须牢牢树立并在各项护理工作中贯彻质量第一的观念，从而确保取得最佳护理效果。

（3）以预防为主的原则　预防为主是保证工作质量的重要思想基础，是 ICU 质量管理的主要标志之一。要指导护士运用科学的方法和手段对每项护理过程的主要环节进行预防性的质量控制，使各种不安全因素得到控制，从而确保患者的安全。在制订护理方案时，要预想到可能发生的问题，明确提出注意事项和预防方法，注意观察，及时发现差错或事故苗头，从而防患于未然。

（4）以数据为依据的原则　科学的管理要以数据为依据，而非凭空想象。因此，在 ICU 质量管理中，要突出量化管理的概念，注重数据的收集，依靠能够确切反应客观实际的数字和资料，利用包括各种积分法对患者病情进行评估，对感染发生率、并发症发生率及患者满意率等进行检测和分析，总结经验教训，并据此采用更为有效的管理方法。

（5）标准化的原则　标准化是科学管理的重要技术方法，是一个包括制订标准、贯彻并推进而修改标准的全部活动过程。在 ICU，对各项技术和操作必须制订简单易行、清晰明了、具有科学性和先进性的质量管理标准，将它作为全体护士共同遵守的准则及衡量护理工作质量的尺度。

（6）全面质量管理的原则　全面质量管理的基本理论和指导思想是将质量管理的概念看成是整个单位、整个管理过程和全体人员参加活动。因此，ICU 的护理质量管理应强调：①全系统质量管理，即 ICU 系统内的所有要素都要被纳入护理质量管理的轨道，包括人员、技术、设备、用药、环境与时间等所有涉及的内容；②全过程质量管理，即对 ICU 工作的每个环节进行质量监控，包括基础质量、环节质量和终末质量；③全员质量，要求系统内的所有成员即每个护士都达到规定的标准，都对质量负责。

4. ICU 设备管理的具体要求

（1）ICU 医护人员都应熟悉、掌握各种仪器的操作，了解性能和使用注意事项。

（2）由专人负责仪器的清洁、消毒、定期检查和维修。一旦发生故障，要及时报告、记录，由专人负责排除。

（3）搬动机器时应先关机，注意防震或磁场干扰。

（4）ICU 仪器一律不准外借或挪用，每班均要对仪器设备进行交接和记录。

（5）对各种仪器、设备应建立档案，登记造册，保存说明书及维修卡等。

（6）ICU 抢修机械和药品应做到定专人负责，定位置、定数量、定品种（四定），以保证应急使用。注意防潮、防热、防腐蚀、防震（四防）。

5. ICU 仪器设备安全管理应做到的内容

（1）严格按照操作规程使用仪器。

（2）正确连接电源，妥善安装地线。

（3）严格电源系统管理，设有稳压、照明、大功率用电及备用电源四套装置为妥。

（4）应由专职人员负责用电及检查维修。

（5）要备有足够的消防器材。

（6）应设安全门及安全楼梯。

三、护 士 要 求

ICU 护士的基本要求

（1）素质标准

1）有为护理事业奋斗的献身精神及开拓精神。

2）有一定的人体健康与疾病的基础病理生理学知识。

3）有较广泛的多专科护理知识及实践经验。

4）善于创新及应用逻辑思维发现问题及总结经验。

5）实际工作及接受新事物能力较强，操作敏捷，善于钻研，工作细致耐心。

6）掌握各种监护仪器的使用、管理、监测参数和图像的分析及其临床意义。

（2）心理素质

1）清晰敏捷的思维：ICU 护士应头脑清醒，思维快捷，善于分析问题和解决问题，能用最短的时间做出最佳护理方案。

2）积极稳定的情绪：护士的情绪对患者和家属有直接的感染作用，ICU 护士要以饱满的情绪对待工作，用积极的情绪状态调节抢救气氛，帮助患者树立战胜疾病的信心。

3）精诚合作和团队精神：危重患者的救护过程是一个团队协作的过程，是集体智慧的结晶。ICU 护士必须具备良好的团队协作精神，以保证各环节救护工作的衔接和开展。

4）顽强坚韧的意志品格：ICU 护士相比较其他专科护士而言，会面临更多的困难和挑战，因此，必须具有顽强的意志和品格，从容应对紧张的局面和复杂的情况。只有这样，才能胜任 ICU 特殊的工作要求。

（3）身体素质　ICU 工作节奏快，体力消耗大，因此 ICU 护士必须有较为强健的体格以适应 ICU 紧张的工作要求。

四、ICU 患者的收治及护理要求

1. ICU 收治患者标准

（1）严重复合创伤的患者。

（2）各种术后重症患者，尤其是术前有严重并发症（如冠状动脉性心脏病、呼吸功能不全、电解质紊乱等)、术中循环不平稳者。

(3)需行呼吸管理和(或)呼吸支持的患者。

(4)心功能不全或有严重心律失常的患者。

(5)急性心肌梗死患者。

(6)各类休克患者。

(7)急性肾功能不全患者。

(8)急性重症胰腺炎患者。

(9)急性药物中毒患者。

(10)心肺脑复苏后的患者。

(11)器官移植患者。

2. 不宜收入ICU的患者

(1)脑死亡者。

(2)急性传染病患者。

(3)无急性症状的慢性病患者。

(4)恶性肿瘤晚期患者。

(5)老龄自然死亡过程中者。

(6)治疗无望或因某种原因放弃抢救者。

3. ICU患者转运途中要求

基于个体患者对于监测护理的要求不同，在本病室内倒床或向外转运患者是ICU经常做的工作。转运中最好保持持续的心电监护。在转运中保持良好的通气状态是最重要的工作。呼吸功能不全的患者，医护人员可使用麻醉机、呼吸器辅助通气，但往往由于转运途中的空间限制给工作带来不便。一般常携带氧气袋或简易呼吸气囊，通过接在患者身上的鼻导管或面罩供氧，从而保障有效通气的进行。注意维持某些与生命紧密相关的治疗，如血管活性药物的应用等。正在输入的液体及包扎好的各种引流管随患者一并转运，全过程力求稳、快，准备工作要十分充分。

4. ICU接收患者工作流程

(1)如患者病情较稳定，经简单卫生处置后，将患者移至病床，穿病员服。患者本人衣服由家属带回 ，贵重物品由家属签字后带回。

(2)连接呼吸机，观察患者胸廓运动是否对称及起伏情况，听双肺呼吸音是否正常，测量气管插管深度并用寸带固定。

(3)连接心电监护仪，首先连接血氧饱和度，再接电极片，无创血压，观察心率、心律、呼吸等。

(4)连同并管理好各种监测及输液管道，连接尿管，微量泵用药要交接清楚药物种类、浓度、剂量、速度，检查是否有断路现象。各三通管连接是否紧密，深静脉置管患者，要测量管外露长度，避免脱出，扭曲打折。

(5)观察瞳孔大小，是否对称及对光反射情况。

(6)根据医嘱用药，如躁动的患者要双上肢约束或背部约束，保证患者的安全。

(7)向患者家属做入科宣教如探视制度等。

(8)仔细记录特护记录单。

(9)如急危重症患者，备齐抢救药品及抢救器械于床前。

5. ICU 护理常规

（1）ICU 是对危重患者进行集中加强监护的场所，ICU 的护理均属特级护理。

（2）ICU 由经过专门训练的护理人员，利用较先进的医疗设施及技术对患者进行持续监测。

（3）密切观察生命体征、意识、瞳孔，并做好 24 小时动态变化纪录。

（4）严密监测中心静脉压、动脉血压，保证各种管道通畅。

（5）对行胃肠外营养者，应严格无菌操作，每天更换局部敷料，保持局部无菌，并做好相应的观察护理。

（6）对使用呼吸机的气管切开、气管插管的患者，应严格呼吸道管理，保证呼吸机正常工作。

（7）使用微量注射泵输入血管活性药物时，应密切监测血压，及时调整输入药物速度及药物浓度。

（8）动态监测血气、电解质，定时监测血糖、尿糖、尿比重。

（9）真实、及时、准确、完整地记录重症记录单，准确记录出入量、各种化验数据和用药情况。

（10）保持各种引流管管道通畅，观察各种引流物的量和性状并准确记录。

（11）对保留导尿管者，应保持会阴部清洁，做好尿道口护理，定期更换导尿管，必要时行膀胱冲洗。

（12）急性肾衰竭患者行腹膜透析、持续动静脉血液过滤或心肺脑复苏（CRCP）时，应按其常规观察护理。

（13）常规吸氧、超声雾化或氧雾化吸入应每天进行 2～4 次。

（14）定时（每 2～3 小时进行 1 次）翻身、拍背，鼓励患者深呼吸、咳痰，对患者进行四肢被动活动和功能锻炼。

（15）有专科特殊治疗及护理者，按各专科护理常规护理。

（16）及时了解患者病情，做好患者及其家属的心理护理。

（17）制订常规护理计划并严格实施。

6. ICU 一般监护内容与指标

（1）基础护理　ICU 患者病情危重、复杂，生活不能自理，需要监护患者的皮肤、口腔、泌尿系统等，对患者进行精心护理，防止各种感染，尽量保持患者的舒适。

（2）心理护理　ICU 患者由于病情、环境等因素，难免会出现紧张、恐惧、焦虑等心理问题，对神志清醒的患者，医务人员应解释各种监测和操作的目的和作用，消除患者的不稳定情绪。

（3）饮食护理　根据病情需要给予进食、禁食、鼻饲，并注意观察患者的吞咽情况，喂食物时速度要慢，防止发生呛咳、误吸等现象。

（4）管腔护理　危重患者在救治过程中往往有不同的管道，如吸氧管、输液管、导尿管、鼻饲管；以及某些特殊管道，如气管插管、气管切开造瘘口、三腔二囊管、胸腔闭式引流管、透析管等，每日监护，保持通畅，防止感染。

（5）体液平衡　每日严格记录出入液体量，保持体液平衡。

（6）认真记录　通过仔细观察、护理体检、病史询问等迅速全面评估护理问题，并制订护理计划，在实施护理措施时，能认真执行和及时记录，护理病历书写规范，在书写监测记录时做到语言规范、数字准确、诚实可信。

7. ICU 专科监测内容

（1）体温监测。

（2）心电监测。

（3）血流动力学监测。

（4）呼吸功能监护。

（5）肾功能监护。

（6）神经系统功能监护。

（7）消化系统功能监护。

（8）血液系统监测。

（9）水、电解质平衡监护。

（10）输液监护。

（11）输血监护。

五、ICU 工作制度

1. ICU 出入制度

ICU 出入制度包括 ICU 患者接收和转出（或出院）的程序、探视制度及谈话签字制度等。

2. ICU 收入常规

（1）各专科危重患者经主管医生申请、ICU 医生会诊同意后方可收入。急诊及院外转入者需先收入（或安排好）相应专科床位，再按上述程序进入 ICU 治疗，极危重患者直接入 ICU。

（2）ICU 医师负责对患者全身器官进行支持和协调治疗，专科医师每天至少到 ICU 查房 1 次，负责对本专科的问题提出意见或直接实施治疗。

（3）除特殊专科医嘱外，所有医嘱经 ICU 医生与专科医生协商后，ICU 护理人员只执行 ICU 医生的医嘱。

（4）ICU 护理人员在患者入 ICU 时应完成以下工作：①妥善固定患者身上的各引流管、引流瓶，并检查其是否通畅，观察引流液颜色、性状、量以及伤口敷料有无渗血、渗液，尤其要注意有创监测、机械通气的连接和固定，以及微量药物的浓度；②对需器官插管者，应配合医生紧急插管，同时打开呼吸机，准备负压吸引、气管插管气囊注射器，有效清理呼吸道；③了解并评估病情，包括术中情况、最近一次化验结果，提出护理诊断，建立观察记录，及时记录患者的生命体征、意识、瞳孔、周围循环、全身皮肤和管道固定情况；④写好床头牌、病床一览表，制病例，执行医嘱，准备液体及用药，并进行双人核对；⑤若患者神志清醒，应适时进行心理护理和健康宣教，告诉患者身处何处、主管护士和医生姓名及需要患者配合的事项等；⑥向家属进行健康宣教，并介绍 ICU 规章制度及探视时间，留下联络电话。

3. ICU 转出常规

（1）患者在 ICU 内的留置时间由医师决定，治疗好转或不治疗者均应及时转回原病房，各病室不能以任何理由拒收患者。

（2）ICU 医生下达患者转出医嘱时，护理人员应通知患者原科室和家属执行医嘱将患者转出，转出时需进行特护小结。

4. ICU 探视制度

ICU 是监护和治疗危重患者的场所，需要一个合适的环境。在监护和治疗期间，医生和护理人员应每天 24 小时留守在患者床旁，密切观察病情，一切监护、治疗都可以经过训练的医护人员提供，所以不需患者家属在旁。

（1）家属每天下午 3：30～4：30 在病区外走廊探望患者。为保证患者安全，防止交叉感染，应请家属不要进入 ICU；探望时不能大声喧哗；为保证监护设备正常运行，不能使用手机；为防止特殊患者过敏，应保持病区环境清洁，探望时尽量不送鲜花；患者的贵重物品及衣服请家属自行保管。

（2）由于患者病情特殊，家属可以通过语言、手势、书写和录音等方式与患者交流。

（3）探望时，医生、护理人员向家属介绍患者病情及护理情况，电话询问一般不回答，以免信息错误。特殊情况时，医生随时通知家属，并准予探望。

（4）当患者病情渐趋平稳时，由监护室和原病区医生协商决定将患者转回原病区继续治疗，转出前一天或当天通知家属。

5. ICU 谈话和签字制度

医疗是一个科技行业，也是一个特殊的服务行业，具有高度风险性和责任性。患者病情随时可能变化，甚至难以预料。医疗观点和技术随着科学的发展也在变化之中，治疗方法因人而异，具有很大的经验性，很难尽善尽美。各种创伤性检查治疗和手术都有一定的并发症发生率。根据国家卫生行政主管部门的要求，上述诊治措施都必须经医师与家属谈话，取得家属理解和同意并签字后，方可安排实施，这些经签字的文件具有法律效力。

6. ICU 护理管理制度

ICU 护理管理制度包括 ICU 物资管理制度、消毒隔离制度、抢救制度、交接班制度、查对制度及 ICU 各级人员的职责等。

7. ICU 物资管理制度

（1）库房内存放的贵重仪器和物资由护士长或其指定的专人负责保管，保管时注意定点放置、定量存放、定期清点、定时保养和维修，并做好相关记录。

（2）贵重仪器（监护仪、呼吸机、血气分析仪、滴液泵、注射泵、测量传感器等）使用后由值班护理人员按规定清洁消毒处理，放还原处。

（3）正确调试和检查仪器、设备，使其处于良好的备用状态，如有故障应告之专业维修人员。

（4）建立仪器领取、报销和登记制度，并认真执行。

（5）低值易耗品和消耗材料应由护士长定期填写领取单向有关部门申请领用，做到定期清点，使账物相符。

（6）物资若有丢失、损坏，应按医院规定处理。

（7）设备、仪器每天由专人清点，外借要有记录，贵重设备、仪器外借要通过医院设备科。

（8）管理人员因工作调动时，应与交接班交接物资并到有关部门办理手续后方可离去。

8. ICU 消毒隔离制度

（1）对工作人员的要求

1）对监护室必须穿戴好工作服和鞋帽，外出时换外出服和外出鞋，ICU 门口应放置消毒踏脚垫。

2）严格执行无菌技术操作规程及消毒隔离制度，在吸痰、气管插管及气管切开护理、口腔护理、伤口换药、导尿、灌肠时均应戴无菌手套。

3）严格执行洗手制度，在各种检查、治疗、护理前后均应认真洗手或用消毒液擦拭双手。

（2）物品的消毒

1）无菌物品规范管理，干燥保存，并注明失效期。

2）污物处理必须遵循“两消毒一清洗、先消毒后清洗”（消毒–清洗–再消毒）的原则，一次性物品用后必须遵守“消毒–毁形–统一处理”的原则处理。

3）凡医院供给患者的生活用具，应定时清洁、消毒；患者出 ICU 后，病床单位应进行终末消毒处理。

4）呼吸机管道专人专用，使用期间隔天更换管道 1 次，管道用 2%戊二醛或浓度为 1000mg/L

的含氯消毒液消毒，患者停用呼吸机后管道应进行终末消毒。

5）特异性感染患者用过的敷料应及时焚毁。

（3）环境的消毒

1）应严格控制人员流动，禁止非工作人员进入。

2）物体表面用浓度为1000mg/L的含氯消毒液擦拭，每天1次或2次。

3）地面用浓度为1000mg/L的含氯消毒液拖擦，每天3次或4次。

4）墙壁表面用浓度为1000mg/L的含氯消毒液擦拭，每周1次。

5）室内表面用浓度为1000mg/L的含氯消毒液彻底擦拭，每周1次。

（4）空气消毒

1）开窗通风、换气，每次30分钟，每天2次或3次。

2）应用层流或空气净化器。

3）监护室、治疗室、换药室用紫外线消毒，每天1次或2次，每周彻底消毒1次。

4）每月空气监测培养1次或2次，菌落数应小于200cfu/m^3。

5）每半年监测空气中的二氧化碳、氨、硫化氢、一氧化碳等有害气体及灰尘1次。

6）室内无患者时，空气用臭氧或2%过氧乙酸喷雾或熏蒸消毒。

（5）患者监测

1）患者伤口监测，每周1次或2次。

2）使用呼吸机患者痰液监测，每周2次或3次。

3）有创导管拔除时培养监测。

4）各种引流液培养监测每周1次。

（6）消毒效果监测　物体表面、空气、医务人员手的监测由医院质控中心进行，设备、仪器由设备维修人员监测。具体要求是：物体表面细菌数小于5cfu/cm^2，空气细菌数小于200cfu/m^3；医务人员手细菌数小于5cfu/cm^2，且不得有致病菌检出；每月监测特殊细菌1次，不得有致病菌；保证紫外线灯波长为180～290nm，功率大于70μW/cm^2，每周用95%乙醇擦拭紫外线灯管1次；每3～6个月监测仪器功率1次。

9. ICU抢救制度

（1）积极组织对病情危重者的抢救。

（2）由科主任及护士长负责组织、指挥抢救工作，科主任及护士长不在时，由值班医生和护理人员负责抢救工作，对疑难病例，应立即向上级医生报告，组织会诊。

（3）对病情需要者，应由专人守护，要求做到观察细致、诊治正确、处理及时、记录准确完整、交接班详细。

（4）抢救药品、器械、用物要做到定点放置、定量供应、定点清点、定期消毒、定人管理（即“五定原则”），保证标签醒目，清点、取用方便。用后应及时补充，每班交接清楚。

（5）认真做好抢救记录及登记工作。

10. ICU交接班制度

（1）交班时病室整洁、安静、舒适、安全。

（2）坚持床旁“三交、四清、三洁”，即口头交、书面交、床旁交，病情清楚、医嘱清楚、用药清楚、记录清楚，患者皮肤清洁、衣物清洁，床单位清洁。

（3）交班时应保持各类管道通畅，符合护理要求；各输液管道通畅，速度适宜，符合无菌操作，输液（药）计划按时完成；各种引流管通畅，妥善固定，记录准确，护理正规，符合无菌操作，气管切开者呼吸道通畅，切口处清洁、干燥。

（4）抢救药物、器械和其他用物备齐，定量、定位放置，处于良好备用状态。

（5）各类物品清点整齐，账物相符，记录完整。

（6）坚持做到“交不清不接，接不清不走”。

11. ICU 各级人员职责

（1）办公室护士工作职责

1）参加晨会，听取交班报告，核对日报表，核对夜班医嘱，查阅重症护理记录。

2）负责处理、核对医嘱，及时通知治疗和专业护士执行有关医嘱，必要时亲自执行。

3）检查治疗班与各专业组的工作，了解护理工作执行情况并检查效果。

4）绘制体温记录，整理完善医疗文件，督促护士正确填写各项记录。

5）负责准备检验标本容器，督促各班留送标本。

6）办理出入院、转科和出科手续，报病室治疗单，了解患者费用情况，及时与护士长、医生、家属及医院记账处联系。

7）负责联系会诊、预约各种特殊检查及检查接送工作。

8）每周定期核对药物单、治疗单、注射单，协助护士长查对医嘱。

9）护士长不在时，代为处理各项紧急工作，并负责一级护理质量检查工作。

10）掌握病房患者情况，填写日报表及危重、手术患者情况表。

11）负责护士站办公区域及冰箱清洁、整齐。

12）负责每天抢救物品和毒麻、贵重药品的清点，使之处于完好备用状态，账物相符。

13）负责药品领取登记工作，定期检查药品的质量，保证药品在有效期内，备齐常用药品基数，并及时补充。

14）负责各项记账工作。

15）协助专业护士接受和抢救患者。

（2）总务或辅助护士工作职责

1）参加晨会，听取交班报告。

2）清点治疗用物，及时更换消毒、灭菌物品，负责治疗室各种物品的添补。

3）保证各种物品在有效期内。

4）保证各种物品用后的清洁消毒和终末消毒处理。

5）负责呼吸机管道和各部件的清洁、消毒、连接，使之呈备用状态。

6）负责监护仪配件及注射泵的清洁消毒。

7）定期测试、更换各种消毒液及消毒容器，保持标签清楚，消毒液浓度准确。

8）负责病房常用物品的领取、添补，告知护士长领取特殊物品。

9）负责吸引器及连接管的清洁消毒，并备齐常用数。

10）负责准备、整理、更换气管切开护理盘。

11）集中清洁、整理换下的用物，打包后贴上消毒指示带送供应室高压消毒。

12）保持治疗室和换药室清洁、整齐。

13）协助专业护士接收和抢救患者。

（3）治疗护士工作职责

1）参加晨会，了解患者的病情、治疗及用药情况。

2）核对出院、手术或死亡患者的治疗医嘱是否取消，与办公室护士核对当日新医嘱并执行当日所有医嘱。

3）清洁液体瓶，检查液体、药物的质量和失效期，根据医嘱合理分组补液，并注明床号、姓名、药名。

4）现配现用药物及液体，注明加药时间。

5）严格无菌操作，注意药物配伍禁忌，观察用药效果和不良反应。

6）每天更换输液器，进行深静脉留置处消毒，更换敷料。

7）负责治疗室、治疗车、治疗台、治疗盘的清洁消毒，保证各治疗消毒液标签清晰。

8）常规配置肝素稀释液和导尿管消毒护理液，供护理用。

9）负责液体柜内液体及药物的添加补充。

10）协助专业护士接收和抢救患者。

（4）临床组长工作职责

1）协助护士长根据本组患者情况合理调配本组护理人员工作。

2）护士长不在时，协助办公室护士负责病室管理，组织病房的抢救工作。

3）保证整个病房清洁、整齐、安静，保证患者舒适安全。

4）了解急症和手术患者的心理动态，做好家属的健康教育，使其了解 ICU 的工作性质。

5）了解本组特殊患者的心理动态，做好针对性护理，满足患者的合理要求。

6）负责本班借出物资的审核和交班。

7）做好本班（主要是夜班）医嘱的执行、查对工作，并记账。

8）指导本组护理人员完成护理工作，夜班遇特殊情况时及时汇报值班护士长。

9）负责向护士长当面或书面汇报本班工作情况，患者对护理不满意或有特殊情况发生时（主要是夜班和护士长不在时），应书面汇报事情经过和处理过程。

（5）临床护士工作职责

1）参加晨会，书面、床旁、口头交接班，了解患者病情、心理状态、治疗用药情况等。

2）完成患者的基础护理及专科护理，如深静脉置管护理、呼吸道管理、各种引流管的护理、仪器报警处理等。

3）合理评估病情，制订护理计划，完成护理常规。

4）密切观察生命体征变化并及时、准确记录，发现异常时及时通知医生。

5）保证各种补液通道和引流管的通畅并妥善固定。

6）保证患者肠内营养的输入和口服药的服用，并观察消化情况和用药反应。

7）保证各种监护治疗仪器工作正常。

8）负责所管床位患者的转出、转入和健康宣教，做好终末消毒处理。

9）协助本组人员完成各项治疗护理。

10）做好患者的压疮预防和护理。

11）根据病情和医嘱进行单位时间项目检测，如中心静脉压、尿量、尿糖、血糖、体温等的监测。

12）负责在探视时间内向患者家属介绍护理情况和客观检查结果，了解患者及其家属的心理状态，做好健康教育。

13）积极配合危重患者的抢救工作。

14）协助护士长或组长对本组护理工作进行监测、检查。

15）协助护士长对各种仪器进行管理。

16）及时向组长、护士长汇报临床工作情况。

17）积极参加院内、科内各种业务学习。

12. ICU 岗位人才培养制度

ICU 业务范围广，监测项目多，护理任务重，护理人员也有一定的变动性，故应建立合格的培训制度，不断提高护理人员的技能。

（1）学习医疗法律法规，学会懂法、守法、按医疗法律法规行事，增强法律意识，树立自我保护的意识。

（2）学习急救护理知识，如心肺复苏术、气管插管术及各种穿刺技术的配合和护理。

（3）掌握各种监护设备的应用，包括使用方法、参数调试、报警处理及临床效果观察等。

（4）掌握器官功能障碍的抢救程序，会进行临床常用药物的治疗观察。

（5）通过科内业务学习、自学、晨间提问、业务查房、病历讨论等，提高业务水平，积累临床经验。

（6）学习护理文件的书写，护理文件应书写规范，不涂改、乱擦，客观、及时、准确、真实、完整、重点突出且简明扼要，能反映病情的动态变化、治疗措施及治疗效果。

（7）定期进行科内理论、操作考核。

第二章 体 温 监 测

1. 体温的正常值

正常成人体温随测量部位不同而异，口腔舌下温度为36.3～37.2℃，腋窝温度为36～37℃，直肠温度为36～37.5℃。昼夜间可有轻微波动，清晨稍低，起床后逐渐升高，下午或傍晚稍高，但波动范围一般不超过1℃。

2. 中心温度

中心温度：临床常有直肠温度、食管温度、鼻咽温度、耳膜温度。

3. 临床常用中心温度测量方法（表2-1）

表2-1 临床常用中心温度测量方法

名称	探头位置	反映温度	用途	优、缺点
直肠温度	小儿插入直肠2～3cm，成人6～10cm	主要反映腹腔脏器温度	测量中心温度	优点：方便易测 缺点：易受粪便影响，且当温度迅速改变时反应较慢
食管温度	测温探头放置在食管下段，位置邻近心房	心脏或主动脉血液温度	人工降温、复温的温度监测	优点：反应迅速 缺点：不易测量
鼻咽温度	温度计插到鼻咽部或鼻腔顶部	反映脑部温度	测量中心及脑部血液温度	优点：准确性较高 缺点：易损伤黏膜而引起鼻出血
耳膜温度	测温电极置于外耳道内鼓膜上	反映流经脑部血流的温度	同鼻咽温度	优点：测量中心温度最准确 缺点：易受大气温度的影响

4. 体表温度

口腔和腋下温度：腋下测温是常用监测体温部位，腋下温度一般比口腔温度低0.3～0.5℃，将腋窝温度加0.5～1℃与直肠温度接近，因口腔温度在临床应用上有诸多不便，被腋下温度代替。

5. 平均皮肤温度的含义

平均皮肤温度=0.3℃（胸壁温度+上臂温度）+0.2℃（大腿温度+小腿温度）。

6. 体温监测的临床意义

正常情况下温差应小于2℃，连续监测皮肤温度与中心温度是了解外周循环灌注是否改善的有价值的指标。当患者处于严重休克时，温差增大；经采取有效治疗措施后，温差减少，则提示病情好转，外周循环改善，温度差值逐渐进行性扩大，是病情恶化的指标之一。

第三章　心 电 监 测

1. 心电监测指标

（1）心律、心率、心音和杂音的变化。

（2）呼吸困难和发绀程度，有无气促、气急、胸痛、咯血等症状。

2. 心电图监测仪的种类

（1）心电监测系统　由一台中央监测仪和若干台床边监测仪组成。床边监测仪的心电图信号可以通过导线、电话线或遥控输入中心监测仪。

（2）动态心电图（holter）监测仪　可分为分析仪和记录仪两部分。可分析和记录 24 小时心电图波形。动态监测主要用于冠心病和心律失常诊断，也可用于监测起搏器的功能，寻找晕厥原因及观察应用抗心律失常药的效果。

（3）遥控心电图监测仪　该监测仪不需用导线与心电图监测仪相连，遥控半径达 30 米，中心台可同时监测 4～8 个患者，患者身旁可携带一个发射仪器。

3. 心电图的含义

心电图（ECG）主要反映心脏激动的电活动。对各种类型的心律失常具有独特的诊断价值。

4. 心电图的临床意义

（1）及时发现和识别心律失常　危重患者的各种有创监测和治疗、手术操作、酸碱平衡失调和电解质紊乱等均可引起心律失常。严重时，可引起血流动力学改变。心电图监测对发现心律失常、识别心律失常的性质、判断药物治疗的效果均十分重要。

（2）心肌缺血或心肌梗死　严重的缺氧、高 CO_2 血症、酸碱平衡失调等诸多因素，均可导致心肌缺血、心律失常发生。心率的增快和血压的升高，可使心肌耗氧增加，引起或加重心肌缺血的发生。持续的心电图监测可及时发现心肌缺血。

（3）监测电解质改变　危重患者在治疗过程中，很容易发生电解质紊乱，最常见的是低血钾和低血钙，持续心电监测对早期发现症状有重要意义。

（4）观察起搏器的功能　安装临时或永久起搏器患者监测心电图，对观察心脏起搏器的起搏与感知功能均非常重要，在做与起搏器无关的手术，特别是手术中应用高频电刀时，也应行心电图监测，以免发生意外。

5. CM 导联连接方法（表 3-1）

表 3-1　CM 导联连接方法

标准肢体导联	正极	负极	无关电极
Ⅰ	左上肢（LA）	右上肢（RA）	左下肢（LF）
Ⅱ	左下肢（LF）	右上肢（RA）	左上肢（LA）
Ⅲ	左下肢（LF）	左上肢（LA）	右上肢（RA）

6. 心电图监测的临床意义

（1）及时发现和识别心律失常　如各种有创监测、大手术或治疗均可引起心律失常。

（2）诊断心肌缺血或心肌梗死　如严重缺血、缺氧，高碳酸血症、酸碱平衡失调等均可导致心肌缺血、心律失常发生。

（3）监测电解质改变　如低钾血症、低钙血症、高镁血症等在心电图上都有特征性的改变。

（4）观察起搏器的功能 安装临时及永久起搏器患者，监测心电图，对观察心脏起搏器的起搏与感知功能均非常重要。

7. 心率的正常值

正常成人安静时心率应在 60～100 次/分，随着年龄的增长而变化。小儿心率较快，老年人心率较慢。

8. 心率监测的临床意义

（1）判断心输出量　心率对心输出量影响很大。在一定的范围内，随着心率的增加心输出量会增加。心输出量（CO）=每搏输出量（SV）与心率（HR）的乘积，但当心率太快（＞160 次/分）时，由于心室舒张期缩短，心室充盈不足，每搏输出量减少，虽然心率增加了，但却由于每搏输出量减少而使心排血量减少。心率减慢时（＜50 次/分）虽然充盈时间增加，每搏输出量增加，但由于心搏次数减少而使心输出量减少。临床上，进行性心率减慢是心脏停搏的前奏。

（2）求算休克指数　休克指数＝HR/SBp（收缩压）。血容量正常时，两者比例，即休克指数应等于 0.5。休克指数等于 1 时，提示失血量占血容量的 20%～30%。休克指数大于 1 时，提示失血量占血容量的 30%～50%。

（3）估计心肌耗氧　心率与收缩压的乘积（Rpp）反映了心肌耗氧情况。Rpp＝SBp×HR。正常值应小于 12 000，若大于 12 000 提示心肌负荷增加，心肌氧耗增加。

9. 阵发性室上性心动过速的心电图特点

心电图多为正常 QRS 波群，心律规整，心率 150～250 次/分。当伴有室内差异传导时，QRS 波群变宽。逆行 P 波往往不易辨认。

10. 阵发性室上性心动过速的治疗与护理

（1）减轻患者焦虑，嘱其卧床休息，必要时可使用镇静剂。

（2）刺激迷走神经，以降低心室率。常用的方法有：刺激咽喉，诱发恶心呕吐；屏气，嘱患者深吸气后闭气，手捏鼻，做呼气运动。压迫眼球患者取仰卧位，有青光眼及高度近视者禁忌；颈动脉窦按摩，操作前应先听诊颈动脉。

（3）抗心律失常药物　手法复位无效时选用静脉用药，首选维拉帕米（异搏定）5～10mg，静脉注射稀释在 10～20ml 5%葡萄糖液中，3 分钟注入，有效率 75%～80%。

（4）电复率　对于有休克、胸痛或突然发生的心力衰竭或已知预激综合征患者，应立即进行同步直流电转复。

（5）预防复发。

11. 心房扑动和心房颤动临床特点

（1）以风心病、冠心病、高血压性心脏病、肺心病、甲亢等多为常见，偶尔发生于心脏正常者，轻者可恶心，无明显不适或仅有心悸胸闷气短等症状；重者可引起晕厥心绞痛。

（2）治疗与护理　取决于患者原有心功能状态和心室率快慢，若发作时伴有心绞痛、严重心力衰竭、心绞痛恶化加重或低血压，应立即同步直流电复率，伴有洋地黄中毒时应避免使用。控制心室率的药物有洋地黄类钙离子拮抗剂、受体阻滞剂等，如维拉帕米或普萘洛尔 2～5mg，静脉注射。

12. 心房扑动和心房颤动的心电图特点

（1）房扑时窦性 P 波消失，心电图基线消失，代之以锯齿波（F 波），在Ⅱ、Ⅲ、AVF 导联最明显。F 波的频率为 250～350 次/分，F 波的传导比例为（2～4）：1。

（2）心房颤动时窦性 P 波亦消失，代之以大小不等、形态各异的颤抖波（f 波），f 波的频率为 350～600 次/分。两者 QRS 波形基本正常，当出现心室内差异传导时，QRS 波群增宽。

13. 室性早搏的特点

提前出现的 QRS-T 波群，QRS 波群宽大畸形，时限大于 0.12s，T 波方向与 QRS 主波方向相反，往往有完全性代偿性间歇。如在同一导联出现，对偶间期不一，形态不一的 QRS 波群，则为多源性室性早搏；如对偶间期一致、形态不一，则为多行性室性早搏。

14. 严重室性早搏的表现

（1）Ron T 现象，即室性早搏落在前一心搏的 T 波上。

（2）频发室性早搏，即大于 5 次/分。

（3）多源性室性早搏。

（4）成对或连续出现的室性早搏。

15. 室性早搏的治疗与护理

室性早搏的临床意义在于进展至恶性心律失常，特别是当室性早搏心电不稳定状态时，如急性心肌梗死、低血压、洋地黄中毒等，需紧急处理。首选利多卡因快速静脉注射 50～75mg，之后 1～4mg/min 持续静脉滴注。如利多卡因无效，换用静脉普鲁卡因酰胺。口服首选药物为美西律或普罗帕酮。

16. 室性心动过速（室速）的心电图特点

连续 3 个或 3 个以上的室性早搏；QRS 波群宽大畸形，时限超过 0.12s，QRS 主波方向与 T 波方向相反，频率 120～230 次/分；P 波与 QRS 波群无固定关系（房室分离），但 P 波频率大于 QRS 波群频率；室性早搏发作时，少数室上性冲动可以下传至心室，表现为 P 波后正常的 QRS 波群，即心室夺获。

17. 室速的治疗与护理

（1）积极治疗室性心动过速对防止心室扑动与颤动的发生十分重要，紧急处理分为四步：①终止室性心动过速，包括药物转复和电复律；②寻找基础原因；③消除可逆性因素，如低血钾、缺血等；④防止复发。

（2）如室速导致意识丧失，低血压、长时间心肌缺血和心力衰竭，应立即直流电转复。转复后应立即给予利多卡因 1mg/kg 静脉注射，然后按 1～4mg/min 维持量持续静脉滴注，预防复发。如利多卡因无效，换用普鲁卡因酰胺。

18. 心室扑动、心室颤动的心电图特点

（1）心室扑动表现为规则而宽大的正弦曲线，频率 150～250 次/分。

（2）心室颤动表现为形态、频率及振幅完全不规则的搏动波，频率为 150～500 次/分。两者均为无法分辨 QRS 波群、ST 段及 T 波。有时在心室扑动或颤动前，常有频发、多源性室性早搏及室性心动过速等，又称之为室颤先兆性心律失常。

19. 心室扑动、心室颤动的治疗与护理

发生心室颤动时立即进行非同步直流电除颤。在除颤仪准备好以前，可先行有效的心肺复苏术。

20. 窦性心动过缓的心电图特点

（1）窦性 P 波。

（2）P 波频率低于 60 次/分。

（3）P-R 间期大于 0.12s。

21. 什么是病窦综合征

病窦综合征是指由于窦房结及周围组织的病变造成其起搏和（或）冲动传出障碍，而引起的一系列心律失常。临床表现多样性，轻者可因无明显症状而漏诊，严重者可发生猝死，主要以心、脑、肾等重要脏器供血不足为主要症状。

22. 病窦综合征的心电图特点

病窦综合征表现为以明显的窦性心动过缓、窦性停搏、窦房阻滞为基本特点，可伴有交界性逸搏、阵发性室上性心动过速、阵发性心房颤动等，形成心动过缓–心动过速综合征。

23. 什么是房室传导阻滞

房室传导阻滞是病变影响房室结组织，使室上性冲动下传心室发生障碍，部分或完全不能下传。常见病因是冠心病（特别是急性下壁心肌梗死）、心肌病、心肌炎、药物中毒（如洋地黄）等，根据其心电图表现和严重程度分为Ⅰ度、Ⅱ度（包括Ⅰ型和莫氏Ⅱ型）、高度和三度。

24. 房室传导阻滞的心电图特点

（1）二度Ⅱ型房室传导阻滞　P-R 间期正常，或延长但固定不变，P 波突然不能下传，QRS 波群脱落。

（2）高度房室传导阻滞　连续两个或两个以上的 P 波不能下传，可以出现逸搏或逸搏心律，往往是发生完全性房室传导阻滞的先兆。

（3）三度（完全性）房室传导阻滞　所有 P 波均不能下传，心室由结性或室性逸搏心律所控制，P 波与 QRS 波群无对应关系，P 波频率大于 QRS 波群频率。

25. 房室传导阻滞的治疗与护理

房室传导阻滞主要措施是病因治疗、心室率的药物控制及安置起搏器治疗，包括：

（1）去除诱因，包括治疗原发病，纠正高钾血症，降低颅内压等。

（2）药物控制心室率，改善症状及预防阿-斯综合征发作。

（3）伴发阿-斯综合征应立即捶击心前区，进行胸外心脏按压及人工呼吸等复苏处理，以及行紧急导管起搏术。

（4）人工心脏起搏，用于对药物治疗反应不满意，心律恢复不稳定，用药后出现不能耐受的不良反应或严重心律失常，或长时间房室结传导不能恢复。在疾病的急性期多采用临时心脏起搏，大多数患者在原发病治愈或缓解后，房室结传导可以恢复。对少数持续不能恢复的患者，应采用永久心脏起搏器治疗。

第四章　血流动力学监测

一、动脉血压监测

1. 常用的动脉血压监测指标

（1）收缩压（SBP）主要由心肌收缩力和心排血量决定，正常值为 90～120mmHg（12.0～16.0kPa）。

（2）舒张压（DBP）为心动周期的最低值，正常值为 60～80 mmHg（8.0～10.7kPa）。

（3）脉压，即收缩压和舒张压的差值，正常值为 30～40 mmHg（4.0～5.32kPa）。

（4）平均动脉压（MAP）为一个心动周期中动脉血压的平均值， MAP= DBP+1/3 脉压，正常值为 60～100 mmHg（8.0～13.3kPa）。

2. 影响血压的因素

影响动脉压的因素包括心排血量、循环血容量、周围血管阻力、血管壁的弹性和血液黏滞度等五个方面。

3. 血压的测量方法

（1）无创性血压监测常用袖套测压和自动化无创伤动脉压监测。

（2）动脉穿刺插管直接测压法是一种有创测量血压的方法，准确度更高（图 4-1）。

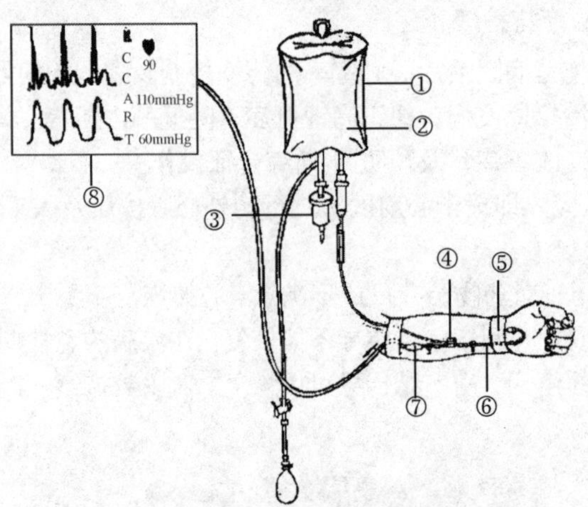

图 4-1　有创动脉管压测量装置示意图

①压力袋；②袋装肝素生理盐水；③压力计；④持续冲洗装置；⑤桡动脉穿刺套管针；⑥旋锁接头延长管；⑦换能器；⑧监视仪

4. 无创血压与有创血压监测的比较（表 4-1）

表 4-1　无创血压与有创血压监测的比较

方法	优点	缺点
无创血压监测	无创伤性，重复性好；易于掌握；适用范围广；自动化测压，省时省力；可设置报警界限；能自动检出袖带的大小，测平均动脉压尤为准确	不能够连续监测；不能反映每一心动周期的血压变化；不能显示动脉压波形；易受肢体活动和袖带影响；可引起肢体神经缺血、麻木等并发症
有创血压监测	能初步判断心功能，估计右心室收缩能力；易取动脉血标本；手术时可描记动脉波形了解心脏情况，判断是否有心律失常；体外循环时能连续监测动脉压	有创伤性，穿刺技术和测压原理要求；最主要并发症是血管阻塞甚至有肢体缺血、坏死等；其他并发症包括出血、动脉瘤、感染和动静脉瘘等

5. 血压监测的临床意义

（1）监测收缩压的重要性在于克服各脏器的临界关闭压，保证脏器的供血。

（2）监测舒张压的重要性在于维持冠状动脉灌注压。

（3）平均动脉压是反映组织灌注良好的指标之一。

6. 无创动脉血压手动测压法导致误差的因素

（1）袖带太窄或包裹太松则压力读数偏高，太宽或太紧则读数偏低。

（2）听诊间歇是指听诊时声音首次出现到再次出现之间的无音阶段。听诊间歇的压力在 10～40mmHg，故常误以为听诊间歇以下声音为血压读数，导致读数偏低。常见于一些心血管疾病的患者（高血压、主动脉瓣狭窄、动脉硬化性心脏病等）。

（3）袖带放气速度，放气不能太快，一般使汞柱每秒钟下降 2mm 为宜。

（4）肥胖，使数值较实际偏高。

（5）血压计定期校对，误差不可超过±3 mmHg。

7. 动脉导管术的目的

（1）进行连续性直接动脉血压监测，及时、准确反映患者血压动态变化。

（2）通过动脉置管处可采集血标本，避免频繁动脉穿刺给患者带来的疼痛或血管壁损伤。

（3）用于肿瘤患者的区域性化疗。

8. 有创动脉置管动脉的选择

有创动脉置管可选择桡动脉、肱动脉、股动脉、足背动脉，其中以左臂桡动脉为首选，其次为股动脉。

9. 桡动脉处置管的优点

桡动脉在腕部的位置表浅易扪及，易定位；易于在放置导管前做侧支循环试验；周围无重要组织，不会引起其他组织损伤；穿刺点两端易被固定，不易滑动；深面即为桡骨，拔管后易于压迫止血；前臂及手部侧支血流丰富，有尺动脉、掌浅弓和掌深弓，有利于避免桡动脉置管后并发血栓栓塞而引起手部缺血性损伤。

10. 动脉置管的护理

（1）严防动脉内血栓形成　除以肝素盐水持续冲洗测压管道外，尚应做好以下几点。

1）每次经测压管抽取动脉血后，均应立即用肝素盐水进行快速冲洗，以防凝血。

2）管道内如有血块堵塞时应及时予以抽出，切勿将血块推入，以防发生动脉栓塞。

3）动脉内置管时间长短也与血栓形成呈正相关，在患者循环功能稳定后，应及早拔除。

4）防止管道漏液，如测压管道的各个接头应连接紧密，压力袋内肝素生理盐水袋漏液时，应及时更换，各个三通应保持良好的性能等，以确保肝素盐水的滴入。

（2）保持测压置管道通畅

1）妥善固定套管针、延长管及测压肢体，防止导管受压或扭曲。

2）应使三通开关保持在正确的方向。

（3）严格执行无菌技术操作

1）穿刺部位每 24 小时用爱尔碘消毒及更换敷料 1 次，并用无菌透明贴膜覆盖，防止污染。局部污染时应按上述方法及时处理。

2）自动脉测压管内抽血化验时，导管接头处应用爱尔碘严密消毒，不得污染。

3）测压管道系统应始终保持无菌状态。

（4）防止气栓发生　在调试零点，取血等操作过程中严防气体进入桡动脉内造成气栓栓塞。

（5）防止穿刺针及测压管脱落　穿刺针与测压管均应固定牢固，尤其是患者躁动时，应严防被其自行拔出。

11. 有创动脉测量适应证

有创动脉测量适应证为：①休克；②重症疾病；③严重的周围血管收缩；④进行大手术或有生命危险手术患者的术中和术后监护；⑤其他一些存在高危情况患者的监护。

12. 动脉内压力监测所需仪器

动脉内压力监测所需仪器：①合适的动脉导管；②充满液体的带有开关的压力连接管；③压力换能器；④连续冲洗系统；⑤电子监护仪器。

13. 有创动脉压测量方法

动脉导管插入后，将其尾部通过压力延长管与换能器相连，通过特定的导线连到具有压力测定功能的电子监护仪上。换能器应放在腋中线第 4 肋间水平，测压前与大气相通，调定零点。一般每 15～20 滴以肝素稀释液（2～4μg/ml）数滴冲洗 1 次，保持动脉导管的通畅。

14. 动脉内压力的并发症

动脉内压力的并发症：①感染；②血栓；③栓塞；④与肝素相关的血小板减少症；⑤其他机械性和技术性并发症。

二、中心静脉压监测

1. 中心静脉导管置入部位

常用于中心静脉压（CVP）测量的途径有颈内静脉、颈外静脉、锁骨下静脉、股静脉等，根据操作者的经验和患者的不同情况，可以选择不同部位，颈内静脉由于距离腔静脉比较近，且穿刺的成功率高，并发症少，常作为首选。

2. 中心静脉置管的并发症

中心静脉置管并发症：①感染；②心律失常；③血管损伤；④空气栓塞；⑤血栓形成。

3. 中心静脉置管导管的护理

（1）注意保护导管外面的透明保护膜，每天消毒更换，以此来保护导管的无菌状态。

（2）保持各管道通畅，定时冲管，如发生栓塞要立即拔管。

（3）保持导管在体外的刻度，以确定其在体内的深度。

（4）各项操作严格遵守无菌操作规程。

（5）输液管，延长管及三通接头等应每天更换。

4. 中心静脉压监测的概念

经皮穿刺监测中心静脉压，主要经颈内静脉或锁骨下静脉，将导管插至上腔静脉，也可经股静脉用较长导管插至下腔静脉。中心静脉压是指腔静脉与右心房交界处的压力，是反映右心前负荷的指标。

5. 中心静脉压的组成成分

（1）右心室充盈压。

（2）静脉内壁压力即静脉内血容量。

（3）作用于静脉外壁的压力，即静脉收缩压的张力。

（4）静脉毛细血管压。中心静脉压的高低主要反应右心室前负荷和血容量。与静脉张力和右心功能有关。不能反映左心功能。

6. 中心静脉压的正常值

5～12cmH_2O（0.49～1.0kPa）。

7. 中心静脉压测量的适应证

（1）各类大中手术，尤其是心血管、颅脑和胸部大而复杂的手术。

（2）各种类型的休克。

（3）脱水、失血和血容量不足。

（4）心力衰竭。

（5）大量静脉输血、输液或需要静脉高能量营养治疗者。

8. 中心静脉压监测的目的

（1）了解中心静脉压。

（2）区别循环功能障碍是否由低血容量所致。

（3）区别少尿或无尿的原因是血容量不足还是肾功能不全所致。

（4）作为指导输液量和速度的参考指标。

（5）紧急情况下也可作为输液通道或插入肺动脉导管、起搏导管等。

9. 中心静脉压的临床意义

小于 2～5cmH_2O 表示右心房充盈不佳或血容量不足；大于 15～20cmH_2O，表示右心功能不良或血容量超负荷、胸腔压力增加等。但当患者出现左心功能不全时，单纯监测 CVP 失去意义。CVP 监测是反映右心功能的间接指标，对了解循环血量和右心功能具有十分重要的临床意义，对临床指导治疗具有重要的参考价值，特别是持续监测其动态变化，比单次监测更具有指导意义。CVP 结合其他血流动力学参数综合分析，具有很高的参考价值。

10. 中心静脉压测量的注意事项

（1）判断导管插入上、下腔静脉或右心房无误。

（2）将玻璃管零点置于第 4 肋间右心房水平。

（3）确保静脉内导管和测压管道系统内无凝血、空气、管道无扭曲等。

（4）测压时确保静脉内导管通畅无阻。

（5）测压应在患者平静的状态下进行。

（6）对机械通气治疗应用呼气末正压（PEEP）者，若病情许可应暂停 PEEP。

（7）加强管理，严格遵守无菌操作。

11. 影响 CVP 监测的常见因素（表 4-2）

表 4-2 影响 CVP 监测的常见因素

因素种类	常见疾病
病理因素	CVP 升高见于右心及全心衰竭、心房颤动、肺梗死、支气管痉挛、输血输液过量、纵隔压迫、张力性气胸及血胸、各种慢性肺部疾患、心脏压塞、缩窄性心包炎、导致腹内高压的各种疾病等。CVP 降低的原因有失血引起的低血容量、脱水、周围血管张力减退等
神经因素	CVP 升高：交感神经兴奋，导致静脉张力升高，体内儿茶酚胺、抗利尿激素、肾素和醛固酮等分泌升高，均可引起 CVP 不同程度升高。CVP 降低：低压感受器作用加强，使血容量相对减少和回心血量不足
药物因素	CVP 升高：快速补液，应用去甲肾上腺素等收缩血管药物 CVP 降低：用血管扩张药或右心功能较差患者应用洋地黄改善心功能后
麻醉插管和机械通气	麻醉浅和气管插管时，随动脉压升高 CVP 升高，机械通气时，胸内压升高，CVP 升高
其他因素	缺氧、肺血管收缩、肺动脉高压及肺水肿时，CVP 升高

12. 测量中心静脉压的主要并发症

（1）感染。

（2）出血和血肿。

（3）其他：包括气胸、血胸、气栓、血栓、神经和淋巴管损伤等。

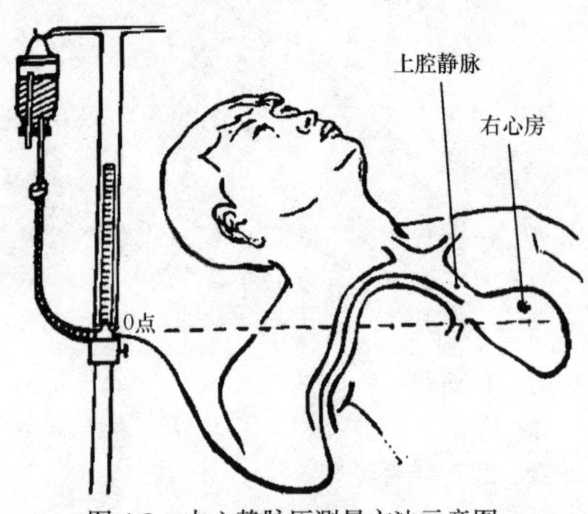

图 4-2　中心静脉压测量方法示意图

13. 中心静脉压的测量方法

（1）闭式测压：测压管通过压力传感器与压力监测仪相连测得。

（2）开放式测量（图 4-2）。

1）测零点：用零点测量仪定位，使测压管零点与患者右心房（平卧时腋中线第 4 肋间），并将测压管固定在床头或床尾。

2）将生理盐水注射液快速注入测压管内，管内液面高度应比估计高 2～4cmH_2O，转动三通使测压管与大静脉相通。

3）当测压管中液面下降至有轻微波动而不再下降时，测压管上的数据即为中心静脉压。

三、漂浮导管的应用

1. 何为 PAWP

漂浮导管在肺小动脉楔入部位所测得的压力为 PAWP。

2. PAWP 反映指标

正常情况下，PAWP 可代表左心室舒张末压，对判断心功能、血容量是否充足有重要意义，正常值为 6～12cmH_2O（0.8～1.6kPa），当血容量增加，心功能不全，胸腔压力增加，腹腔压力增加，使用血管升压药物及输液治疗时 PAWP 会升高。心功能改善后，低血容量状态，血液和体液的迅速丢失以及应用扩血管的药物等会使 PAWP 降低。

3. 肺动脉导管并发症

肺动脉导管并发症大部分比较轻微，具体可分为三类：与静脉穿刺过程有关，与导管通过心脏到达肺动脉过程有关，与导管长期留置体内有关，主要并发症：①心律失常；②导管打结、扭曲；③肺动脉破裂、肺出血；④感染；⑤血栓形成和栓塞。

4. 心排血量的概念

心排血量（CO）是每分钟由心脏泵出的血液量，是衡量心室功能的重要指标，受心肌收缩性，前后负荷及心率等因素的影响，因此心排血量的监测对于临床上危重患者的抢救有着重要的指导作用。

5. 有创心排血量测定的方法和注意事项

（1）为获得准确的数据，每次注射液体前应将注射器内的气泡完全排空，一般建议用 10ml 注射器。

（2）肺动脉压力波形需要连续监测以确保漂浮导管的正确位置。

（3）测量心排血量时建议患者采取平卧位或头高足低位（头部仰起 20°）。

（4）注入的液体一般是室温盐水或冰盐水，应在 5 秒内将液体快速均匀地注入右心房,注入液体应在呼吸末期进行，以减少心排血量的变化。

（5）一般至少要连续测 3 次，取其平均值，每次测量的时间间隔要在 1 分钟以上。如果数据的变化很大，要测量 5～6 次以上，以便获得更准确的数据。

6. Swan-Ganz 漂浮导管结构（图 4-3）

7. 漂浮导管插管（图 4-4）

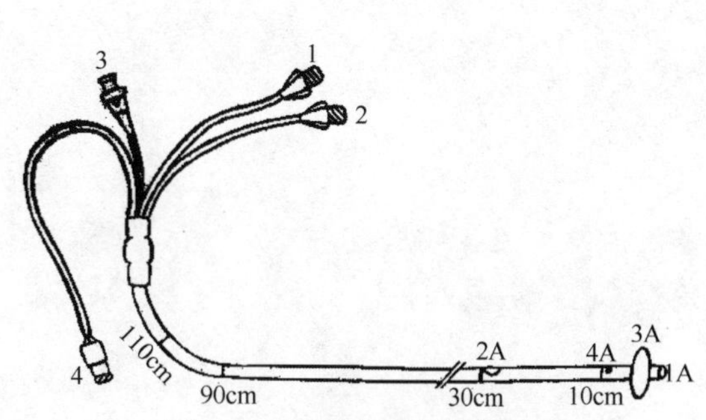

图 4-3 四腔漂浮导管示意图

1. 远端孔腔（肺动脉）；1A. 导管远端孔；2. 近端孔腔（右心房）；2A. 导管近端孔；3. 球囊注气管腔；3A. 导管球囊；4. 热稀释连接线；4A. 热敏电阻片

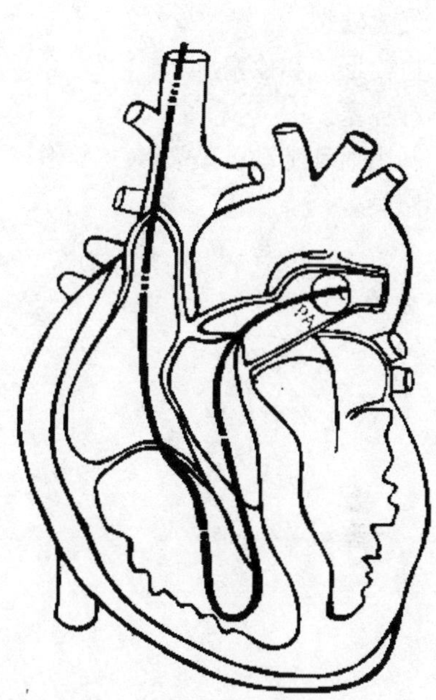

图 4-4 漂浮导管插管示意图

8. 漂浮导管监测指标正常值（表 4-3）

表 4-3 右心腔和肺动脉压正常值

类别	正常值（mmHg）
右心房压（RAP）	1～6（0.133～0.798）
右心室压（RVP）	15～18/0～6（1.2～3.72/0～0.8）
肺动脉压（PAP）	5～14（2～3.72/0.67～1.86）
肺动脉楔压（PAWP）	8～12（1.06～1.6）

注：括号内单位为 kPa。

9. 漂浮导管监测临床意义

（1）估计左、右心室功能。

（2）区别心源性和非心源性肺水肿：PAWP 与肺毛细血管静水压基本一致，其升高的常见原因为左心衰竭或输液过量。正常时血浆胶体渗透压与 PAWP 之差为 10～18mmHg（1.33～2.4kPa）。当压差减至 4～8mmHg（0.53～1.06kPa），则发生心源性肺水肿的可能性明显增加。小于 4mmHg（0.53kPa），则不可避免发生心源性肺水肿，左心衰竭的血浆胶体渗透压与 PAWP 的阶差可呈负值。

（3）指导治疗：为扩容补液，应用强心药物、利尿药物、血管收缩药物和血管扩张药物治疗提供依据，同时还可判断治疗效果和预后。

（4）选择最佳的 PEEP。

（5）通过压力波形分析，可帮助确定漂浮导管位置。

10. 漂浮导管监测常见并发症

（1）心律失常。

（2）气囊破裂。

（3）血栓形成和栓塞。

（4）肺栓塞。

（5）肺出血和肺动脉破裂。

（6）感染。

第五章　体 液 监 测

1. 体液组成及分布

成年男性体液量约占体重的60%；女性因脂肪组织较多，体液约占50%；婴幼儿可高达70%～80%。

体液由细胞内液和细胞外液两部分组成。细胞内液大部分位于骨骼肌内。细胞外液包括血浆和组织间液两部分；其中血浆约占体重的5%，组织间液量占体重的15%。

体液的主要成分是水和电解质。

2. 水分是如何摄入与排出的

（1）水分的来源　主要是饮水和食物水；体内糖、脂肪、蛋白质在氧化代谢过程也可产生少量水，即内生水（代谢水）。

（2）水分的排出　主要通过泌尿道（尿）、消化道（粪）、呼吸道（水蒸气）及皮肤（水分蒸发和出汗）。

3. 什么是无形失水

呼吸蒸发和皮肤表面蒸发（不显性出汗）是不感性失水，称无形失水，即使在机体缺水、不进水、不活动情况下，无形失水也照常进行。

4. 细胞内液和细胞外液离子主要有哪些

细胞内液阳离子主要是 K^+和 Mg^{2+}，阴离子主要是 HPO_4^{2-}和蛋白质。细胞外液阳离子以 Na^+为主，阴离子以 Cl^-为主，其次是 HCO_3^-、有机酸等。

5. 血清钠浓度

血清钠浓度为134～145mmol/L。

6. 血清钾浓度

血清钾浓度为3.5～5.5mmol/L。

7. 脱水分哪几种类型

临床上通常根据脱水时血清钠浓度的高低将脱水分为三种类型，即高渗性脱水、低渗型脱水和等渗性脱水。

8. 什么是高渗性脱水？怎样补充

高渗性脱水又称原发性脱水，是指水和钠虽同时缺失，但缺水多于缺钠，故血清钠高于正常范围，细胞外液呈高渗状态。

临床上以补水（5%葡萄糖溶液）为主，脱水改善后适当补钠（0.9%氯化钠溶液）。

9. 什么是低渗性脱水？怎样补充

低渗性脱水又称慢性缺水或继发性缺水，是指缺钠多于缺水，故血清钠低于正常范围，细胞外液呈低渗状态。

临床上主要补充等渗盐水（0.9%氯化钠溶液或平衡盐溶液等），病情较重者可补给少量高渗盐水（3%～5%氯化钠溶液）。

10. 什么是等渗性脱水？怎样补充

等渗性脱水又称急性缺水或混合性缺水，是外科患者最易发生的一种缺水类型。水和钠成比例的丧失，血清钠仍在正常范围，体液渗透压不变。

一般补给等渗盐水和葡萄糖溶液各半量，通过机体的代偿调节作用，即可达到正常平衡。

11. 高渗性脱水的病因

（1）水摄入不足　见于吞咽困难、丧失渴感、不能自行摄水（如胃肠道手术后禁饮食）、鼻饲高浓度的要素饮食等。

（2）水丢失过多　常见于经肾失水过多，如尿崩症；经皮肤、呼吸道失水过多，如高热患者、气管切开、过度通气；经消化道失水过多，腹泻。

12. 高渗性脱水的临床表现

首先表现为细胞内脱水。患者可出现口渴、唾液减少、口唇干燥、尿少；体温升高，小儿多见。脑细胞脱水则使脑细胞功能发生障碍，患者可有烦躁、谵妄、幻觉乃至意识模糊、惊厥和昏迷。

13. 低渗性脱水的病因

（1）消化液大量丢失，见于反复呕吐、腹泻、肠瘘、胃肠减压等。

（2）大量出汗时。

（3）经肾脏失钠、失水，见于急性肾衰竭多尿期、糖尿病酮症酸中毒、失盐性肾炎，大量持续使用噻嗪类、呋塞米、依他尼酸等利尿剂。

14. 低渗性脱水的临床表现

脱水早期，患者出现眼窝凹陷、皮肤弹性降低、婴儿囟门内陷等典型脱水体征，可无口渴、尿量稍增加。重症低渗性脱水由于细胞外液量的显著减少及心排血量不足，患者易发生体位性低血压、头晕、脉搏细速、浅表静脉萎陷乃至休克和急性肾功能不全。

15. 等渗性脱水的病因

等渗性脱水见于各种原因引起的体液大量流失，如严重呕吐、腹泻、大面积烧伤、严重创伤等使体液大量丢失时，均可引起等渗性脱水。

16. 低钾血症的病因

（1）摄入不足　胃肠道梗阻、昏迷患者及胃肠手术后长期禁食又未注意补钾者。

（2）排出过多　见于频繁呕吐、严重腹泻、胃肠减压、肠瘘、胆瘘患者以及滥用灌肠剂或缓泻剂等；经肾脏丢失过多，见于长期使用排钾利尿剂；肾脏疾病，如急性肾衰竭多尿期、肾小管酸中毒、尿路梗阻解除后的利尿、肾上腺皮质激素过多、创伤、手术后。

（3）钾由细胞外转入细胞内　见于使用大量胰岛素及葡萄糖静脉滴注、代谢性或呼吸性碱中毒、家族性周期性麻痹症等。

17. 低钾血症的临床表现

（1）神经-肌肉兴奋性降低　常见软弱无力，严重者出现软瘫、抬头及翻身困难、呼吸困难、吞咽困难（呛咳），体检见腱反射减弱或消失。

（2）消化道症状　因平滑肌兴奋性减低，可有腹胀、便秘、恶心呕吐以及肠鸣音减弱或消失。

（3）中枢神经抑制症状　因脑细胞代谢功能障碍，早期可有烦躁，严重时神志淡漠、嗜睡或意识不清。

（4）循环系统表现　心悸及心动过速、心律失常、血压下降，严重时心搏骤停。

18. 低血钾症典型心电图表现

低血钾症典型心电图表现为：T 波低平、倒置，Q-T 间期延长，ST 段下降，伴有双峰 U 波。

19. 静脉补钾的注意事项

（1）尿量正常　每小时尿量在 30ml 以上，方许补钾。

（2）浓度不高　静脉滴注的液体中，钾盐浓度不可超过 0.3%，如 5%葡萄糖溶液 1000ml 中最多只能加入 10%氯化钾溶液 30ml。

（3）滴速勿快　成人不超过 60 滴/分。禁止将氯化钾溶液直接静脉注射（推注）。

（4）总量限制　一般禁饮食患者而无其他额外失钾者，每日可补钾生理需要量氯化钾 2～3g；对一般性缺钾患者（临床症状较轻，血钾常在 3～3.5mmol/L），每日补氯化钾总量 4～5g；严重缺钾者（血钾在 3mmol/L 以下），每日补氯化钾总量不宜超过 6～8g，但严重腹泻、急性肾衰竭多尿期等特殊情况例外。

20. 高血钾的临床表现

（1）手足麻木，四肢极度疲乏、软弱无力，腱反射消失，严重者软瘫及呼吸困难。

（2）神志淡漠或恍惚。

（3）血钾过高的刺激作用使微循环血管收缩，皮肤苍白、发凉、血压变化（早期可升高、晚期下降）。

（4）心动过缓和心律不齐，甚至发生舒张期心搏骤停。

21. 高钾血症典型心电图表现

高钾血症典型心电图表现：T 波高尖，QRS 波增宽，P 波消失。

22. 人体 pH 的临床意义，有哪些调节机制

pH 是反映体内酸碱平衡的综合情况。动脉血 pH 为 7.35～7.45，pH＜7.35 是失代偿性酸中毒，pH＞7.45 为失代偿性碱中毒。其调节机制：

（1）缓冲系统　最重要的是血液中的缓冲对 $NaHCO_3/H_2CO_3$。

（2）肺的调节　主要通过排出 CO_2 来调节血中 H_2CO_3 的浓度。

（3）肾的调节　肾的作用是排酸（H^+）并回收 $NaHCO_3$。

23. 测定酸碱平衡的常用参数

测定酸碱平衡的常用参数：血酸碱度（pH）、二氧化碳分压（$PaCO_2$）、二氧化碳结合力（CO_2CP）、标准碳酸氢盐（SB）、实际碳酸氢盐（AB）、缓冲碱（BB）、碱剩余（BE）。

24. SB 和 AB 的临床意义

SB 正常值为 24mmol/L。在正常人，两者数值是一致的，即 AB 应等于或接近 SB。AB＜SB 时，提示有呼吸性碱中毒；AB＞SB 时，提示有呼吸性酸中毒；AB=SB，但均高于正常值时，提示失代偿性代谢性碱中毒。

25. $PaCO_2$ 的临床意义

$PaCO_2$ 是呼吸性指标，主要反映酸碱平衡中的通气情况，是衡量呼吸性酸、碱中毒的唯一指标。$PaCO_2$＞45mmHg（6.0kPa）为呼吸性酸中毒，$PaCO_2$＜35mmHg（4.7kPa）为呼吸性碱中毒。

26. BB 的临床意义

BB 正常值为 50mmol/L，是一项代谢性的碱性指标，酸中毒时减少，碱中毒时增加。但如果仅 BB 一项降低时，应考虑为贫血所致血红蛋白降低的原因。

27. 酸碱平衡紊乱根据原发变化分为哪几类

酸碱平衡紊乱根据原发变化可分为代谢性酸、碱中毒和呼吸性酸、碱中毒。

28. 代谢性酸中毒的临床表现

早期患者感疲倦、乏力、头晕，突出表现是由呼吸代偿而出现的呼吸增强、加快。病情加重，则有恶心、呕吐、食欲缺乏、烦躁不安，以致精神恍惚、嗜睡、昏迷，是神经细胞代谢障碍的结果。

29. 代谢性酸中毒的实验室检查特征性改变

血 HCO_3^-降低，AB、SB 减少，缓冲碱减少，BD 负值增大（＜–3mmol/L），CO_2CP 下降；代偿期 pH 正常，失代偿期 pH 降低。乳酸性酸中毒者，血乳酸＞3mmol/L。酮症酸中毒者，血酮体＞15mmol/L。

30. 性碱中毒的临床表现

患者呼吸浅慢，手足抽搐口周及手足麻木。伴低血钾时，可有软瘫、腹胀。

31. 性碱中毒实验室检查的特点

（1）外呼吸性酸中毒因素的前提下，CO_2CP＞29mmol/L。

（2）pH 升高或血 H^+浓度降低，但在代偿期同时有呼吸性和代谢性酸碱平衡失常时可以正常。

（3）SB、BB 增加，BE 呈正值。

32. 呼吸性酸中毒实验室的检查特点

$PaCO_2$＞45mmHg（6kPa），无代偿时 pH＜7.35，有代偿时 pH 可在正常范围。

33. 呼吸性碱中毒实验室检查的特点

$PaCO_2$＜35mmHg（4.7kPa）；血 pH 增高；CO_2CP 降低，但需除外代谢性酸中毒。

34. 补液总量包括哪几部分

（1）生理需要量　即正常日需要量。一般成人生理需要水分 2000～2500ml/d。

（2）已经丧失量　即从发病到就诊时已经累积损失的体液量。

（3）继续损失量　是治疗过程中又继续丢失的体液量，如在体液疗法方案执行以后，患者又发生高热、出汗、呕吐、胃肠减压等体液丢失的情况。这部分损失量的补充原则是“丢多少补多少”，故对呕吐、腹泻、体液引流、消化道瘘等患者要严格记录其具体排出量；体温升高可增加皮肤蒸发，体温每升高 1℃，每日每千克体重需增加水分补充 3～5ml；如明显出汗，失水更多，大汗湿透一身衬衣裤时约需水 1000ml；气管切开患者的呼吸中失水是正常人的 2～3 倍，故对成人气管切开者每日要增加水分补充 500～700ml。

35. 常用液体包括哪些

（1）晶体溶液　5%～10%葡萄糖溶液、0.9%氯化钠溶液（生理盐水）、林格溶液、平衡盐溶液（碳酸氢钠等渗盐水或乳酸钠林格溶液）。

（2）胶体溶液　全血、血浆、人体清蛋白以及中分子或低分子右旋糖酐等。

36. 如何计算补钾量

一般每日氯化钾 3～6g，最多不超过 200mmol。公式为：需补钾量（mmol）=（4.5–测得钾）×体重（kg）×0.5。1mmol KCl=74.45g。

37. 如何安排好补液的顺序和速度

（1）静脉补液原则　①先盐后糖；②先晶后胶；③先快后慢；④液种交替；⑤尿畅补钾。

但高渗性脱水则应先输入葡萄糖液，以利迅速降低血浆渗透压。输入胶体液之前，应先输入一些晶体液，使血液适当稀释。

（2）输液速度　$每分钟滴数(\%)=\dfrac{输入液体总量(ml)\times 20}{输液总时间(h)\times 60}$

明显缺水的患者，输液开始时速度要快，以便迅速改善体内缺水和缺钠状况。待缺水情况已有好转，则要放慢速度。如对严重脱水、休克的患者，可先将 24 小时总量的 1/2 于第 1 个 8 小时内补充，余 1/2 在后 16 小时陆续补充。在第 1 个 8 小时的量，于头 2～3 小时补充其 1/2 量，余 1/2 量在紧接的 5～6 小时内补充。

38. 体液治疗的监测

（1）一般检查 ①体重；②皮肤和黏膜。

（2）生命体征和生理学指标监测 ①体温；②呼吸；③脉搏和血压；④中心静脉压；⑤尿液。

（3）实验室检查 ①血细胞比容和血红蛋白；②血 K^+、Na^+、Cl^-、Ca^{2+}、Mg^{2+}；③计算 AG；④渗透浓度。

39. 周围循环监测的常用临床指标

（1）毛细血管充盈时间 正常值为 2～3 秒，若充盈时间延长，同时有口唇和甲床青紫，口及肢体发冷和苍白，表示周围血管收缩，微循环供血不足和血流瘀滞，常见于休克和心力衰竭患者。

（2）皮肤和肛门的温差 连续监测皮肤温度和中心温度（如肛温），可间接反映外周血管是否收缩及周围组织灌注情况。正常时足趾温度与中心温度的差值应小于 2℃，若大于 3℃表示微循环已处于严重衰竭状态。

（3）尿量 若肾功能无异常，持续监测尿量是反映血容量、心排血量和组织血液灌注的简单可靠指标。正常成人尿量应＞30ml/h，小儿 1 ml/（kg·h）；24 小时尿量小于 400 ml 为少尿，小于 100 ml 为无尿。尿量减少常提示血容量减少，心排血量降低，肾脏及周围组织灌注减低。

（4）经皮氧监测（$PtcO_2$） 是指经患者完整皮肤表面监测动脉氧分压，用以反映动脉血氧的变化，在成人当血流动力学稳定时， $PtcO_2$ 大约是动脉氧分压（PaO_2）的 80%。当动脉氧分压正常时， $PtcO_2$ 及 $PtcO_2/PaO_2$ 的比值反映了周围组织的灌注情况。$PtcO_2/PaO_2$ 的正常值大于 0.7，老年人大于 0.65，低于此值常表示周围循环灌注不良。

第六章　动、静脉通路的建立与护理

1. 液体治疗的定义

液体治疗就是以静脉为通路输入各种输液剂进行治疗的方法。

2. 何为大输液

临床认为一次静脉输入 100ml 以上的液体，即为大输液。

3. 与安全大输液相关的问题

（1）输液剂及输液的管道系统是否优质。

（2）输液方式是否全密闭式。

（3）输液全过程是否妥为监护。

4. 优质输液剂的标准

（1）输液剂应无菌。

（2）输液剂应无制热原及细菌代谢产物。

（3）输液剂中含有不溶性微粒不超过规定水平。

5. 使用一次性输液用具的原因

一次性输液用具的使用不仅避免了交互感染，而且避免了因清洗消毒不彻底造成的热源反应和微粒污染。

6. 为什么要实行密闭式输液

由于密闭式输液可防止输液过程中周围环境和空气对输液剂的污染，因此取代了开放式输液。

7. 为什么要加强输液时监护

（1）液体输入本身是有创式治疗方法，输入不同液体对机体的病理生理状态会产生多种复杂影响，大量液体输入可影响循环血量，对心脏的前后负荷、动静脉压力产生明显影响，输液不当可引起肺水肿、心力衰竭等严重后果。

（2）液体中的成分和药物也对患者产生不同程度作用，因此对电解质、渗透压、酸碱平衡和心电图监护也十分必要。

8. 为什么要严格掌握输液剂的应用指征

液体治疗是有效的治疗手段，但如果对每种输液剂的应用指征缺乏了解，而乱用输液剂的话，则不仅不能得到有效治疗，反而加重病情，引起严重后果。

9. 现代输液系统的特点有哪些

（1）由高水平电脑控制。

（2）采用无污染、无致热原、相容性很好的新材料制造。

（3）单个无菌、无致热原包装。

（4）使用方便。

10. 现代输液系统组成有几部分

现代输液系统由输液泵、导管、终端滤器、输液袋、电脑配液器组成。

11. 输液泵的定义

输液泵是一种由电脑控制输液的装置，常用在大中型医院的内科、外科、神经科、儿科及 ICU

病房，以精确控制混合液体，如肠外营养液、化疗药等的输液速度。

12. 输液泵有哪些作用

（1）保证精确的输液速度。

（2）有报警安全装置，在液体通路中有空气或存在妨碍液体输入的因素时可报警。

（3）可以显示液体的入量、输液的速度等。

（4）可以减轻护士的工作量，中心控制室可以得到各种记录。

13. 静脉置管有哪些作用

（1）最大限度地减少静脉穿刺置管时对组织和血管的损伤。

（2）明显减低血栓性静脉炎的发生率。

（3）有效预防长期液体治疗的并发症，如热源反应、机械性并发症、败血症、空气栓塞等。

14. 无针密闭输液的定义

无针密闭输液是指除用套管针经表皮对皮下血管进行一次穿刺外，配药、注药、输液、输血、抽血等一系列临床操作都不再需要使用头皮针穿刺肝素帽连接输液通道，只采用无针输液接头使输液器、注射器直接相通，周围静脉置管套管针及中心静脉系列导管进行连接，并凭借其独特的输液通道对患者进行临床治疗，将有针输液系统改为无针密闭式输液系统。

15. 临床使用可来福接头的优点有哪些

（1）对医护人员：①可来福接头是无针系统，护理人员在操作中避免被针刺伤；②可来福有多通道功能，可减少多次抽血、注药的麻烦，从而减轻护士的工作量；③使用可来福接头可减少针头多次抽液配药的麻烦，减少针头反复用针头刺入配液瓶的操作，减少感染的发生率；④可减少留置套管堵塞的概率。

（2）对患者：①可来福接头的密闭通道，可减少输液过程中意外感染的发生率；用于输血，可减少对红细胞的损害而减少输血反应；②多通道可方便患者多种药物和液体的输入，方便抽血等临时医嘱的执行，特别适合老年人、小儿及心肺功能不全等限制水分的患者；③方便输液中患者外出检查；④可避免药物的浪费，对肿瘤患者极为有利，对长期输液的患者，能起到减少静脉穿刺，避免污染源进入体内的作用；⑤不堵塞的输液接头，无须抗凝剂冲洗，能对有凝血机制的患者起保护作用；⑥可来福接头是一次性使用产品，可持续用 7～10 天，对于长期需要输液的患者既安全方便，又经济实惠。

16. 输液袋的优点

（1）完全与空气隔绝，避免空气中细菌进入。

（2）袋内没有空气，输注完毕亦不能进入空气。

（3）患者有安全感，易于接受。

（4）减少护理人员的工作量。

（5）利于家庭肠外营养的开展。

17. 终端除菌滤器的作用

（1）能完全阻挡除病毒外的所有细菌的通过。

（2）滤除各种微粒，避免肺血管栓塞。

（3）增加输液的安全性。

18. 现代输液设备的特点

①采用无污染，无热源的新材料制造，具有良好的生物相容性；②使用安全方便；③由电

脑控制。

19. 现代输液系统的特点

（1）精确输液速度与输液量，减少输液误差。

（2）有效预防输液并发症（如热源反应、感染、栓塞）。

（3）简化护理程序及工作量。

（4）有利于家庭内各种液体治疗的开展。

20. 外周静脉通路建立的注意事项

（1）熟练掌握一次性套管针的使用方法。

（2）进行外周静脉穿刺前认真评估和选择静脉。

（3）熟知进行外周静脉穿刺过程中应注意的问题。

（4）正确执行外周静脉导管穿刺置入的步骤。

21. 进行静脉穿刺前，如何评估患者静脉

（1）静脉是相对柔软而充盈的。

（2）观察和判断静脉的直径，有助于选择合适的静脉穿刺针。

（3）了解患者的病史，询问关于以往的静脉输液史，有助于医护人员更好的穿刺。

22. 导管材料选择要求是什么

（1）应选择较软的，对静脉刺激较轻的导管。

（2）尽量选择小号导管，对静脉刺激性小，并能满足治疗的需要。

23. 简述套管针穿刺置管操作方法

（1）穿刺前的准备：①核对医嘱，向患者说明，取得配合；②洗手，戴口罩；③准备用物。除常规注射用物外，还备肝素帽、套管针及透明敷贴；④选择血管。选择柔软富有弹性且走向较直的血管，避免选择穿刺上方有静脉瓣的血管；⑤选择合适的套管针型号。原则是在满足治疗需要的情况下，尽量选最细最小型号的导管，同时考虑患者的年龄、静脉局部的条件、输液的目的和种类、治疗时间和患者的需要。

（2）穿刺置管步骤：①将穿刺部位的体毛剃净，局部清洗干净，穿刺点用 2.5%的碘酊、70%的乙醇或安尔碘消毒两次；②仔细阅读产品包装说明，检查产品的有效消毒日期；③打开套管针包装，去除针套检查其完整性；④旋转外套管，以防止套管与针芯粘连；⑤左手绷紧皮肤，右手拇指与示指握住套管针回血腔两侧，稳住穿刺手势；⑥以 15°～30°角进针，直刺静脉，进针速度要慢，以免刺破静脉后壁，同时注意观察回血；⑦见回血后，降低穿刺角度，将穿刺针沿静脉走向推进少许，以保证外套管也在静脉内；⑧方法一：左手固定针芯，以针芯为支撑，右手将外套管全部送入静脉内；方法二：将针尖部退入导管内，借助针芯将导管与针芯一起送入静脉内；⑨松开止血带，以左手无名指按压导管尖端处静脉，抽出针芯连接肝素帽，再通过头皮针连接静脉输液管；⑩用透明敷料固定，并调节滴速，记录穿刺日期、时间及穿刺者姓名等，并定时观察套管针留置部位及输液情况。

（3）肝素帽的使用方法：①套管针置入静脉后，插入肝素帽并固定；②固定套管针的导管及肝素帽；③将输液器的头皮针刺入肝素帽内完成输液治疗；④输液完毕，拔出输液器的头皮针，拔针前将封管液推入 2ml，以边推边退针的方法拔出头皮针；⑤再次输液时，常规消毒肝素帽的胶塞，可先注入 5～10ml 生理盐水冲管，再将液体接上；⑥封管液的种类：生理盐水，用量 5～10ml，停止输液后每 6～8 小时冲管一次；稀释肝素溶液，每毫升生理盐水含 10～100U 肝素，用量 2～5ml。抗凝作用持续 12 小时以上。

（4）套管针留置期间的护理：①严格无菌技术操作；②保持穿刺点无菌，覆盖透明敷料，保持敷料清洁干燥；③固定牢靠，不宜过紧，以免引起患者不适；④每次输液前及输液后检查穿刺部位及沿静脉走向有无红、肿、热、痛和静脉硬化；⑤为了减少静脉炎的发生，穿刺点局部可涂抹些扩血管的药物，如硝酸甘油贴剂、喜疗妥软膏等。

24. 中心静脉置管的分类

根据置管途径分为四种类型：①无隧道式，如锁骨下静脉置管，是指导管直接由锁骨下静脉、颈静脉插入上腔静脉并原位固定；②隧道式，如 Hickman 导管，导管前端在上腔静脉，后半部分在胸壁皮下潜行；③输液港，基本操作同隧道式，不同之处在于需用手术方法将输液港放在前胸或腹部的皮下，应用时将针头刺入输液港，建立中心静脉输液通道；④经外周静脉置入中心静脉导管（PICC），多由上臂头静脉、贵要静脉等将很细的导管置入中心静脉。导管很细，但强度很好，可以在体内保存 1～2 年，适用于长期静脉输液。

25. 什么是埋置式输液港

埋置式输液港是一种埋置于皮下的特制的输液贮器，此贮器的输出导管可插入相应的血管、体腔或器官，并有单腔、双腔甚至多腔。

26. 输液港的适应证有哪些

输液港主要用于晚期肿瘤患者反复长期的静脉化疗和营养支持，它可以减少化疗药物对血管的刺激和损害。

27. 怎样正确植入输液港

（1）植入输液港前，先检查输液港有无裂孔，是否被污染。然后用 10ml 注射器抽取 100U/ml 的肝素盐水，接上 20G 的 Huber 针，插入输液港，排净空气冲洗输液港。

（2）输液港可以被植入人体的任何部位，输出导管插入适宜的静脉。锁骨下部位最为多见，也可植入于不影响人体正常活动的部位或易于医师穿刺的部位。

（3）输液港贮器一般埋置于骨骼的外侧。所选部位应使患者感到舒适、方便。肥胖患者首选锁骨下部位，右利手的患者首选左侧，女患者应避开戴乳罩区域。输液港贮器与皮肤之间的脂肪层不宜过厚，一般为 5mm，肥胖患者尤应注意。如果脂肪层过厚，会增加触摸和穿刺输液港的难度。

（4）将输出导管植入静脉，可采取切开法或用穿刺插管法。

（5）输出导管植入静脉后，导管的前端必须位于血流速度较快的部位。可在 X 线透视指导下，将导管前端置于上腔静脉的下端、右心房的入口处。

（6）测量从埋置输液港贮器的部位至右心房入口处的长度，用无菌剪刀将输出导管剪至合适的长度，不宜过短，以免患者活动时导管移位或拔出。

（7）插入导管时不要使导管前端形成锯齿状或被堵塞。

（8）采用钝器解剖法分离皮下组织，将输液港的贮器置于皮下 5mm 处，不宜过深或过浅。

（9）用不能被吸收的缝线将输液港贮器固定于筋膜上，缝线穿过筋膜和输液港底部的网眼，以防输液港移动。

（10）缝完以后，用适量抗生素溶液冲洗伤口，以防感染。

（11）关闭切口前，至少用 3ml 肝素盐水冲洗输液港，以确保输液港畅通。

（12）在 X 线透视下旋转输出导管至正常位置。

（13）每次使用后，均应用肝素盐水冲洗输液港。

28. PICC 适应证

（1）需要长期输液，外周静脉条件很差的患者。

（2）早产儿（23～30 周）。

（3）输入具有刺激性或毒性的药物进行治疗的患者。

（4）长期输液及家庭病床的患者。

29. PICC 的禁忌证

（1）患者肘部静脉条件太差。

（2）穿刺部位有感染或损伤。

（3）乳腺癌术后患侧手臂的血管。

30. PICC 前的物品准备有哪些

备 PICC 穿刺包[包内有外包装可撕裂的套管针、导管（含导丝）、洞巾、治疗巾、5ml 注射器、皮肤消毒剂、敷料、胶布、止血带、纸尺、纱布及镊子]、手套 2 副、肝素钠、稀释肝素液、生理盐水、10ml 注射器。

31. PICC 穿刺部位有哪些

PICC 穿刺最常选用的静脉是肘部的头静脉、贵要静脉、正中静脉。穿刺点选肘窝下两指处为宜。

32. 如何植入 PICC

（1）测量植入导管的长度：为上臂外展 90°时，由穿刺点到右侧胸骨柄再垂直向下到胸骨右侧缘第 3 肋间隙的长度。

（2）严格遵守无菌原则：穿刺部位用安尔碘消毒 3 次，消毒范围由上臂中段到前臂中段。

（3）穿刺置管：①进针角度约为 20°角，在血管的上方直刺血管；②见回血后降低角度再进针少许；③压迫导管尖端上 1cm 处的血管，退出金属导针；④用镊子送入 PICC 导管到预定长度；⑤拔出引导套管；⑥掰开并去掉引导套管；⑦拔出金属导丝；⑧用 10ml 生理盐水加 1ml 肝素冲洗导管，观察是否通畅；⑨固定导管。

（4）定位：插入 PICC 导管后要确定导管尖端的位置。

33. PICC 操作并发症有哪些

①血肿；②导管感染；③气胸、血气胸；④胸、腹腔积液；⑤空气栓塞；⑥静脉血栓形成；⑦导管折断；⑧心律失常；⑨心脏压塞。

第七章　中枢神经系统监测

1. 颅内压监测的意义

持续颅内压监测，是观察颅脑危重患者的一项重要指标，它的改变可在颅内疾患出现症状之前出现。因此颅内压监测对颅脑疾患的诊断、治疗和判断预后都有非常重要的意义。

2. 临床常用的颅内压测压方法

（1）脑室内测压　经颅骨钻孔后，将硅胶导管插入侧脑室，然后连接换能器，再接上监护仪即可测试颅内压。

（2）硬膜外测压　将压力换能器放置于硬膜外，避免压迫过紧或过松，以免读数不准，一般高1～3mmHg（0.133～0.4kPa），此法感染较少，可长期监测，但装置昂贵，不能普遍应用。

（3）腰部蛛网膜下腔测压　即腰椎穿刺法，此法操作简单，但有一定危险，颅内高压时不能应用此法，同时颅内高压时，脑室与蛛网膜下腔间可有阻塞，测出的压力不能代表颅内压。

（4）纤维光导颅内压监测　是一种比较先进的监测仪器。颅内传感器探头以水平位插入2cm，放入硬脑膜外，此法操作简单，可连续监测，活动时对压力影响不大，常使用。

3. 颅内压的分级

正常成人平卧时颅内压力：10～15mmHg（1.33～2kPa），颅内压持续超过15mmHg称为颅内压增高。按Lundberg分级为：轻度增高，15～20mmHg（2～2.7kPa）；中度增高，20～40mmHg（2.7～5.3kPa）；重度增高，＞40mmHg（＞5.3kPa）。

4. 颅内压监测的适应证

（1）进行性颅内压升高的患者。

（2）颅脑手术后患者。

（3）使用机械通气呼气末正压（PEEP）的患者。

5. 脑电图监测

脑电图是应用脑电图记录仪，将脑部产生的自发性生物电流放大100万倍后，记录获得的图形，通过脑电活动的频率、振幅、波形变化，了解大脑功能状态。脑电图检查方法简单，经济方便，便于在疾病过程中反复监测。不但可以通过脑电活动变化反映脑部本身疾病，还可以根据异常脑电图呈弥散性或局限性，以及脑节律变化等估计病变的范围和性质，对某些颅外疾病也有一定的诊断价值。近年来，国内外更强调其对复苏后脑功能的恢复和预后判断，以及在"脑死亡"判断方面有重要诊断价值。

6. 脑血流图监测

脑是机体代谢最旺盛的器官之一，大脑重量仅为体重的2%，脑血流量却占心输出量15%，脑的耗氧量占全身耗氧量的20%～25%。脑功能需要依赖足够的血供才能维持，一旦脑血氧供给障碍或中断，脑功能就难以维持而发生一系列病理生理变化，甚至发生"脑死亡"。故通过脑血流监测，也可以反映脑功能状态。目前常用的脑血流测定装置，主要有脑电阻检查和Doppler血流测定仪等。其他脑功能监测方法还有地形图，脑诱发电位及CT、磁共振。

第八章　呼吸功能监测

1. 呼吸运动的含义

呼吸运动主要是依靠胸腹部呼吸肌的活动，引起胸廓的扩大或缩小完成的。在中枢神经系统的调节下，有节律地进行着呼气与吸气动作。

2. 肺通气的含义

肺和胸廓有规律地扩张和收缩，使肺容量不断改变，让新鲜空气进入肺泡，并排出经过气体交换的肺泡气，这就构成了肺的通气。肺通气是肺功能的重要组成部分。

3. 肺通气功能的监测包括哪两方面

（1）静态肺容量。

（2）动态肺容量。

4. 静态肺容量的含义

在呼吸运动过程中，根据肺和胸廓扩张和回缩的程度，肺内容纳气量产生的相应改变，分为彼此互不重叠的4种基础容量和由2个或2个以上基础容量组成的4种叠加容量，这8种容量均属于静态肺容量，是肺呼吸功能监测的基本项目。

5. 动态肺容量的含义

动态肺容量为单位时间内进出肺的气体量，主要反映气道的状态。

6. 呼吸频率的正常值

正常成年人呼吸频率每分钟为10～18次/分。小儿随着年龄的减小呼吸频率增快，1岁时，呼吸频率为25次/分，新生儿为40次/分。

7. 呼吸功能临床观察指标

（1）呼吸运动方式、呼吸深度、频率和节律。

（2）肺部呼吸音的变化，包括呼吸音强弱、有无肺部啰音等。

（3）咳嗽、咳痰情况，包括痰量和痰液的性质、有无咯血。

（4）肺部叩诊音的变化。

（5）心率、血压和意识状态。

（6）有无缺氧、发绀、面色潮红、三凹征等症状。

（7）有无反常呼吸运动、胸廓是否对称等。

8. 肺功能的监测内容

肺功能的监测包括肺容量、通气功能、换气功能的监测。

9. 临床上肺功能主要监测指标

（1）潮气量（*VT*）　正常自主呼吸时*VT*为5～7ml/kg，当*VT*＜5ml/kg时，是接受人工通气的指征之一。

（2）肺活量（*VC*）　肺活量的测定可分为一次和多次两种。一次肺活量即深吸气和补呼气一次完成。而分次肺活量即深吸气和补呼气分次测定，然后两者相加即分次肺活量。正常肺活量为30～70ml/kg，可有20%波动，临床上小于15ml/kg，即为气管插管或气管造口应用呼吸机指征。*VC*＞15ml/kg为撤掉呼吸机的指标之一。

（3）每分通气量（VE）　在静止状态下，每分钟呼出或吸入的气量，是潮气量与每分钟呼吸频率的乘积，正常值男性 6.6L/min，女性 4.2L/min，是肺通气功能最常用的测定项目之一，VE＞10L 提示过度通气，＜3L 提示通气不足。

（4）每分钟肺泡通气量（*VA*）　在静息状态下，每分钟吸入气量中能到达肺泡进行气体交换的有效通气量为每分钟肺泡通气量。*VA* 的正常值为 70ml/s，可通过潮气量减去生理性无效腔量再乘以每分钟呼吸频率求得 $VA=(VT-VD)\times RR$。正常自主呼吸时 *VT* 为 5～7ml/kg，*VA* 不足是低氧血症、高碳酸血症的主要原因。

（5）功能残气量（*FRC*）　是平静呼气后肺内所残留的气量。*FRC* 减补呼气量即为残气量，可衡量肺泡是否通气过度，临床上应该将残气量占肺活量百分比一并考虑。正常成人其比值为 20%～30%。肺活量降低是术后发生肺功能障碍的最常见原因，术后肺容量改变，主要是降低了功能残气量。在 *FRC* 严重降低情况下呼吸，可导致小气道狭窄，甚至关闭，结果使 *V*/*Q* 比例失调，肺内分流量增加，导致低氧血症发生，如果不能及时纠正，可发生肺萎陷和肺不张。

（6）生理无效腔（*VD*）　即解剖无效腔+肺泡无效腔。一般认为了解无效腔量和肺泡通气量较潮气量和每分通气量意义更大。只要测出生理无效腔气即可求出 *VD*/*VT* 的比值，正常值为 0.3，*VD*/*VT* 值对正确应用呼吸机有一定的指导意义。根据 Bohr 公式可以计算出 *VD*/*VT* 值。

$$VD/VT=(PaCO_2-P_ECO_2)/PaCO_2$$

（7）通气/血流比值（*V*/*Q*）　正常情况下，通气量为 4L/min，肺血流量为 5L/min，两者之比为 0.8，这是最佳换气效率，*V*/*Q*＞0.8 说明肺部灌注不足，*V*/*Q*＜0.8 表示通气不足。

10. 潮气量的临床意义

临床上潮气量增大多见于中枢神经系统性疾病或酸血症所导致的过度通气。潮气量减少多见于间质性肺炎、肺纤维化、肺梗死、肺淤血等。

11. 正常自主呼吸时潮气量的值

正常自主呼吸时潮气量一般为 5～7ml/kg 体重，男性大于女性，平均为 500ml。

12. 潮气量组成有哪些

潮气量（V_T）由无效腔量（V_P）和肺泡通气量（V_A）组成，即 $V_T=V_P+V_A$。

13. 无效通气量的含义

潮气量即每次吸入或呼出的气量，它包括进入到肺泡内的和口，鼻腔、气管及支气管等的气量。后者称为无效通气量，正常人约为 150ml。

14. 最大通气量的含义

单位时间内患者尽力所能吸入或呼出的为最大潮气量。具体做法是：让患者 15 秒内做最大最快的深呼吸，用肺量计测通气量，正常成年男性为 104L/min，女性为 82.5L/min，它是通气功能中较有价值的测定项目。

15. 机械通气患者的呼吸监测指标

（1）呼吸频率、潮气量、每分通气量。

（2）呼吸力学指标，包括气道压力、气道阻力、肺顺应性。

（3）呼出气二氧化碳。

（4）血流动力学指标，包括回心血量、心排血量等。

16. 常见的异常呼吸类型

（1）哮喘性呼吸　发生在哮喘、肺气肿及其他喉部以下有阻塞者，其呼气期较吸气期延长，并带有哮鸣。心源性哮喘是哮喘性呼吸困难的一种。由左心室病变引起者较多，表现为阵发性端坐呼吸，呼吸困难在夜间及劳累后出现，可持续数分钟到数小时之久。

（2）紧促式呼吸　呼吸运动浅促而带有弹性，多见于胸膜炎、胸腔肿瘤、肋骨骨折、胸背部剧烈扭伤、颈胸椎疾病引起疼痛者。

（3）深浅不规则呼吸　常以深浅不规则的方式进行呼吸，多见于周围循环衰竭、脑膜炎或各种原因引起的神志丧失者。

（4）叹息式呼吸　此种呼吸方式见于神经质、过度疲劳等患者，有时在周围循环衰竭时，也可见此种呼吸方式。

（5）蝉鸣性呼吸　患者在吸气时发生高音调啼鸣音，可因会厌部发生部分阻塞，空气吸入发生困难所致。吸气时，患者肋间及腹上部软组织内陷，形成所谓的“三凹征”。

（6）鼾音呼吸　患者在呼吸期间可闻及大水泡音。主要是上气道中有大量分泌物潴留，空气进出气管激动这些分泌物而形成大水泡音。多见于昏迷或咳嗽反射无力者。

（7）点头呼吸　因胸锁乳突肌收缩的原因，在吸气时，下颏向上移动，而在呼气时下颏重返原位，类似点头样，故此得名。多见于垂危患者，其呼吸变得不规则。

（8）潮式呼吸　这是一种交替出现的阵发性急促深呼吸后，而出现的一段呼吸暂停时间。在严重的心脏病患者、心功能不全、肾病、哮喘、脑炎、颅内压增高及中毒者均可出现此种呼吸方式。

17. 经皮脉搏氧饱和度（SpO_2）的正常值

经皮脉搏氧饱和度正常值为96%～100%。

18. 经皮脉搏氧饱和度监测原理

根据光电比色的原理，利用不同组织吸收光线的波长不同而设计的。HbO_2可吸收可见红光（波长660nm），Hb可吸收红外线（波长940nm），一定量的光线传到分光光度计探头，随着动脉搏动吸收不同的光量。光线通过组织后转变为电信号，经微机放大处理后，将光强度数据换算成氧饱和度百分比。

19. SpO_2 监测的临床意义

通过 SpO_2 监测，间接了解患者动脉血氧分压（PO_2）的高低，以便了解组织的情况，有助于及时发现危重症患者的低氧血症，可以指导临床机械通气模式和吸氧浓度的调整。

20. SpO_2 与 PO_2 关系对照

SpO_2与PO_2关系见表8-1。

表8-1　SpO_2 与 PO_2 关系对照

项目	数值													
SpO_2（%）	50	60	70	80	90	91	92	93	94…	95…	96…	97…	98…	99
PO_2（mmHg）	27	31	37	44…	57…	61	63	66	69	74	81	92	110	159

21. 血液酸碱度（pH）的含义

pH是一个综合性指标，既受代谢因素的影响，又受呼吸因素影响。

22. pH的正常值

动脉血中的pH为7.35～7.45，平均为7.40。静脉血比动脉血pH低0.03。以（H^+）表示，正常为35～45mmol/L，平均40mmol/L。

23. pH的临床意义

pH＜7.35为失代偿性酸中毒或酸血症（失偿性代酸或失偿性呼酸）。

pH＞7.45为失代偿性碱中毒或碱血症（包括失代偿碱或失偿性呼碱）。

pH：7.3～57.45 正常，无酸碱失衡。

代偿了的酸碱紊乱（即有酸碱失衡，但是代偿）；体能耐受的最低pH为6.90，最高pH为7.70，pH的抢救限度为6.80～7.80。

24. 动脉血二氧化碳分压（$PaCO_2$）的含义

$PaCO_2$是指物理溶解在动脉血中的CO_2所产生的张力。

25. $PaCO_2$的正常值

$PaCO_2$的正常值为35～45mmHg（4.7～6.0kPa），平均40 mmHg（5.33kPa）。

26. $PaCO_2$的临床意义

（1）判断肺泡通气量。

（2）判断呼吸性酸碱失衡。

（3）判断代谢性酸碱失衡有否代偿及复合性酸碱失衡。

（4）诊断Ⅱ型呼吸衰竭必备的条件等。

27. 动脉血氧分压（PaO_2）的含义

PaO_2是指物理溶解于动脉血中氧产生的张力。

28. PaO_2的正常值

PaO_2在90～100mmHg（12.0～13.3kPa）或年龄预计值以上为正常，低于此值为低氧血症。

29. 低氧血症的分级

90～60mmHg：轻度缺氧。

60～40mmHg：中度缺氧。

40～20mmHg：重度缺氧。

30. SaO_2（SAT）动脉血氧饱和度系的含义

SaO_2动脉血氧饱和度系指动脉血单位Hb带O_2的百分比。

31. SaO_2（SAT）动脉血氧饱和度系的正常值及临床意义

SaO_2动脉血氧饱和度正常值：96%～100%。临床意义：SaO_2与Hb的多少无关，而与PaO_2高低、Hb与氧的亲和力有关。

32. 动脉血O_2含量（CaO_2）的含义

CaO_2指100ml动脉血中携带O_2的毫升数。

33. CaO_2的正常值及临床意义

CaO_2的正常值：16～20ml/dl。临床意义：CaO_2受PaO_2与Hb质和量的影响，故呼吸、血液、循环都有影响。

34. 实际HCO_3^-（AB）的含义

AB为实际测得的动脉血中HCO_3^-含量，亦有以HCO_3^-表示。

35. AB的正常值及临床意义

AB的正常值：（25±3）mmol/L。临床意义：AB受代谢和呼吸因素的双重影响。AB下降为代谢性酸中毒或呼碱代偿；AB 升高为代谢性碱中毒或呼酸代偿；AB 正常，不一定正常。

36. 标准 HCO_3^-（SB）的含义

SB 在标准状态下（PCO_2为 40mmHg，T 37℃，$HbO_2$100%饱和）测得动脉血中 HCO_3^- 的含量，为标准 HCO_3^-。

37. SB 的正常值和临床意义

SB 正常值：（25±3）mmol/L。临床意义：由于排除了呼吸因素的影响，所以 SB 升高为代谢性碱中毒，SB 下降为代谢性酸中毒。正常情况下 AB=SB，AB–SB=呼吸因素。

38. 碱剩余（BE）的含义

在标准状态下（条件同 SB）将每升动脉血的 pH 滴定到 7.40 时所用的酸或碱的毫摩尔数。若滴定所需要的是酸，说明血内为碱性，BE 为正值，若滴定所需要的是碱，说明血内是酸性的，BE 为负值。

39. BE 的正常值和临床意义

BE 的正常值：±3mmol/L，平均 0。临床意义：BE 的正值增大，表示代谢性碱中毒；BE 负值增大，表示代谢性酸中毒。

40. BB 的含义

BB（代表缓冲碱总量或碱储备）是血浆中具有缓冲能力的负离子总量。

41. BB 的正常值和临床意义

正常值：45～55mmol/L。临床意义：BB 升高为代谢性碱中毒，或呼酸代偿；BB 下降为代谢性酸中毒，或呼碱代偿。

42. 血浆阴离子间隙（Agp）的含义

Agp 是血浆中未定阴离子（UA）和未定阳离子（UC）之差。

43. AGP 的正常值和临床意义

AGP（血浆负离子间隙）正常值：国外报道为（12±2）mmol/L，中华医学会规定为 7～16mmol/L。临床意义：AGP 升高大多情况下提示代谢性酸中毒，用于复合性酸碱失衡的鉴别诊断。

44. 呼吸音的含义

正常人呼吸时，气流进出呼吸道及肺泡，产生湍流引起振动，发出声音，通过肺组织及胸壁，在体表可以听到，即呼吸音。

45. 正常呼吸音分哪几种

（1）支气管呼吸音。

（2）肺泡呼吸音。

（3）支气管肺泡呼吸音（又称混合性呼吸音）。

46. 肺泡呼吸音影响因素

（1）呼吸越深越快，呼吸音越强

（2）年龄越小，胸壁越薄，肺组织的弹性越好，呼吸音越强。儿童强于成人，更强于老年人。

（3）男性强于女性，因男性呼吸运动力量较强，皮下脂肪较少。

（4）肺组织较多，肌肉较薄部位呼吸音强，肺尖、肺底则弱。

47. 异常呼吸音有哪几种

（1）异常肺泡呼吸音。

（2）异常支气管呼吸音。

（3）啰音。

（4）胸膜摩擦音。

48. 啰音有哪几种，其临床意义是什么

（1）干啰音按音响性质分为鼾音域哨笛音。多发生于双侧胸部的哨笛音或哮鸣音，见于支气管哮喘、慢性支气管炎、支气管肺炎，也见于心源性哮喘。发生于局部比较固定的干啰音，见于肺肿瘤、支气管内膜结核等。

（2）湿啰音又称水泡音。分四类：

1）产生于气管、主支气管或空洞内，见于肺水肿、肺结核空洞、昏迷或濒死状态患者。

2）中水泡音，产生于中等口径支气管。

3）小水泡音，产生于细支气管内。

4）捻发音，见于肺炎早期、肺淤血或肺间质纤维化等。

49. 血气分析标本留取应注意什么

注意在抽取动脉血气标本时注射器必须先用肝素稀释液（50mg 肝素+100ml 生理盐水）湿润注射器，并在抽取动脉血样前针尖向上推出多余液体和注射器内残留气泡，否则会干扰结果。选择合适的动脉穿刺部位，一般在动脉搏动最明显处进针采血 2ml。采血后注意立即拔针并将针头斜面刺入橡皮塞内，以免空气进入而影响结果；若注射器内有气泡应尽快排出。将注射器轻轻转动，使血液与肝素充分混匀，防止凝血。采集的血气标本宜立即送检，以免结果误差。

第九章　肝肾功能监测

1. 肝功能

肝脏是人体重要的代谢器官，其主要功能有如下几方面。

（1）代谢功能：如糖、脂类、蛋白质的同化、储藏和异化；核酸代谢；维生素的活化和储藏；铁、铜及其他重金属的代谢等。

（2）排泄功能：如对胆红素和某些染料的排泄。

（3）解毒功能：如对化合物的氧化、还原、水解、结合等。

（4）合成功能：凝血和纤溶因子的生成等。

2. 肝实质细胞损害的血清酶学标志有哪些

氨基转移酶（转氨酶）、腺苷脱氨酶（ADA）及其同工酶、乳酸脱氢酶（LDH）及其同工酶、谷氨酸脱氢酶（GDH）、血清卵磷脂-胆固醇氨基转移酶（LCAT）、血清谷胱甘肽 S 转移酶（GST）。

3. 诊断肝胆系疾病中应用最广的转氨酶有哪几种

人体内转氨酶有 20 多种，其中谷丙转氨酶（ALT）、谷草转氨酶（AST）是诊断肝胆系疾病中应用最广的酶。

4. 血清转氨酶活力测定的临床意义

血清转氨酶活力测定对诊断急性病毒性肝炎最有价值。酶活力升高是出现最早、最为灵敏的指标，其中以 ALT 最有诊断价值。在重症肝炎有大块性肝坏死时，酶活力下降，但血清胆红素则明显上升，即所谓“胆-酶分离现象”。在活动性或进行性肝硬化时，转氨酶常有中度或轻度升高。在肝硬化静止或代偿期，转氨酶活力一般正常或轻微增高。

5. ADA 及其同工酶的临床意义

ADA 的测定有助于黄疸的鉴别，在阻塞性黄疸时，ADA 正常或轻度升高。ADA 同工酶 ADA_2 在慢性肝病患者 ADA 总活力尚正常时，即可升高，且能提示肝细胞损害严重程度，即 ADA_2 在慢性迁延性肝炎、慢性活动性肝炎、肝硬化及肝细胞癌呈递增变化。

6. GDH 的临床意义

血清 GDH 正常值为 4.5/L，GDH 升高可作为酒精性肝损害的标志，如血清 GDH 低于正常的 40%时，可除外酒精性肝病。

7. LACT 的临床意义

LACT 正常值为 72～120mmol/（L·h）。肝损害时，LCAT 活性降低，慢性活动性肝炎、肝硬化、原发性肝癌的 LCAT 异常率可高于 ALT 及 ADA，提示 LCAT 为另一敏感的肝损害标志。

8. 肝功能的定量评价指标

肝功能定量评价指标包括磺溴酞钠试验、吲哚氰绿试验、色氨酸耐量试验、半乳糖耐量试验、利多卡因代谢物生成试验。

9. 肝病严重程度及预后判断的指标

（1）白蛋白及白蛋白/球蛋白。

（2）凝血酶原时间。

（3）甲胎球蛋白（AFP）。

（4）血氨测定。

（5）血浆凝血因子检查。

（6）血脂及脂蛋白。

10. 白蛋白及白蛋白/球蛋白（A/G）临床意义

白蛋白是肝脏合成的最重要的蛋白质，血清正常水平为 40～55g/L，白蛋白的含量与有功能的肝细胞数量成正比，是估计预后的良好指标。血清白蛋白低于 30g/L 时，提示肝功能受损严重，预后较差。当低于 25g/L 时，易产生腹水。血清球蛋白正常水平为 20～30g/L。肝硬化、慢性肝炎、肝癌时多有白蛋白减少和球蛋白的升高。A/G 比值正常为（1.5～2.5）：1，A/G 倒置见于肝功能严重损伤，如慢性肝炎、肝硬化，病情好转时，白蛋白回升，A/G 也趋于正常。

11. 凝血酶原时间测定的临床意义

（1）在排除弥散性血管内凝血的情况下，如凝血酶原时间明显延长，提示肝细胞损害严重，预后较差。

（2）在严重肝病，特别是急性重型肝炎时，如血液内有纤维蛋白裂解物出现，凝血酶原、纤维蛋白原和血小板都降低，则为弥散性血管内凝血（DIC）的证据。

（3）可用于阻塞性黄疸的鉴别。

（4）作为抗凝治疗的观察疗效和确定抗凝药用量的指标。

12. 甲胎球蛋白（AFP）的临床意义

（1）90%以上原发性肝癌有增高，诊断阈值在 350～400ng/L。

（2）在急性肝炎时 AFP 的阳性率与病情严重程度有一定关系，在发病 1～4 周增高（25～1000ng/L），4 周后下降。

（3）慢性肝炎重度、重症肝炎、肝硬化时 AFP 亦增高。

（4）急性肝功能衰竭时，若 AFP 升高，反映肝细胞再生，是预后较好的指标，含量越多，预后越好。

13. 血氨测定的临床意义

（1）内源性血氨增高可见于重症肝炎、肝硬化及原发性肝癌等或伴有肝性脑病。

（2）外源性血氨升高可见于肠道内含氮物质增多、尿毒症等。

14. 血浆凝血因子检查的临床意义

凝血酶原时间 Quick 一步法为 12～14 秒，如超出正常对照 3 秒以上有临床意义。临床意义：急性肝炎时凝血因子活性可正常或稍低；慢性肝炎、肝硬化时血浆纤维蛋白原含量减低，凝血酶原时间明显延长。若凝血酶原活动度＜40%，常提示重症肝炎的先兆。

15. 血脂和脂蛋白分别包括哪些

血脂包括胆固醇、磷脂、三酰甘油；脂蛋白包括高密度脂蛋白（HDL）、低密度脂蛋白（LDL）、极低密度脂蛋白（VLDL）、乳糜微粒（CM）。

16. 胆红素代谢功能测定包括哪些内容，临床意义分别是什么

（1）血清胆红素定量测定　血清胆红素包括直接胆红素（结合胆红素）和间接胆红素（未结合胆红素）。临床意义：总胆红素含量能直接、准确地反映黄疸的程度，但不能鉴别黄疸的类型。1 分钟胆红素和间接胆红素对黄疸的鉴别诊断有重要价值。肝细胞性黄疸和阻塞性黄疸 1 分钟胆红素均升高，可占总胆红素的 40%～60%，其中阻塞性黄疸增高更明显；溶血性黄疸时间接胆红素明显增高，1 分钟胆红素占总胆红素的 20%以下，当 1 分钟胆红素升高时，多表示肝功能有一定损害。

（2）尿三胆测定　尿三胆系尿中胆红素、尿胆原、尿胆素之合称。临床意义：

1）若尿中出现胆红素提示血中直接胆红素增高，见于阻塞性黄疸、黄疸肝炎早期。

2）尿胆原增高提示血中非结合胆红素增多，见于溶血性黄疸及肝细胞性黄疸；肝内、外胆道阻塞时，因结合胆红素排入肠道受阻，尿胆原形成障碍，故明显减少，胆道完全梗阻时，尿胆原消失。

17. 胆汁淤积的检测包括哪些及各自的临床意义是什么

（1）γ-谷氨酰胺转移酶（GGT）　正常值为 30U 以下，但 10%正常人血清中酶可达 50U，故一般认为＞50%为异常。

临床意义：

1）急性病毒性肝炎时常有轻度或中度增高，其变动与 ALT 相平行，如持续＞100U，提示发展为慢性肝炎。

2）胆汁淤积性肝炎常明显增高，可达正常值的 10 倍以上。

3）慢性肝炎、肝硬化静止期，酶活力大多正常，而活动期则增高，故可反映慢性肝病有无活动。

4）原发性肝癌时有 60%～90%的患者此酶活力增高，手术切除及化疗后恢复正常。

5）阻塞性黄疸，由于 GGT 排泄受阻，酶活力可升高，脂肪肝、酒精肝时此酶升高显著。

（2）碱性磷酸酶（ALP）及其同工酶　成人正常值 32～90U/L，儿童高 2～3 倍。肝外胆管阻塞或肝内胆汁淤积时，ALP 可显著增高，其增高程度与胆管阻塞程度有关。肝内占位病变时，ALP 的活力与病变范围有关，病变范围越广，酶活力增高越明显。

（3）5′-核苷酸酶（5′-NT）　血清 5′-NT 正常值为 27～283mmol/L，其升高仅见于正常妊娠或肝胆系统疾患。在胆管损伤疾病如胆汁性肝硬化时，5′-NT 升高幅度高于 AKP。

（4）总胆固醇　正常人血清内总胆固醇浓度为 1.5～2.3g/L。在慢性胆汁淤积、特别是原发性胆汁性肝硬化和手术后胆道狭窄时，胆固醇浓度可显著升高，偶可高达 8.0g/L。

18. 尿量变化在肾功能改变中的作用

尿量变化肾功能改变的最直接的指标，在临床上通常记录每小时及 24 小时尿量。当每小时尿量少于 30ml 时，多为肾血流灌注不足，间接提示全身血容量不足。当 24 小时尿量少于 400ml 称为少尿，表示有一定程度肾功能损害，24 小时尿量少于 100ml 为尿闭，是肾衰竭的基础诊断依据。

19. 肾小球的滤过功能主要指标是什么，其定义是什么

肾小球滤过率（GFR），指单位时间内（1 分钟）经肾小球滤出的血浆的毫升数。

20. 什么是内生肌酐清除率

肾脏在单位时间内能把若干容积血浆中的内生肌酐全部清除出去，这称为内生肌酐清除率，是判断肾小球滤过功能的简便而有效的方法之一。

21. 血清尿素氮（BUN）临床意义

BUN 反映肾小球滤过功能，临床意义如下：

（1）对肾功能不全，尤其是尿毒症的诊断有特殊价值，其增加的程度与肾功能的损害程度成正比，故对病情的观察和预后的估计有重要意义。

（2）肾前和肾后性因素引起尿量显著减少或尿闭时可引起血中尿素氮及肌酐增高。

（3）体内蛋白质分解过盛时也可引起增高。

22. 血清尿酸测定临床意义是什么

正常值：成年血清尿酸男性 150～420μmol/L。临床意义：血中尿酸增高见于　①肾疾病，急性或慢性肾炎血清尿酸含量都可以明显增高，且增高较尿素氮、肌酐等更明显，出现也较早；②痛风，此病系核蛋白及嘌呤代谢失调所致；③子痫；④白血病与肿瘤等。

23. 反映肾脏浓缩稀释功能的指标有哪些

反映肾脏浓缩稀释功能的指标有 3 小时尿相对密度试验和昼夜尿比重试验。

24. 肾浓缩-稀释功能试验的作用

肾浓缩-稀释功能主要用于监测肾小管的重吸收功能。

25. 肾浓缩-稀释功能试验的方法

现在临床上常采用简化的或改良的浓缩-稀释试验。方法为：在试验的 24 小时内患者保持日常的饮食和生活习惯，晨 8：00 排弃尿液，自晨 8：00 至晚 8：00 每 2 小时留尿一次，晚 8：00 至次晨 8：00 留尿一次。分别测定各次尿量和比重。

26. 肾浓缩-稀释功能试验的正常值

正常昼尿量与夜间尿量之比为（3～4）：1，夜间 12 小时尿量应少于 750ml，最高的一次尿比重应在 1.020 以上，最高尿比重与最低比重之差应大于 0.009。

27. 肾浓缩-稀释功能试验的临床意义

夜尿尿量超过 750ml 常为肾功能受损的早期表现。昼间各份尿量接近，最高尿比重低于 1.018，则表示肾提示浓缩功能不全。当肾脏功能损害严重时，尿比重可固定在 1.010 左右（等张尿），见于慢性肾炎、高血压病、肾动脉硬化等的晚期。

28. BUN 的含义

BUN 氮是体内蛋白质代谢产物，在正常情况下，BUN 主要是经肾小球滤过，而随尿排出，当肾实质有损害时，由于肾小球滤过功能降低，致使血中浓度增高。因此，测定血中 BUN 的含量，可以判断肾小球的滤过功能。

29. BUN 的正常值和临床意义

（1）正常值　2.9～6.4mmol/L。

（2）临床意义　BUN 含量增高常见于以下几种情况。

1）肾脏本身的疾病：如慢性肾炎、肾血管硬化症等。肾脏功能轻度受损时，BUN 可无变化，当 BUN 高于正常时，肾脏的有效肾单位往往已有 60%～70%的损害，因此，BUN 测定不是一项敏感方法。但对尿毒症诊断有特殊价值，其增高的程度与病情严重程度成正比，故对病情的判断和预后的估价有重要意义。临床上动态监测 BUN 浓度极为重要，进行性升高是肾功能进行性加重的重要指标之一。

2）肾前或肾后因素引起的尿量显著减少或无尿时，如脱水、循环衰竭、尿路结石或前列腺肿大引起的尿路梗阻。

3）体内蛋白质过度分解疾病：如急性传染病、上消化道出血、大面积烧伤等。

30. 血肌酐的正常值和临床意义

正常值：83～177μmol/L。

临床意义：肌酐是肌肉代谢产物，由肾小球滤过而排出体外，故血清肌酐浓度升高反映肾小球滤过功能减退。各种类型的肾功能不全时，血肌酐明显增高。

31. 尿/血渗透压比值的正常值和临床意义

正常值：尿渗透压 600～1000mmol/L（600～1000mOsm/L），血渗透压 280～310mmol/L，尿/血渗透压比值为 2.50：0.8。

临床意义：此比值是反映肾小管浓缩功能的指针。功能性肾衰竭时，尿渗透压大于正常。急性肾衰竭时，尿渗透压接近血浆渗透压，两者比值<1.1。

32. 内生肌酐清除率的临床意义

正常成人内生肌酐清除率平均值为 80～100ml/min。内生肌酐清除率如降到正常值的 80%以下，则表示肾小球滤过功能已有减退，若降至 51～70ml/min 为轻度损伤；降至 31～50ml/min 为中度损伤；降至 30ml/min 以下为重度损伤。多数急性和慢性肾小球肾炎患者皆可有内生肌酐清除率降低。

33. 酚红排泄率的正常值和临床意义

（1）正常值：酚红排泄率受年龄的影响，正常成人 15 分钟排泄率为 25%～50%，30 分钟为 40%～60%，60 分钟为 50%～75%；120 分钟为 55%～85%。判断标准是 15 分钟的排泄率应在 25%以上，2 小时总排泄量应在 55%以上。儿童的排泄率较成人略高，老年人排泄率略低。

（2）临床意义：肾功能损害，若 15 分钟酚红排泄量低于 12%，2 小时总量低于 55%而又无肾外因素的影响，则表示肯定有肾功能不全。若 2 小时排泄总量为 40%～55%，则表示有轻度肾功能损害；25%～39%为中度损害；11%～24%为重度损害；0～10%为极为严重的损害。

第十章　消化系统功能监护

1. 消化系统功能监护的临床观察指标

（1）有无恶心、呕吐、呕血，以及呕吐量的多少。

（2）腹部症状和体征，包括腹痛、压痛、反跳痛，大便次数和性状。

（3）肝脾有无肿大和腹腔积液。

（4）肠鸣音的变化情况。

2. 消化系统功能监护的实验室监测

主要进行胃肠黏膜内 pH 监测，该监测方法是应用 Fiddian -Green 等在 20 世纪 90 年代初建立的胃肠黏膜二氧化碳张力计，通过测定 PCO_2、HCO_3^- 含量，代入 Henderson-Hasselbalch 公式，求得胃肠黏膜内 pH。该方法是一种安全有效的动态监测胃肠道组织氧合的方法。pH 的正常范围为 7.35～7.45，而 7.32 是最低限。

3. 血液系统监测临床观察指标

（1）有无出血现象，包括牙龈、鼻腔有无出血，有无呕血、便血等。

（2）有无发热、骨关节疼痛等现象。

（3）皮肤颜色、有无出血点。

（4）全身淋巴结和肝脾有无肿大。

4. 血液系统的实验室监测

（1）血常规、血小板计数、出凝血时间、红细胞比积、血红蛋白及毛细血管脆性试验等检查。

（2）骨髓细胞学检查。

第十一章　危重症患者的氧疗

1. 缺氧的概念

任何原因所致的机体组织细胞得不到充分的氧供或组织不能很好地利用氧进行代谢活动。

2. 缺氧的类型和常见病因

按缺氧发生的机制和环节，缺氧可分为以下几种：

（1）缺氧型缺氧　指各种原因所致的动脉血氧分压减少引起的缺氧。①大气性缺氧：常指由于吸入气中的氧含量不足所致的缺氧，如高空飞行、登山、潜水。②肺性缺氧：多指由于呼吸器官功能障碍，如肺的通气与换气功能障碍所致的缺氧。临床较有代表性的是慢性阻塞性肺疾病患者的通气障碍。各种原因肺水肿、肺炎、肺间质性纤维化所致的弥漫性功能障碍肺不张，急性呼吸窘迫综合征。③肺外因素性缺氧：如中枢神经系统疾病和神经肌肉系统疾病造成呼吸节律、频率改变和呼吸肌功能障碍所致的缺氧，各种药物中毒、电解质紊乱使呼吸中枢抑制、呼吸肌麻痹及长时间过度通气、营养不良等所致的呼吸肌疲劳产生的缺氧，也属于此种类型。④心脏解剖学畸形或异常：如先天性心脏病引起的心脏内血流右-左分流所致的缺氧。

（2）贫血型缺氧　当血红蛋白减少或变性，使氧的运输发生障碍，组织和器官得不到充分氧供引起的缺氧，此时动脉血液中的氧含量未必减少。

（3）循环淤滞型缺氧　当循环功能发生障碍，造成全身器官或局部的血流缓慢或淤滞，使组织和器官氧供减少。如心力衰竭与各种原因所致的休克。

（4）组织中毒型缺氧　指动脉血液中氧含量正常，但由于某种特殊物质中毒，使组织和细胞利用氧的能力降低或障碍产生的缺氧。如氰化物中毒。

3. 临床诊断缺氧的指标

PaO_2＜90mmHg（12kPa）或 SaO_2＜96%提示缺氧，这两项指标降低得越明显，提示缺氧的程度越重。

4. 临床氧疗的主要适应范围及适应证

（1）通气不足　可能是氧疗效果最好的缺氧类型，如慢性阻塞性肺疾病（COPD）患者的呼吸功能障碍，中枢或神经肌肉性呼吸功能障碍等引起的缺氧。

（2）换气功能障碍　换气功能包括通气/血流（VA/Q）比例和弥散。弥散功能障碍时氧疗能提高氧在血液中的物理溶解度，增加氧的弥散，一定程度上能直接改善氧的弥散功能障碍，纠正弥散功能障碍所致的缺氧。

（3）循环障碍性缺氧　也是氧疗的主要适应证，如心力衰竭、休克、心肌梗死、末梢循环衰竭、心肺脑复苏时，均应积极应用氧疗。

5. 氧疗的途径和方法

（1）呼吸道内给氧

1）鼻塞：氧气通过鼻塞，经由上呼吸道进入肺内，操作简便易行经济安全。

2）鼻导管：导管应插至鼻咽部，患者耐受程度不及鼻塞，有时导管容易被鼻咽部呼吸道分泌物和胃肠道反流物所阻塞，如不及时发现并去除，有可能影响疗效。

3）面罩：包括普通型和 Venturi 面罩，能达到所需要的氧合指数（FiO_2），但清醒患者很难耐受。

4）口含管：主要适用于昏迷伴舌根后坠阻塞呼吸道的患者。

5）气管插管和切开：经气管插管（经口或经鼻）和气管切开造口管内射流给氧。

6）呼吸机给氧：最有效的氧疗途径，能最大限度地提高 FiO_2，纠正许多特殊类型的缺氧。

（2）呼吸道外给氧

1）氧帐：将患者的头部或全身置于含有较高浓度氧气的帐篷内，以提高吸入空气中氧浓度的方式，提高 FiO_2.

2）高压氧：将患者置于高压氧舱内，在 2～3 个大气压下给予纯氧，以增加氧在血液内的物理溶解度，主要适用于缺氧不伴二氧化碳潴留的患者，如一氧化碳中毒等。

3）血液内给氧：以往有从静脉内输入过氧化氢溶液，以求增加血液内的氧浓度.但效果和并发症未能肯定，随着呼吸机的发展，目前应用过氧化氢溶液给氧方法已淘汰。

6. 高压氧的适应证

1）急性脑缺血、缺氧性疾病的抢救，如心肺脑复苏、电击伤、溺水、麻醉意外、脑中风及脑外伤等的治疗，如抢救及时，效果满意。

2）休克。

3）急性一氧化碳中毒及其后遗症或迟发性脑病者。

4）各种有害气体中毒者。

5）气栓症。

6）局部肢体的缺血、缺氧性疾病，如急性动、静脉栓塞、断肢（指）再植术后、血栓闭塞性脉管炎等疾病。

7. 高压氧的禁忌证

1）出凝血机制障碍且有出血倾向者。

2）气胸、严重肺气肿，怀疑肺大疱或自发性气胸史，肺严重感染者等。

3）恶性肿瘤者。

4）原因不明高热者。

5）孕妇。

8. 高压氧治疗方案

严格按照压力-吸氧时限关系加以安排，采用间歇吸氧法，即稳压后吸氧 30～40 分钟，间歇 5～10 分钟，再吸氧 30～40 分钟，然后减压出舱，旨在保护肺组织，防止发生肺氧中毒和神经型氧中毒。单人纯氧舱的吸氧方案为 1.6～2 标准大气压（atm）120 分钟，2～2.5 atm 100 分钟，3 atm 40～60 分钟，必须先洗舱，使舱内浓度＞85%。

9. 高压氧的不良反应及并发症

高压氧所致的不良反应多种多样，主要有氧中毒、气压伤、减压病、气胸、纵隔气肿、急性肺不张、呼吸性碱中毒等。

10. 氧中毒的预防措施

（1）氧敏感试验。

（2）采用间歇性吸氧方式。

（3）熟悉高压氧的压力-时限关系。

（4）避免促发氧中毒的各种诱因，如精神因素、劳动负荷或肌肉活动、高压氧环境温度和气道的通畅性等。

（5）药物预防，可选用降低机体代谢的药物以增强对氧的耐受性，延缓或防止发生氧中毒。

11. 气压伤的预防措施

（1）耳咽管通气功能严重缺陷者不予进舱加压。

（2）教会入舱患者耳腔调压动作。

（3）必要时局部滴入血管收缩剂，如麻黄碱等。

（4）掌握好加压及减压速度，随时询问了解舱内人员的有关情况，并及时采取相应措施。

第十二章　监护病房感染的监护

1. 院内感染的概念

院内感染也称医院感染，是指住院患者在医院内获得的感染，包括在住院期间发生的感染和在医院内获得出院后发生的感染，但不包括入院前已开始或入院时已存在的感染。医院工作人员在医院内获得的感染也属院内感染。

2. 院内感染的分类

按感染来源分为外源性感染（交叉感染）和内源性感染（自身感染）。

3. 什么是内源性感染

有患者本身存在的细菌引起的感染，这些细菌包括患者本身存在的正常菌群及定植菌。

4. 什么是外源性感染

外源性感染是指引起感染的微生物来自其他患者、医院中的工作人员，医院环境未彻底消毒灭菌或污染的医疗器械、血液、血制品及生物制品等。

5. 外源性感染的途径有哪些

（1）操作时没有无菌观念，可使细菌通过医护人员的手或器具造成患者间的交叉感染。

（2）选择不适当的消毒方法和消毒液导致各种内置导管和器械未达到消毒灭菌要求，常见于呼吸机管道和氧疗装置。

（3）医护人员操作程序不合理，吸痰后不洗手就进行导管护理。

6. 控制院内感染的关键措施有哪些

（1）高效的消毒灭菌及无菌操作。

（2）合理使用抗生素及监测。

（3）通过检测进行效果评价。

7. 危重症患者感染的危险因素有哪些

（1）基础疾病严重。

（2）免疫功能低下。

（3）侵入性操作多。

（4）抗菌药物使用不合理。

8. 危重症患者的感染分为哪些

危重症患者按感染部位分为下呼吸道感染、泌尿道感染、消化道感染、血源性感染和伤口感染。按其与治疗器械的关系分为呼吸机相关性肺炎、血管留置导管相关性败血症。

9. 为了减少感染发生率，ICU 人员如何管理

（1）进入 ICU 的所有人员均应穿着专用工作服和鞋。

（2）进行各项操作时应戴帽子和口罩。

（3）建立探视制度，减少人员流动，严格控制入室人员。

（4）每个季节对 ICU 工作人员的手、鼻、咽进行细菌检测，若带有致病菌株，应暂离 ICU 工作并进行治疗等再次监测无致病菌后方回 ICU。

（5）手的清洁与消毒。

10. 手卫生定义

手卫生为医务人员洗手、卫生手消毒和外科手消毒的总称。

11. 手卫生的管理与基本要求

（1）应制订并落实手卫生管理制度，配备有效、便捷的手卫生设施。

（2）应定期开展手卫生的全员培训，医务人员应掌握手卫生知识和正确的手卫生方法，保障洗手与手消毒的效果。

（3）应加强对医务人员手卫生工作的指导与监督，提高医务人员手卫生的依从性。

12. 手消毒的效果

手消毒效果应达到如下相应要求：卫生手消毒，监测的细菌数应≤10cfu/ cm^2，外科手消毒，监测的细菌数应≤5cfu/cm^2。

13. 洗手的设备有哪些

（1）流动水洗手设施：脚踏式、肘式或感应式。

（2）肥皂应保持清洁、干燥，有条件可使用液体皂。

（3）配备干手物品或设施，避免二次污染，建议用干手纸。

（4）配备合格的速干手消毒剂。

（5）手卫生设施的设置应方便医务人员的使用。

14. 为何洗手可有效减少手部暂居菌

（1）肥皂洗手 30 秒，手部金黄色葡萄球菌的对数减少值为 2.54cfu/ cm^2，铜绿假单胞菌的对数减少值为 2.8cfu/ cm^2。艾里坦尔（Aylittel，1978）研究表明肥皂洗手，铜绿假单胞菌和金黄色葡萄球菌及大肠埃希菌的对数减少值为 2.2～2.5cfu/ cm^2。

（2）常驻菌不易用肥皂彻底洗掉，需要消毒剂才能取得满意的效果。

（3）国外有研究表明，通过加强手卫生可降低 30%的院内感染。

（4）有研究表明 30%～40%耐药菌感染是由手卫生不当所致。

15. 洗手的适应证有哪些

（1）必须洗手的适应证

1）进行侵入性操作前。

2）护理患者前（特别对易感患者）。

3）参加手术操作前，处理创伤前或采用与侵入性器械有关操作前后。

4）参加诊疗或护理工作中手极可能受细菌污染，特别是接触黏膜、血液、分泌物或排泄物以后。

5）曾接触过有毒性的或带有流行性菌类的器皿。

6）在处理感染患者或具有特别重要的临床流行病学意义的多重耐药菌株定植患者以后。

7）在高危病区中接触过不同患者。

（2）进行常规和简单的护理工作，直接与患者接触和上述内容性质不同者，不需要洗手。

（3）一般性医院工作，不直接与患者接触者不需要洗手。

16. ICU 的环境及物体表面如何消毒

（1）ICU 的一切物品包括仪器和清洁用具必须固定专用，并于使用后进行消毒；患者使用过的床上物品应进行终末消毒。

（2）避免交叉使用如血压计、听诊器、床头物品等医疗用品，重复使用的医疗用品必须经过消毒才可转给其他患者使用。

（3）室内地面需用消毒液湿拖，2 次/日；门及门把手、床头柜、椅子、床架、治疗车及各种监护仪器，表面易落灰尘，应用消毒液、湿抹布擦净，2 次/日。

（4）使用后的一次性医疗用品必须经消毒毁形后送医院集中回收处。

（5）定期对治疗室后台、门把手、监护仪等物体表面进行细菌学检测，其上细菌菌落数应$<5\ cfu/cm^2$，并且不得检出致病微生物。

17. ICU 的设备应如何消毒

（1）凡进入人体无菌组织、器官的医疗器具、导管等必须达到灭菌标准；对接触皮肤、黏膜的器具应达到消毒要求。

（2）呼吸器械的消毒是目前普遍存在的薄弱环节。波纹管、湿化瓶、接头、呼吸活瓣等可拆卸部分应定期（24～48 小时）更换消毒，更换时要防止冷凝水倒流，浸泡消毒后的晾干过程亦需避免污染。主机气舱部分可用甲醛蒸气循环消毒或用环氧乙烷气体消毒。能用压力蒸汽灭菌的部分如管道、金属接头、配件等均用高压灭菌。

（3）氧气湿化瓶及管道，雾化吸入器喷头、管道和盛药罐每使用 1 次均要浸泡消毒，再用冷开水、蒸馏水冲洗后晾干备用。

18. ICU 感染的检测内容有哪些

（1）对 ICU 患者有重点地进行室内感染检测。

（2）定期对 ICU 患者的病原体检出情况进行分析。

（3）建立感染患者登记报告制度。

（4）建立合理使用抗生素制度。

19. ICU 室的感染控制制度

（1）严格执行消毒隔离制度，执行治疗室的消毒隔离要求。

（2）患者安置时应将感染患者与非感染患者分开，特殊患者单独安置，诊疗护理患者时采取相应的隔离措施。

（3）工作人员进入 ICU 室穿工作服、换鞋、戴帽子、口罩，患有感染性疾病者不得入内。

（4）严格执行各项无菌操作规程，认真洗手或手消毒，必要时戴手套。

（5）注意患者各种管道的护理与观察、局部护理与消毒，做到更换管道时，先消毒管道衔接处，再更换管道，同时加强感染监测。

（6）合理使用抗生素，防止发生菌群失调。出现院内感染时做好细菌耐药的监测。

（7）认真观察病情，做好管道消毒。

（8）加强对各种监护仪器设备管理和一次性医疗用品的消毒与管理。

（9）严格探视制度，限制探视人数。探视者应更衣、换鞋、戴帽子、口罩，接触患者要洗手。

（10）特殊感染或高耐药菌感染的患者，严格执行消毒隔离措施。

20. 医院肺炎的致病因素有哪些

（1）口咽部细菌定植或误吸。

（2）胃液酸度降低和细菌定植。

（3）插管。

（4）呼吸治疗器械污染。

21. 气管插管的不利因素有哪些

（1）破坏上呼吸道屏障。

（2）损伤气道上皮和引起炎症反应，增加细菌黏附和定植。

（3）削弱纤毛清除能力和咳嗽。

（4）刺激气道分泌，促进细菌繁殖、气囊上方分泌物滞留和下漏。

（5）抑制吞咽活动。

（6）恶化口腔卫生，鼻气管插管妨碍鼻窦外流，容易并发鼻窦炎，增加下呼吸道吸入机会，鼻胃插管同样易致鼻咽部炎症，削弱吞咽活动和食管括约肌关闭，导管本身还可以成为细菌黏附繁殖的灶龛和自胃向咽部移行的便利通道。

22. 预防感染的措施有哪些

（1）减少或消除口咽部和胃肠病原菌的定植和吸入

1）改进营养支持治疗方法。

2）控制胃内容物的反流。

3）改进应激性溃疡的防治方法。

4）声门下分泌物的引流。

5）气管导管表面生物膜的清除。

6）选择性消化道去污。

7）合理使用抗生素。

（2）切断（外源性）传播途径

1）洗手。

2）共用器械的消毒灭菌。

3）患者及病原体携带者的隔离。

4）保护性隔离。

（3）提高机体免疫功能

1）静脉使用丙种球蛋白。

2）使用集落刺激因子，该制剂可增加外周血中性粒细胞数量和功能。

3）γ-干扰素气道雾化。

23. 促发菌尿发生的因素有哪些

（1）插管时间。

（2）未用集尿器。

（3）集尿袋中有细菌定植。

（4）糖尿病。

（5）未用抗生素。

（6）女性患者。

（7）导致患者置管的原发病。

（8）肾功能不全。

（9）导尿管管理不当。

24. 如何预防尿路性感染

（1）预防和推迟尿菌症的发生

1）严格导尿管的无菌管理，保持集尿系统的密闭性。

2）尽可能缩短留置导尿的时间。

3）菌尿监测：不主张每日检测，可在留置 7 天后或出现感染征兆时监测尿液，同时应做微生物培养。

4）插管第 1 周内全身使用抗生素可降低感染发生率，长期插管者若使用抗生素很容易产生耐药菌株。

（2）避免留置导尿管　最有效的措施是不留置导尿管，有几种方法可以代替导尿管。

1）阴茎套。

2）间隔性清洁导尿，每隔 3～4 小时插导尿管一次，然后立即拔出。

3）耻骨上插管。

4）尿道内支架。

5）预防患者间的传播。

25. 血管内导管相关性感染包括哪些

血管内导管相关性感染包括导管相关性静脉炎、菌血症、软组织感染和局部细菌定植。

26. 血管内相关性感染的危险因素有哪些

（1）患者

1）1 岁内婴儿，60 岁以上的老年人。

2）粒细胞减少症。

3）接受免疫制剂化疗。

4）有皮肤破损，如烧伤。

5）有严重的基础病变。

6）存在远距离感染。

（2）导管

1）导管本身的影响。

2）导管安置方法的影响。

（3）导管护理。

27. 血管内相关性感染的感染途径有哪些

（1）皮肤。

（2）导管。

（3）体液。

28. 导管内相关性感染的诊断方法有哪些

（1）半定量培养。

（2）定量血培养。

（3）导管冲洗液定量培养。

（4）导管洗刷物定量培养。

（5）直接涂片革兰染色。

29. 导管内相关性感染的诊断依据是什么

（1）导管相关性静脉炎　依据静脉炎的症状和体征做出诊断。

（2）导管相关性菌血症　导管半定量培养和血定量培养均为相同的阳性结果；导管和外周静脉血同做定量培养，导管血菌落数大于外周血菌落数 5～10 倍；导管血培养菌落数大于 1000 cfu/cm^2。

（3）细菌定植　导管尖端半定量培养菌落数达 5 cfu/cm^2。

（4）导管相关性软组织感染　导管尖端半定量培养菌落数大于 15 cfu/cm^2；插管部位有浓液或弥散性红斑；沿导管皮下走行部位出现疼痛性弥散性红斑；体温高于 38℃，局部有压痛无其他原因解释；符合上述情况之一即可诊断。

30. 导管内相关性感染的监测和护理

（1）插入部位预防性屏障　预防性屏障包括使用导管罩、导管帽、消毒套和大的手术单。插入时严格无菌操作。

（2）插入部位消毒　常用乙醇与氯己定或络和碘，消毒范围不小于 $25cm^2$。

（3）接头护理。

（4）敷料护理　以干燥透气便于观察的纱布做敷料为宜，应每天检查导管插入处敷料，一般每 2 天更换一次，如见纱布受污染或潮湿应立即更换。

（5）导管半定量培养法　当观察穿刺处皮肤有红肿热痛等炎症表现时，应拔出导管并对导管皮下段做培养。

31. ICU 病房中深部真菌感染的感染因素有哪些

（1）体内诱因　多影响机体抵抗力的各种疾病。

（2）体外诱因　使用广谱抗生素、类固醇、免疫抑制剂、器官移植、放射性治疗和化疗，长时间留置导尿管等。

32. 深部真菌感染的真菌种类有哪些，侵入途径是什么

深部真菌感染的真菌种类主要有念珠菌属、新型隐球菌属、曲菌属等。侵入途径常常是呼吸道、泌尿道、消化道、神经系统手术切口和血管内导管等。

33. 人类菌群失调中常见的病原菌有哪些

（1）葡萄球菌　微生态平衡时在人体鼻咽腔内占优势，平衡失调时易定植于下呼吸道，加之应用大剂量抗菌药物杀灭敏感细菌，耐甲氧西林金黄色葡萄球菌（MRSA）大量繁殖，造成难治性肺部感染及菌血症。

（2）大肠埃希菌　人体微生态平衡时寄存于肠道和外生殖器皮肤上，平衡失调时易定植于下呼吸道。

（3）真菌　白色念珠菌和酵母样菌是正常肠道菌群，当肠道正常菌群被抗菌药物杀死或抑制，使白色念珠菌大量繁殖，移植或定植于呼吸道、泌尿道、消化道、胸腹腔等导致真菌感染。

（4）铜绿假单胞菌　人体微生态平衡时存在于皮肤、结肠中，平衡失调时易移植于下呼吸道和泌尿道导致感染。

（5）其他　其他肠杆菌科细菌如变形杆菌、不动杆菌。

34. 哪几类疾病患者，感染的发病率高

（1）各种类型的休克、严重的多发性创伤、多脏器衰竭、大手术后、心肺复苏后、昏迷、脑出血等。

（2）免疫功能低下、糖尿病患者、原存慢性疾病、使用类固醇药物或抑制免疫功能药物、营养不良、低蛋白血症。

（3）老年人、长期住院患者。

35. 大量使用抗菌药物会导致什么

（1）直接抑制固有厌氧菌群，机体抗细菌定植力下降。

（2）杀死敏感菌株，细菌内毒素大量释放，促使内源性感染产生。

（3）不敏感耐药菌株大量繁殖并分泌毒素。

（4）质粒介导产生大批多重耐药菌株。

第十三章　危重症患者用药的监测和护理

一、临床用药基本知识

1. 影响药物发挥治疗作用的因素有哪些

（1）药物剂型及给药途径的影响。

（2）时间因素。

（3）生理因素。

（4）遗传因素。

（5）病理因素。

（6）合并用药。

2. 药物不良反应按其临床表现分哪几类

（1）副作用　一种药物往往具有多种药理作用，人们往往利用其一、两种作用，而其他的作用就会成为副作用。

（2）毒性反应　药物在超过治疗剂量时能引起人体生理、生化方面的变化和脏器、器官的功能或形态方面的损害，这是药物的毒性作用，也称毒性反应。

（3）后遗效应　是指停药后药物遗留下来的生物效应。

（4）特异反应　是指个体对某些药物的特有的异常敏感性。

（5）二重感染　在应用抗感染药物的过程中，由于体内对药物敏感的细菌被杀灭，而一些对该抗感染药物具有耐药性的细菌趁机大量繁殖，引起严重的感染，称为二重感染或菌群失调。

（6）变态反应　又称过敏反应。

（7）致畸作用。

（8）致癌作用。

（9）致突变作用。

（10）药物依赖。

3. 危重症患者的用药特点有哪些

（1）以静脉为主，多途径给药。

（2）用药常需个体化。

（3）使用药物品种多，发生药物相互作用的机会大。

（4）病情严重，发生药物不良反应的机会多。

（5）用药反应监测难。

4. 危重症患者的合理用药原则

（1）正确地判断患者所处的危重症程度，抓住主要矛盾和目前需要解决的首要问题。注意详细了解患者的病史和用药史，明确用药指征。准确选择药物及其剂量和给药方法，保证严格按照科学的给药方案和正确的给药方法及时间给患者用药。

（2）严密观察用药后的各种反应，结合各种监护仪器和设备综合评价药物疗效和不良反应，必要时积极利用治疗药物监测等手段。

（3）按照个体化的思想，根据患者的病理、生理特点制订适合的给药方案，并根据给药后的反应适时调整方案，保证治疗的安全性、有效性。

（4）综合分析所用药物，注意减少或避免药物之间不良相互作用，必要时相应调整用药剂量或给药间隔。

（5）预防和及时发现潜在的药物不良反应，积极观察、判断和处理已经出现的不良反应，减轻其对原有疾病救治的影响。

（6）在保证救治质量的前提下，应注意用药成本的控制，尽量做到药物治疗的经济性。

5. 危重症患者给药时的监护要点有哪些

（1）注射给药前，估计患者的精神及体力状态，以判断其耐受能力，必要时应及时向医生报告。

（2）严格遵守给药时间，充分理解不同给药时间的目的（如每 8 小时 1 次和每日 3 次的区别），时间误差不应超过 0.5 小时。

（3）静脉给药应有计划地使用穿刺部位，部分易引起穿刺渗漏或静脉炎的药物，应选择较粗、较直的静脉穿刺，必要时还应事先做好给药部位的热敷、乙醇涂擦等准备。

（4）在注射过程中，应密切观察患者一般情况，若出现心慌、头晕、出汗、面色苍白，以及脉搏、呼吸、血压变化等，应立即拔出注射针，将患者平卧于床上，同时告知医生，并协助医生进行必要的处理。

（5）口服或其他患者自行给药方式时应指导和监督其服药，确认患者正确并确实用药时，方能离开。

（6）患者服用量不足 1 片（粒）时，应与医生商量是否有必要调整用药规格、剂型或更换药物，以确保给药剂量的准确。

（7）静脉给药应按要求控制好给药速度，静脉滴注时最好每 30 分钟检查一次滴速，确保药物恒速输入。

二、ICU 常用药物的应用

1. 肾上腺素（Ad）的药理作用

（1）兴奋心脏　使心肌收缩力加强，传导加速、心率加快、心输出量及心肌耗氧量增加。

（2）收缩血管　对小动脉及毛细血管前括约肌收缩作用明显，静脉及大动脉收缩作用较弱，而对皮肤黏膜血管作用明显强于内脏血管。对重要脏器血管的影响是：肾血管明显收缩，脑及肺血管影响不大，能使 β_2 受体占优势的冠状血管和骨骼肌血管扩张。

（3）影响血压　由于肾上腺素的强心作用及对血管的复杂作用，使血压呈”双相反应”，即先出现明显升压反应，当升压效果消失后，血压出现短暂下降。

（4）扩张支气管　通过激动支气管平滑肌 β_2 受体，产生强大的舒张作用，尤以痉挛状态作用明显。此外，还使支气管黏膜血管收缩，降低毛细血管通透性，消除哮喘时黏膜水肿而增加通气量。

（5）促进代谢　明显提高机体代谢率和耗氧量，促进糖原、脂肪分解，使血糖升高。

2. Ad 的药代动力学

（1）皮下注射因收缩血管吸收缓慢，作用可维持 1 小时左右。

（2）肌内注射可扩张骨骼肌血管，吸收迅速，作用可维持 10～30 分钟。

（3）静脉注射立即生效，作用仅维持数分钟。

（4）本药的特点是起效快、作用强、持续时间短。

3. Ad 的临床应用

（1）过敏性休克　Ad 是抢救过敏性休克（如青霉素过敏性所导致休克）的重要药物。在使用有可能引起过敏性休克药物的时候，护士应备好 Ad，以供急需抢救之用。

（2）心搏骤停急救　Ad 兴奋心脏，可用于溺水、传染病、房室传导阻滞、药物中毒、麻醉或手术意外引起的心搏骤停，一般用 0.25～0.5mg Ad 心内注射以兴奋心脏，配合有效的心脏按压，恢复窦性心律。

（3）急性支气管哮喘　Ad 可解除支气管痉挛，同时使黏膜血管收缩，通透性降低，消除水肿，扩大管腔而平喘，故治疗支气管哮喘急性发作的效果迅速而强大。但由于兴奋心脏，增加心肌耗氧量，禁用于心源性哮喘，以防严重的心律失常。

（4）局部收缩血管　在某些局部麻醉液中加入微量 Ad，可使局部血管收缩，减少局麻药扩张血管造成的吸收作用。用浸有 0.1%Ad 纱卷填塞局部起止血作用，如不易止住的鼻黏膜出血或拔牙后出血不止等。

4. Ad 的常用剂量

体重（kg）×0.03mg/50ml 持续静脉泵入，从 0.01μg/（kg · min）开始，根据病情调整剂量。

5. Ad 的不良反应

治疗量时通常可见心悸、面色苍白、出汗等，停药或休息后这些症状可自行消失。如用量过大或皮下注射时误入血管内或静脉注射太快，可使血压骤升，产生搏动性头痛甚至导致脑出血，也可引起心律失常，严重时可发生心室颤动。

6. Ad 的禁忌证

心血管器质性疾病如高血压、脑动脉硬化、器质性心脏病及甲状腺功能亢进，糖尿病患者禁用。因药物作用强，对老年患者慎用。

7. Ad 常用于哪些疾病

Ad 可用于过敏性休克、心搏骤停抢救、急性支气管哮喘、局部收缩血管。

8. Ad 护理用药注意事项

（1）本药性质不稳定，遇光易分解，应避光储存于阴凉处，可保存 2 年。如氧化变为粉红色或棕色，药液失效不可再用。

（2）本药作用强属剧毒药类，使用时需严格控制给药剂量及途径。一般用 1∶1000Ad（1mg/ml）针剂皮下或肌内注射，病情需要时，30～60 分钟后可再注射 1 次，一般不用静脉注射，需要时稀释后缓慢推入。

（3）给药后要注意观察药物疗效及不良反应，主要指标是血压、脉搏、患者面色及情绪。

（4）如用吸入给药法治疗哮喘，应注意测量血压、脉搏，以估计药物吸收情况。用药后半小时内如哮喘不缓解甚至出现呼吸困难，应及时报告医师处理。

9. 多巴胺主要药理作用有哪些

（1）兴奋心脏，可加强心肌收缩力和增加心输出量，加快心率和诱发心律失常的作用比 Ad 弱。

（2）舒缩血管，小剂量时可使收缩压上升，舒张压稍降，平均血压变化不大。大剂量时可使外周阻力增大，舒张压上升。

（3）增加尿量，激动肾和肠系膜血管上的多巴胺受体，使肾血管扩张，肾小球滤过率增加，通过排钾利尿作用增加尿量，此特点对休克、少尿患者有积极意义，是目前抗休克的常用药。

10. 多巴胺的药代动力学

（1）口服易在肠肝中破坏而失效，作用维持时间短暂，一般用静脉法给药。

（2）不易通过血脑屏障，对中枢的影响甚微。

11. 多巴胺的临床应用

（1）抗休克　通过加强心肌收缩力、升高血压，改善重要脏器的供血量及排尿，适用于感染性、出血性及心源性休克。尤其对伴有心肌收缩力减弱及尿量减少的患者效果良好，同时应补足血容量、纠正酸中毒。

（2）治疗急性肾衰竭　可与利尿药合用治疗急性肾衰竭以增加尿量。

12. 多巴胺的常用剂量

体重（kg）×3mg/50ml 持续静脉泵入，从 5μg/（kg · min）开始，根据病情调整剂量。

13. 多巴胺的不良反应和禁忌证

（1）不良反应　如给药方法得当，多巴胺不良反应轻微。但滴速过快或药物浓度过高，可出现心动过速、头痛、高血压、甚至心律失常。药液外渗后可在给药数小时发生水肿、变黑或坏死。

（2）禁忌证　高血压及心脏器质性疾病者慎用。

14. 多巴胺护理用药注意事项有哪些

（1）严格执行医嘱，将多巴胺溶于全部稀释液中，将多巴胺从点滴瓶口加入还是从莫菲滴壶口加入是至关重要的。因加药方法不同，药液浓度不同，可出现不同药物效应及不同不良反应。

（2）做静脉穿刺时，药液不得外溢到组织中，以免局部小血管收缩，阻碍外溢药液吸收，并使局部组织缺血坏死。因此，先做好穿刺，再从瓶口加入药。

（3）静脉滴注速度宜从慢速开始逐渐增加，最大滴速为 20μg/（kg · min），代表每分钟每千克体重 20μg。滴速过快可以引起局部血管收缩及药量大引起的心动过速、头痛等不良反应。在静脉滴注过程中应注意观察患者的反应，并检测血压及尿量。

（4）静脉滴注结束后，仍需要观察给药局部有无变化。发现有水肿等可疑情况时，应每 30 分钟观察 1 次或酌情对局部进行热敷，或者 α 受体阻断药对抗之。

15. 多巴酚丁胺的作用及常用剂量

多巴胺主要是增强心肌收缩力，但较大剂量应用时能明显增加心率，因此很少单独使用，多与多巴胺和（或）肾上腺素联合应用。常用剂量：体重（kg）×3mg/50ml 持续静脉泵入，从 3μg/（kg ·min）开始，根据病情调整剂量。

16. 异丙肾上腺素的药理作用

（1）兴奋心肌　通过激动 β_1 受体加强心肌收缩力、使心肌传导加速、心率加快。

（2）扩张血管和支气管平滑肌　通过激动 β_2 受体使骨骼肌血管、肾、肠系膜及冠状血管明显或不同程度扩张，松弛支气管平滑肌，特别对支气管痉挛状态作用明显。

（3）影响血压　由于兴奋心脏和扩张血管两方面的作用，可使收缩压升高，舒张压下降。

（4）促进代谢　能促进糖原和脂肪分解，增加组织耗氧量。

17. 异丙肾上腺素的药代动力学

（1）本药品在胃肠道易被破坏，因此不宜口服，应静脉或含化给药。

（2）药物吸收后在血中主要被 COMT 酶破坏，少量被 MAO 酶破坏，做平喘用，常以气雾剂吸入给药。

（3）不易通过血脑屏障。

18. 异丙肾上腺素的临床应用

（1）治疗心搏骤停和房室传导阻滞　当溺水、电击、手术意外、药物中毒及高度房室传导阻滞等引起心搏骤停时，可用本药 0.5～1mg 进行心内注射，以兴奋心脏，加速传导。

（2）治疗支气管哮喘　由于本药能通过激动 β_2 受体，抑制肥大细胞释放过敏介质而松弛支气管平滑肌，适用于治疗支气管哮喘急性发作。

（3）治疗休克　通过兴奋心脏，增加心输出量，有扩张血管的作用，可治疗感染性休克及伴有房室传导阻滞或心率减慢的心源性休克。抗休克需在补充血容量的基础上进行。

19. 异丙肾上腺素的不良反应和禁忌证

（1）不良反应　因兴奋心脏作用明显，常引起心悸、头痛。哮喘缺氧患者用量过大，可因心肌耗氧量增加引起心律失常，诱发心绞痛。哮喘患者长期自行滥用本品可引起猝死。

（2）禁忌证　冠心病、心肌炎及甲亢患者禁用。

20. 异丙肾上腺素用药时的护理注意事项

（1）本品起效快、作用强、持续时间长，用药后应该严密观察患者心率，以保持在 130 次/分以下为宜，以免引起心室颤动。

（2）对哮喘患者自用气雾剂及舌下含片者，应嘱患者注意不要超量，以免诱发心脏的不良反应。

（3）患者长期应用本品可产生耐药性，并对本类药物中有扩张支气管作用的药物产生交叉耐药性，使支气管痉挛不易自行缓解，因此，应避免长期用药。

21. 去甲肾上腺素的药理作用

（1）收缩血管　主要通过激动 α 受体产生强大的收缩血管作用，可使小动脉、小静脉都收缩，以皮肤黏膜血管收缩最明显，但可使冠状血管扩张，其作用被认为是心肌代谢产物腺苷增加所致。

（2）兴奋心脏　能够激动 β_1 受体，使心肌收缩加强、传导加速、心率加快，但作用比肾上腺素弱，且可因血压升高反射地兴奋迷走神经而减慢心率。

（3）升高血压　由于兴奋心脏和收缩血管，可使收缩压和舒张压均升高。

22. 去甲肾上腺素的药代动力学

（1）去甲肾上腺素由于强烈的收缩局部血管的作用而禁做皮下和肌内注射，可静脉给药。

（2）作用短暂，静脉注射后仅能维持几分钟。常用静脉法维持其有效浓度。

（3）此药不易透过血脑屏障。

23. 去甲肾上腺素的临床应用

去甲肾上腺素可应用于药物中毒引起的低血压、神经性休克早期及上消化道出血用三腔管压迫无效的患者。

24. 去甲肾上腺素的常用剂量

体重（kg）×0.03mg/50ml 持续静脉泵入，从 0.01μg/（kg · min）开始，根据病情调整剂量。

25. 去甲肾上腺素的不良反应及禁忌证

（1）不良反应　因强大的收缩血管作用，局部注射易引起组织缺血、坏死。

（2）禁忌证　高血压、动脉硬化、冠心病、少尿或无尿休克患者禁用。

26. 去甲肾上腺素的护理用药注意事项

（1）做静脉穿刺时药液勿外溢，以免引起组织坏死。

（2）严格控制滴注速度，以收缩压维持在 90mmHg（12kPa）为宜。为 4～8μg/min，极量为 25μg/min。

（3）静脉滴注过程中，注意观察患者的血压及尿量变化，尿量＜25ml/h 时，需向医师报告。

（4）在同一部位，静脉滴注时间不宜过长，应经常观察给药部位有无缺血表现，如有苍白等异样出现，需及时更换注射部位。

（5）静脉滴注近结束时，应加稀释液以期逐渐停药，避免因突然停药造成的血压下降。

（6）静脉滴注后 8 小时内，每隔 1 小时观察 1 次局部情况。发现局部水肿、皮肤苍白，可立即热敷，并酌情用 α 受体阻断剂芬妥拉明对抗。

（7）本品与多种药物有配伍禁忌，宜单独使用。

（8）本品为无色液体，一旦出现颜色不宜使用。

27. 利多卡因的药代动力学

（1）降低自律性　利多卡因抑制 Na^+内流，增加膜对 K^+的通透性，使浦肯野纤维 4 相除极速率下降，自律性降低。

（2）缩短动作电位时间（APD），相对延长有效不应期（ERP）　本药缩短浦肯野纤维及心室肌 APD 和 ERP，以缩短 APD 更显著，EPR 相对延长，有利于消除折返。

（3）对传导速度的影响　治疗量的利多卡因对传导速度无明显影响。在心肌缺血部位，细胞外 K^+浓度升高时，利多卡因可使传导速度减慢，单向传导阻滞变为双向，以消除折返。相反，血钾降低或心肌纤维受损而部分去极化时，利多卡因可恢复其正常传导，以消除单向传导阻滞与折返。

（4）口服易吸收，肝脏首关效应十分明显，仅有 3%进入循环血液，生物利用度低，须经注射给药。

（5）血浆蛋白结合率 60%～80%。表现分布容积 1L/kg，体内广泛分布，心肌中的浓度为血药浓度的 3 倍。半衰期（$t_{1/2}$）为 1.5～2 小时，治疗血药浓度 1.5～5μg/ml 及以上。

（6）90%在肝中脱乙基被代谢，仅 10%以原形经肾排泄。

28. 利多卡因的临床应用

（1）利多卡因适用于各种室性心律失常的治疗，如室性早搏、室性心动过速和心室颤动。

（2）是目前治疗急性心肌梗死、洋地黄中毒及心导管术等引起的急性室性心律失常的首选药物。

29. 利多卡因主要用于哪些心律失常

利多卡因用于转复急性心肌梗死或强心苷中毒所致室性心动过速或心室颤动。近有临床分析提示，在心肌梗死后常规应用利多卡因预防心室颤动的用法，有可能增加患者死亡率，故不提倡心肌梗死后常规预防性应用利多卡因。

30. 利多卡因用于紧急复律时常用剂量是多少

利多卡因用于紧急复律时，可一次缓慢静脉注射本品负荷量 50～100mg，若 5～10 分钟后无效，可再重复注射 50mg，可连续重复 3 次。有效后以 4mg/min 静脉滴注维持 1 小时，然后以 1～3mg/min 静脉滴注，以维持临床有效血药浓度。

31. 利多卡因常见不良反应

利多卡因静脉快速注射时，可能出现头昏、嗜睡或激动不安。严重者甚至出现肌肉抖动，抽搐和呼吸抑制。剂量过大亦可出现心率减慢，房室传导阻滞和血压下降等心血管反应。因此用药中和用药后应注意观察患者神志、血压、心率等。

32. 胺碘酮主要用于哪些心律失常

胺碘酮主要用于室上性和室性快速性心律失常，可有效地将心房扑动、心房颤动和室上性心动过速转复为窦性心律。其静脉注射制剂可有效地用于中止预激综合征合并心房颤动或室性心动过速。

33. 利多卡因的护理用药注意事项

（1）静脉注射或静脉滴注前，必须了解患者对利多卡因或酰胺类局麻药有无过敏史。给药前应观察并记录心率、心电图、血压、体重。

（2）核对药物标签，应是“供心律失常用注射药”，这种注射剂不含防腐药和肾上腺素，这两种物质常可引起心律失常。

（3）静脉给药过程中，应观察患者的神经系统反应，监测心律和血压，发现异常及时报告医师，必要时先停药再报告。

34. 胺碘酮常见不良反应有哪些

常见心血管反应如窦性心动过缓、房室传导阻滞及 Q-T 时间延长。偶见尖端扭转型室性心动过速。若静脉注射剂量大、速度快，可导致血压下降，甚至心力衰竭。有房室传导阻滞和 Q-T 延长综合征的患者应忌用本品。另外，本品长期应用，可见角膜微粒沉淀，亦可沉积于皮肤组织，并可能引发过敏性皮炎，故患者用药期间应避免日光照射。少数人可发生甲状腺功能亢进或减退，故有甲状腺疾病及对碘过敏的患者禁用。少数患者可能引发肺间质纤维性变。

35. 普罗帕酮的临床应用及不良反应有哪些

普罗帕酮适用于室上性和室性期前收缩、室上性和室性心动过速、预激综合征伴心动过速和心房颤动。常见消化道反应如味觉改变和便秘等。剂量过大可致房室传导阻滞，或者使患者心功能不全症状恶化。

36. 普萘洛尔常见的不良反应有哪些

普萘洛尔常见不良反应有嗜睡、头晕、恶心、腹胀、低血压等；哮喘、过敏性鼻炎、窦性心动过缓、中毒房室传导阻滞、心源性休克禁用；使用时若出现房室传导阻滞、心搏骤停、心动过缓、低血压及支气管痉挛，可静脉注射阿托品 1～2mg 以对抗，必要时可静脉缓慢注射异丙肾上腺素 25μg 对抗。

37. 洋地黄类药物常见不良反应有哪些

（1）胃肠道反应　有厌食、恶心、呕吐、腹痛和腹泻等。需与心力衰竭引起的胃肠道症状相鉴别，常为中毒先兆。

（2）神经系统反应　可有头痛、头晕、疲倦、失眠、谵妄等。此外，还可见视觉障碍，如黄视、绿视、视物模糊等，可能与强心苷分布于视网膜有关。视觉异常为停药指征之一。

（3）心脏反应　包括异位节律点自律性增高引起的心律失常，房室传导阻滞及窦房结抑制。

38. 洋地黄类药物的禁忌证

房室传导阻滞、室性心律失常、病态窦房结综合征和预激综合征、梗阻性心肌病、主动脉瘤、严重的心肌衰竭性心力衰竭者禁用洋地黄类药物。

39. 发生洋地黄中毒后应怎样处理

对过速性心律失常常用苯妥英钠 0.125～0.25g 稀释后 5～10 分钟静脉注射完；对室性心律失常可静脉注射利多卡因 1～2mg/kg；对过速性心律失常者一般也常用钾盐；对中毒时的传导阻滞或窦性心动过缓、窦性停搏等，可用阿托品 0.5～1mg 肌内注射或静脉注射。

40. 强心苷的护理用药注意事项

（1）应充分认识到强心苷的治疗安全范围是相当窄的，需高度警惕及避免发生强心苷中毒。

（2）当心室率突然由慢增至 120 次/分以上，或低于 60 次/分或出现心率失常应立即报告医师并停药。

（3）密切观察中毒的早期症状。出现疲倦、恶心、呕吐、视物障碍、心前区痛、心悸等应立即报告医师并停药。当儿童出现房性心律失常是最可靠的中毒征兆。

（4）严格按照医嘱给药，不可随意加用其他药。

（5）与利尿剂合用时，需检测血钾水平，不宜与奎尼丁同用。

41. 硝普钠的药理作用

硝普钠起效快、作用强。

42. 硝普钠的临床应用及常用剂量

（1）主要应于高血压危象、高血压脑病，伴有急性心肌梗死或心力衰竭的高血压患者，也可用于慢性心功能不全。

（2）仅做静脉滴注，30 秒内出现血压下降，2 分钟内达到最低水平，停药后，5 分钟血压回复到原水平。一般开始 10～20μg/min，最大用量 200μg/min。

（3）体重（kg）×0.3mg/50ml 持续静脉泵入，根据病情调整剂量。

43. 硝普钠的不良反应

（1）头胀痛、面部潮红、恶心、呕吐、出汗、不安和心悸等，是由于过度降低所致，调整滴速或停药后可消失。

（2）长期和大剂量应用时会出现硫氢化物蓄积中毒。若静脉滴注时间＞72 小时，应检测血中硫氢酸水平，若＞0.12mg/ml，应停药或减量。

（3）一般在血压得到控制后，应及早改用其他口服降压药。

44. 硝普钠的禁忌证

肾功能不全者慎用。

45. 硝普钠的护理用药注意事项

（1）严格遵照医嘱准确控制静脉滴注速度，并向患者及家属说明严禁擅自调节滴速。

（2）因降压作用明显，药物静脉滴注开始后，护理人员应守候在患者身边，严密检测血压、脉搏、呼吸、尿量、末梢循环及药物反应等。

（3）硝普钠粉剂用 5%葡萄糖液或 0.9%生理盐水稀释，现用现配，药物配制 4 小时后不可再用，药液变色也不能使用。

（4）此药遇光易遭破坏，应置避光、低温、干燥处保存。静脉滴注时容器及输液管亦应避光纸包裹。

（5）单独使用此通道，不宜在此通道注射其他药物。静脉阻塞时，可用 20%肝素液疏通，决不可挤压输液管。

（6）如发生静脉炎，应立即停止静脉滴注，并局部用 75%乙醇湿敷或做湿热敷。

46. 硝酸甘油的药理作用

硝酸甘油的基本药理作用是松弛平滑肌，特别是血管平滑肌，使全身小动脉及小静脉舒张，其舒张小静脉作用大于舒张小动脉。

（1）舒张容量血管，减少静脉回心血量，减轻心脏前负荷，降低心室壁的张力；同时又能舒张阻力血管，减轻心脏后负荷，减少左心室射血阻力。两者作用结合，最终使心肌耗氧量明显减少。

（2）扩张较大的冠状动脉血管、侧肢血管，使冠状动脉血流量增加，特别是当冠状动脉处于痉挛状态时，静脉滴注硝酸甘油可以显著缓解痉挛的冠状动脉，从而增加缺血区的供血和供氧。

（3）促进心肌血流重新分布，使血流从非缺血区经侧肢循环流向缺血区，改善缺血区的血流量。

47. 硝酸甘油的药代动力学

（1）硝酸甘油口服易吸收，但因高的首过消除使生物利用度仅 8%。舌下含化经口腔黏膜吸收，生物利用度为 80%，1～2 分钟起效，持续 20～40 分钟。

（2）利用贴皮制剂，经皮肤吸收，30 分钟生效，持续时间可达 4～8 小时。

（3）口服给药，不仅生物利用度低，作用也慢（30 分钟），但其代谢产物二硝酸甘油仍有扩张血管作用，且半衰期长达 3 小时，所以，硝酸甘油口服作用持续时间可达 10 小时。

48. 硝酸甘油的临床作用及常用剂量

（1）预防、治疗各类心绞痛　可使疼痛缓解，发作次数减少，增加患者运动耐量。

（2）急性心肌梗死　由于减少心肌耗氧量，改善心肌缺血，抑制血小板聚集而防止血栓形成，可缩小梗死范围。但应限制剂量，以免血压过度下降。

（3）治疗急、慢性充血性心力衰竭　由于扩张外周血管，可减轻心脏前、后负荷，改善心肌泵血功能。

（4）硝酸甘油的常用剂量　体重（kg）×0.3mg/50ml 持续静脉泵入。

49. 硝酸甘油的不良反应

（1）搏动性头痛、颈部和面部皮肤潮红，这是由于药物对脑膜血管和皮肤血管的扩张作用所引起的。

（2）偶见体位性低血压所引起的晕厥，应平卧位用药。

（3）大剂量应用时，由于血压降低，可减少冠状动脉灌注压，并反射性引起心率加快，心肌收缩力很强，增加心肌耗氧量而使心绞痛加重，应避免与其他降压药同用。剂量过大还可致高铁血红蛋白症。

（4）连续用药 2～3 周后可出现耐受现象，停药 1～2 周后耐受性消失。机体对硝酸甘油产生耐受性后，剂量必须加大，不良反应也随之增大。

50. 硝酸甘油的护理用药注意事项

（1）服药前应告诉患者，含服硝酸甘油可能出现搏动性头痛、颈部和面部皮肤潮红，继续用药数日后可自行消失。

（2）应取平卧位用药。

（3）指导患者正确用药方法　如将药片放于舌下，使其逐渐溶解，不可吞服。含 1 片硝酸甘油后，如疼痛未能缓解，5 分钟后可再用 1 次。

（4）静脉滴注硝酸甘油注意事项

1）在用药前及用药过程中，准确测量血压、脉搏，并详细记录。一般 15～30 分钟测量 1 次，根据血压、脉搏及病情变化情况来调整滴注速度。

2）掌握好给药速度：一般将硝酸甘油 1～2mg 溶于 5%葡萄糖溶液 100ml 中，以 10～20 滴/分滴入，大约输入硝酸甘油 10～20μg/min。

3）嘱咐患者及家属，不得随意调整滴注速度，以免造成不良后果。

4）硝酸甘油易挥发，静脉滴注时应采取“现用现配，分次少量”的方法配置液体。

5）硝酸甘油遇光后易解，输液瓶、输液管及莫非滴壶要用蔽光纸包裹，以保证药物避光。

51. 吗啡的药理作用

（1）中枢神经系统

1）镇静、镇痛：吗啡具有强大的镇痛作用，皮下注射 5～10mg 即能减轻或消除各种原因所致疼痛，其中对慢性钝痛强于间断性锐痛。镇痛作用可维持 4～5 小时。在镇痛的同时，有明显的镇静作用，消除患者的紧张、焦虑及恐惧等情绪反应，提高患者对疼痛的耐受力。

2）抑制呼吸：治疗量的吗啡有呼吸抑制作用，使呼吸频率减慢，潮气量降低并降低呼吸中枢对 CO_2 的敏感性；随剂量增大，呼吸抑制状态加深；中毒剂量时，呼吸频率可减至 3～4 次/分，从而导致严重缺氧。

3）镇咳：吗啡抑制咳嗽中枢，使咳嗽反射消失或减弱，产生强大的镇咳作用，但易成瘾，临床常用可待因代替。

4）其他中枢作用：中毒时瞳孔呈针尖样变化，引起恶心、呕吐；促进垂体后叶释放抗利尿激素。

（2）心血管系统　外周血管扩张，引起体位性低血压。此外，由于吗啡抑制呼吸而引起 CO_2 潴留，可继发脑血管扩张，脑血流增加，颅内压升高。

（3）平滑肌

1）能兴奋胃肠道平滑肌，提高其肌张力，作用强而持久，有时可达到痉挛的程度，使胃排空的时间延长，肠推进性蠕动减弱，抑制消化液分泌，使食物消化延迟；由于对中枢的抑制，使便意迟钝，引起便秘。

2）治疗量吗啡即可使胆道平滑肌痉挛，奥狄括约肌收缩，胆内压升高，上腹部不适，甚至发生胆绞痛。

3）能收缩输尿管，增加膀胱括约肌张力，引起尿潴留；大剂量吗啡尚可收缩支气管，诱发哮喘发作。

52. 吗啡的药代动力学

（1）口服易吸收，但首过效应强，生物可用度为 24%左右，口服给药量应较肠外给药量大，才能产生较强的镇静作用。

（2）皮下注射 30 分钟吸收 60%，血浆蛋白结合率约为 35%。

（3）分布广泛，以肺、肝、肾和脾中浓度最高而脑中浓度最低；可通过胎盘到达胎儿。

（4）主要在肝脏代谢和肾脏排泄，少量经乳汁和胆汁排出。

（5）$t_{1/2}$ 约为 1.9 小时。

53. 吗啡的临床应用

（1）镇静　吗啡对各种疼痛都有效，但因易成瘾，故仅用于其他镇静药无效的严重创伤、烧伤等引起的急性锐痛。心肌梗死引起的心绞痛，若血压正常者，亦可使用；不仅能止痛，还可使患者镇静，消除焦虑不安等情绪反应并扩张外周血管，减轻心脏负担。对内脏绞痛则应与解痉药阿托品合用。

（2）心源性哮喘　由于左心衰竭而突然发生急性肺水肿，使换气功能降低，引起气促和窒息的感觉，称为心源性哮喘。此时，除采用吸氧，给予强心苷、氨茶碱外，应配合使用小剂量吗啡，使症状迅速得以改善。作用机制可能是由于吗啡的镇静作用，消除患者紧张不安的情绪，减少耗氧量，扩张外周血管，降低外周阻力，减少回心血量，减轻心脏负荷。此外，吗啡降低呼吸中枢对 CO_2 的敏感性，是呼吸由快而浅变为深而慢，有利于肺泡换气。

（3）止泻　可用于非细菌性急慢性腹泻以及肛门手术后的止泻，常选用阿片酊或复方樟脑酊。

54. 吗啡的不良反应

（1）治疗量可引起恶心、呕吐、眩晕、便秘、排尿困难、胆绞痛、呼吸抑制、嗜睡等。

（2）过敏反应者较少，偶见瘙痒、荨麻疹、皮肤水肿等。

（3）耐受性　连续反复多次应用吗啡可产生耐药性，其效力减弱，必须增量才有效。临床常用量 2～3 周后即明显产生耐受性。应用大剂量时，耐受性形成更快。故开始宜选用小剂量，逐渐加大以找到最佳有效剂量。各种镇痛药交替使用，可延缓耐受性的发生。

（4）成瘾性　治疗量吗啡 3 次/日，连续用药 2 周左右可产生成瘾性，引起精神和生理依赖性，一旦停药即出现戒断症状，表现为烦躁不安、失眠、打呵欠、呕吐、流涕、肌肉痛、震颤、盗汗、腹痛、意识丧失、瞳孔散大甚至虚脱等症状。给予治疗量吗啡，上述症状立即消失。成瘾后患者要求继续用药。

55. 吗啡的禁忌证

分娩止痛、哺乳期妇女和婴儿止痛、支气管哮喘、多痰咳嗽、肺心病、颅内压增高、痢疾、消化道和泌尿道阻塞性疾病及严重肝功能障碍患者，禁用吗啡类药物。

56. 哌替啶的药理作用

（1）镇痛、镇静　与吗啡相似，但镇痛效力仅为吗啡的 1/10，注射后 10 分钟即可奏效，作用持续时间 2～4 小时。在镇痛的同时，10%～20%的患者可出现欣快感，引起明显的镇静作用。

（2）抑制呼吸　哌替啶与吗啡在等效镇痛剂量时，抑制呼吸程度相等，但维持时间较短。肌内注射 1 小时后抑制呼吸作用达高峰，一般在 2 小时内开始恢复，对呼吸功能正常者无明显妨碍，但对肺功能不良及颅脑损伤者则可危及生命。

（3）心血管系统　治疗量可扩张血管，引起体位性低血压。由于抑制呼吸，使体内的 CO_2 蓄积而扩张脑血管，可致颅内压升高。

（4）平滑肌　可提高胃肠道平滑肌及括约肌张力，但作用弱而短暂，故不引起便秘，也无止泻作用。能引起胆道括约肌痉挛，提高胆内压，但作用较吗啡弱。治疗量的哌替啶对支气管无明显影响，不对抗缩宫素对子宫的兴奋作用，故用于分娩止痛不延长产程。但应估计胎儿在 2～4 小时内不会分娩的情况下使用。

57. 哌替啶的药代动力学

（1）口服 1～2 小时后血药浓度达高峰，皮下和肌内注射吸收更快，起效迅速。吸收后约有 60%的药物与血浆蛋白结合。

（2）主要在肝脏代谢为哌替啶酸和去甲哌替啶，以代谢型和游离型自尿中排出。

（3）哌替啶血浆 $t_{1/2}$ 约 3 小时，肝功能不良时可延长至 6 小时。

58. 哌替啶的临床应用

（1）镇痛　镇痛作用弱于吗啡，但成瘾性比吗啡轻，目前几乎取代吗啡在各种剧痛中的应用，如创伤性疼痛、手术后疼痛、内脏绞痛、晚期癌痛及分娩疼痛等。对内脏绞痛仍应配伍解痉药阿托品。

（2）麻醉前给药　可消除患者手术前的紧张和恐惧情绪，减少麻醉药的用量。

（3）人工冬眠　常于氯丙嗪、异丙嗪组成冬眠合剂用于冬眠疗法。其中氯丙嗪虽可增强哌替啶的镇静作用，但使后者的呼吸抑制和降压作用增强，应予以注意。对老年体弱、婴儿和呼吸功能不良者，应用冬眠合剂时可不加哌替啶。

（4）心源性哮喘和肺水肿　可代替吗啡作用，但在部分患者中疗效不如吗啡。

59. 哌替啶的不良反应

（1）治疗量可引起恶心、呕吐、眩晕、出汗、心悸和体位性低血压。

（2）反复使用易产生耐受性　连续用药 2 周可成瘾，故临床应控制使用。

（3）有轻度呼吸抑制作用　可使体内的 CO_2 堆积，导致脑血管扩张，颅内压升高。

（4）中毒　大剂量引起中毒表现为呼吸抑制和昏迷。偶可致瞳孔散大、震颤、肌肉痉挛、反射亢进。代谢物去甲哌替啶蓄积可引起中枢兴奋、心跳加快、谵妄甚至惊厥。解救时，纳洛酮不能对抗其惊厥症状，需配合抗惊厥药物使用。

60. 哌替啶的禁忌证

（1）脑外伤和颅内疑有占位性病变者禁用。

（2）支气管哮喘、慢性阻塞性肺部疾患和肺功能差者禁用。

（3）年老体弱和婴幼儿慎用。

61. 芬太尼的药理作用

芬太尼为短效镇痛剂，镇痛作用为吗啡的 80～100 倍，作用迅速，但维持时间短。

62. 芬太尼的药代动力学

芬太尼肌内注射 0.1mg/次，15 分钟起效，维持 1～2 小时，为短效镇痛剂。成瘾性小。

63. 芬太尼的临床应用

（1）用于各种剧烈疼痛。

（2）与全身麻醉药或局部麻醉药合用，可减少麻醉药的用量。

（3）与氟哌啶醇合用产生镇静、镇痛作用，适用于外科小手术。

64. 芬太尼的不良反应

（1）眩晕、恶心、呕吐及胆道括约肌痉挛。

（2）大剂量产生明显肌肉强直，纳洛酮可对抗。

（3）静脉注射过快宜产生呼吸抑制。

65. 芬太尼的禁忌证

支气管哮喘、脑损伤或脑肿瘤引起的昏迷禁用芬太尼。

66. 氨茶碱的药理作用

（1）具有松弛平滑肌，兴奋心脏，兴奋中枢以及利尿作用。

（2）平喘作用与促进肾上腺素释放而激动 β_2 受体有关。

（3）是腺苷受体的阻断药，能对抗内源性腺苷诱发的支气管收缩。

（4）低于气道扩张作用的小剂量茶碱有抑制气道炎症的作用。

67. 氨茶碱的药代动力学

（1）口服易吸收，生物利用度为 96%，用药后 1～3 小时血中浓度达峰值，有效血浓度为 10～20μg/ml，表现分布容积为 0.45L/kg 与血浆蛋白结合。

（2）$t_{1/2}$ 成人平均为 5～6 小时，儿童平均为 3～4 小时。

（3）氨茶碱主要在肝中代谢，其消除速度个体差异较大，老年人、心功能不全及肝硬化者 $t_{1/2}$ 会延长。

（4）静脉注射生效快，10～15 分钟可达最大疗效。

68. 氨茶碱的临床应用

（1）用于支气管哮喘、喘息性支气管炎、肺气肿和其他阻塞性肺部疾患所引起的支气管痉挛。

（2）用于心源性哮喘。

（3）口服预防发作，静脉注射或静脉滴注用于治疗重症哮喘或哮喘持续状态。

69. 氨茶碱的不良反应

（1）静脉过快或血药浓度过高可引起头晕、心悸、惊厥、心律失常或血压降低，必须稀释后缓慢注射。

（2）部分患者可出现激动不安、失眠等中枢兴奋现象，适量应用镇静药可对抗之。

（3）口服刺激胃黏膜可致恶心、呕吐，宜饭后服用。

70. 氨茶碱的禁忌证

高血压、心肌损害、甲亢、严重缺氧、妊娠妇女慎用氨茶碱。

71. 氨茶碱的护理用药注意事项

（1）哮喘发作时，常与肾上腺皮质激素合用。与β受体兴奋药合用有协同作用，与β受体阻滞药合用相互拮抗。巴比妥和卡马西平等药能加速其代谢，降低其血药浓度。

（2）兴奋中枢，易引起失眠等，宜适当联合使用。

（3）为强碱性药，遇到酸性药物宜产生沉淀，故不宜与哌替啶、洛贝林、去甲肾上腺素、四环素族药物及维生素 C 等药物配伍应用。

（4）注意 0.25g/10ml 制剂不得用于肌内注射。

（5）静脉注射要缓慢，每次注射时间不得少于 5 分钟。儿童、老年人、肝硬化和肺心病患者应注意，因为此时消除速度明显减慢。

（6）用药后，需密切观察反应，若出现烦躁不安等反应，可先吸氧安定、镇静，并报告医师。

72. 沙丁胺醇的药理作用

（1）对 β_2 受体的激动作用强于 β_1 受体，故扩张支气管作用强，而兴奋心脏的作用仅为异丙肾上腺素的 1/10。

（2）能抑制组胺等过敏介质释放，防止支气管痉挛。

73. 沙丁胺醇的药代动力学

（1）口服后 30 分钟生效，2～3 小时作用最强，持续 6 小时。$t_{1/2}$ 为 2.7～5 小时。

（2）吸入给药 5 分钟起效，60～90 分钟作用最强，持续 3～6 小时。$t_{1/2}$ 为 3.8 小时。

（3）近年来发展的缓释和控释剂型，有效血浓度可维持 12～24 小时。

74. 沙丁胺醇的临床作用

（1）防治喘息性支气管炎、支气管哮喘及肺疾病患者的支气管痉挛。制止急性发作多用于气雾吸入，可迅速缓解症状。

（2）口服给药用于频发性或慢性哮喘控制症状和预防发作。

75. 沙丁胺醇的不良反应

（1）少数可出现肌肉和手指震颤、心悸、头痛、恶心、失眠等。减量或继续用药症状可减轻或消失。

（2）也能引起血糖和乳酸、丙酮酸升高。

（3）久用可产生耐受性，不仅降低疗效，且有加重哮喘的危险性。

（4）不宜与普萘洛尔（心得安）合用。

76. 沙丁胺醇的禁忌证

心力衰竭、高血压、糖尿病、甲状腺功能亢进患者慎用沙丁胺醇。

77. 沙丁胺醇的护理用药注意事项

（1）晨起或饭前吸入疗效最好。

（2）气雾吸入时，嘱患者做深而慢的吸气，以保证药物均匀分布。

（3）嘱患者遵守医嘱，不可擅自加大剂量，并讲清楚药量过大的危险性。

（4）给药前后注意心率、心律和血压变化。

（5）若服药后头痛、呼吸困难加重，应及时报告医师。

78. 小剂量阿托品的作用

（1）抑制腺体分泌　小剂量阿托品（0.3～0.5mg）可通过阻断 M 胆碱受体而明显抑制涎液腺和汗腺的分泌，引起口干、皮肤干燥，呼吸道分泌物减少。较大剂量可抑制汗腺分泌而升高体温，称“阿托品热”。同时，可使胃液分泌减少，但对胃酸分泌无明显影响。

（2）散瞳、升眼压、视近物不清　此作用不仅用阿托品滴眼时产生，全身用药也可出现。

（3）松弛内脏平滑肌　阿托品能松弛许多内脏平滑肌，对过度活动或痉挛的平滑肌，松弛作用更明显。因此，可抑制胃肠平滑肌痉挛，缓解胃肠道绞痛；也可对膀胱逼尿肌有解痉作用；但对胆管、输尿管，尤其是支气管解痉作用较弱。而对血管平滑肌可引起痉挛，因作用弱无临床意义。

79. 大剂量阿托品的作用有哪些

（1）兴奋心脏　较大剂量阿托品（1～2mg）可阻断心脏 M 受体，解除迷走神经对心脏的抑制，使心率加速，对迷走神经张力高的青壮年作用明显；还可对抗迷走神经过度所致的传导阻滞和心律失常。

（2）扩张血管改善微循环　阿托品可通过血脑屏障。较大剂量（1～2mg）即可轻度兴奋延脑及大脑；2～5mg 兴奋作用加强，出现多语、焦虑不安、谵妄；中毒剂量（10mg 以上）常产生幻觉、运动失调、定向障碍和惊厥等。严重者则转入抑制，出现昏迷及呼吸麻痹。

80. 阿托品的药代动力学

（1）口服后迅速从肠道吸收，1 小时后即达到峰值浓度，3～4 小时作用消失。

（2）肌内注射后，15～20 分钟血药浓度达峰值。吸收后很快分布全身，约 50%与血浆蛋白结合，可通过血脑屏障，也能通过胎盘进入胎儿循环。

（3）$t_{1/2}$ 约 2.5 小时，作用持续时间 4～6 小时。

（4）肌内注射后 12 小时内大部分随尿排出，其中原型阿托品约占少量，大部分为水解产物和葡萄糖醛酸代谢产物。滴眼后，通过房水循环排出缓慢，故可持续数天或 1 周。

81. 阿托品的临床应用

（1）解除平滑肌痉挛　主要用于胃肠道解痉；也用于膀胱刺激征如尿急、尿频。对胆绞痛、肾绞痛效果较差，常与镇痛药哌替啶合用以增加疗效。

（2）抑制腺体分泌　用于全身麻醉前给药，可抑制涎腺分泌，防止吸入性肺炎。

（3）治疗心动过缓及房室传导阻滞。

（4）扩瞳　用于查眼底、做验光检查与缩瞳药交替使用，以预防虹膜炎引起的某些粘连。

（5）抗休克治疗　多用于感染中毒性休克，如暴发流脑、中毒性痢疾、中毒性肺炎等所致休克，通过扩张血管起到改善微环境作用。

（6）解救有机磷酸酯类中毒　阿托品对抗有机磷酸酯类中毒所引起的 M 样作用。

82. 阿托品的不良反应和禁忌证

（1）不良反应　治疗量常见不良反应有口干、视近物不清、心悸、皮肤干红、体温上升、排尿困难、便秘等症状；用量过大可出现中枢不同程度的兴奋症状。

（2）禁忌证　青光眼及有眼压升高倾向患者，前列腺肥大患者禁用本品。老年人及心动过速者慎用。

83. 阿托品的药物相互作用

（1）与尿碱化药包括含有镁、钙的制酸药、碳酸酐酶抑制药、碳酸氢钠、枸橼酸盐等配伍应用时，使阿托品排泄延迟。

（2）与金刚烷胺、吩噻嗪类药、其他抗胆碱药、扑米酮、普鲁卡因胺、三环类抗抑郁药配伍使用时，可加剧阿托品的毒副作用。

（3）与甲氧氯普胺（胃复安）合用时，拮抗后者的促进胃肠蠕动作用。

（4）增加地高辛的吸收程度，与镇静药和抗胆碱药有相加作用。

84. 阿托品的护理用药注意事项

（1）用药前审查医嘱起到监护作用　对心率＞100 次/分、体温＞38℃及眼压高的患者，均不得使用本药。

（2）做好用药的心理护理　用药前向患者说明药物可能引起的副作用，如口干、皮肤干红及视近物不清，甚至出现心悸，都是一过性的必然反应，以免患者惊慌。

（3）用药后注意观察药物反应　治疗量时注意观察心率变化；大剂量时注意心动过速、皮肤干红及体温变化，尤其是夏天更应密切注意体温变化。如出现呼吸加快、瞳孔扩大、中枢兴奋症状及猩红热样皮疹，多提示为本品中毒，应立即报告医师，以便及时处理。

（4）对发生口干的患者　应劝多用冷开水含漱，以解除口腔黏膜干燥感，因大量饮水并不能避免口干。

（5）多用大剂量阿托品患者　用药前即准备好新斯的明和短效巴比妥类药物，以便发生中毒时及时对症治疗或进行抢救。

（6）眼部局部用药　用于验光或查眼底时，用药前应排除青光眼等禁忌证；滴药时应防止药液经鼻黏膜吸入血，用手指按住内眦；滴药后因本品扩瞳作用可持续 1～2 周，应告诉患者避免光线刺激，可配戴墨镜保护眼睛。

85. 山莨菪碱的药理作用

（1）能选择性地应用在胃肠道平滑肌，用于解除胃肠道痉挛，解痉止痛，不良反应较阿托品弱。

（2）大剂量时扩张血管作用明显，可解除小血管痉挛，改善微循环。

（3）不易透过血脑屏障，故中枢兴奋作用弱。

（4）抑制血栓素 A_2 的合成，使血小板及粒细胞聚集受到抑制。

86. 山莨菪碱的临床作用

（1）主要用于感染性休克、脑血管痉挛、有机磷中毒及麻醉前用药。

（2）亦用于内脏平滑肌痉挛。

87. 山莨菪碱的不良反应

（1）不良反应与阿托品相似，可引起口干、扩瞳、视近物模糊、心动过速、排尿困难等。

（2）因其扩血管及抗血小板聚集作用，可使颅内压增高。

88. 山莨菪碱的禁忌证

脑出血及青光眼患者禁用山莨菪碱。

89. 胰岛素的药理作用

（1）对糖代谢　胰岛素加速葡萄糖的无氧酵解和有氧氧化，促进糖原合成和储存，促进糖转变为脂肪。还抑制糖原分解，抑制甘油、乳酸及氨基酸转变为糖原，减少糖的异生。总之，使血糖来源减少，糖利用增加而降低血糖水平。

（2）对脂肪代谢　促进脂肪合成，抑制脂肪分解，从而减少游离脂肪酸和酮体生成；游离脂肪酸减少可间接促进葡萄糖的膜转运，使其利用增加。

（3）对蛋白质代谢　可促进氨基酸进入细胞内，加速蛋白质和核酸合成，与生长激素有协同作用；同时阻止蛋白质降解。

（4）促进细胞外的钾离子进入细胞内。

90. 胰岛素的药代动力学

（1）口服时易被消化酶破坏，故需注射给药。

（2）皮下注射吸收快，与血浆蛋白结合率低于 10%。

（3）起效迅速，$t_{1/2}$ 为 9～10 分钟，但作用可维持数小时。

（4）胰岛素的灭活主要在肝和肾，严重肝肾功能不良者会影响胰岛素灭活。

91. 胰岛素的临床应用

（1）糖尿病　胰岛素可用于各型糖尿病。临床上主要用于：

1）1 型糖尿病。

2）重度 2 型糖尿病。

3）轻、中型糖尿病经饮食控制及口服降糖药治疗无效的患者。

4）糖尿病合并高热、重度感染、消耗性疾病、妊娠分娩前阶段、创伤及手术前后。

5）糖尿病发生各种急性或严重并发症，如糖尿病酮症酸中毒及高渗性非酮症性糖尿病昏迷。

（2）细胞内缺钾　胰岛素与葡萄糖合用可促使 K^+ 进入细胞内，故临床上将葡萄糖、胰岛素及氯化钾组成合剂，以纠正细胞内缺 K^+ 的情况，并可提高能量，减少缺血心肌中的游离脂肪酸，防治心律失常。

（3）其他　与 ATP 及辅酶 A 组成能量合剂用于急慢性肝炎、肝硬化、肾炎、心力衰竭等患者的辅助治疗，以增加饮食、恢复体力。

92. 糖尿病的不良反应和禁忌证

（1）低血糖反应　大多由于胰岛素过量、未按时进餐，或运动过多等诱因引起。表现为饥饿感、软弱、疲乏、精神不安、面色苍白、脉率快、大汗、恶心、心悸等，重者可出现精神错乱、震颤、昏迷或惊厥、休克，如不及时抢救可导致死亡。轻度的低血糖可以口服糖类（如橘子汁、糖果等）消除症状。重度低血糖需要静脉注射葡萄糖。

（2）过敏反应　胰岛素制剂有抗原性，可产生相应的抗体及过敏反应。一般只出现轻微而短暂的反应，如注射部位瘙痒、肿胀、红斑、少数出现荨麻疹，血管神经性水肿，偶可引起过敏性休克。过敏反应一般发生在间歇应用胰岛素治疗或静脉大量注射胰岛素患者。通常用抗组胺药物可使症状缓解，严重者可用肾上腺皮质激素治疗。但因激素类药物可导致对胰岛素产生耐受性，所以应尽快停药。

（3）反应性高血糖　当胰岛素用量略超需要而发生轻度低血糖时可不出现明显症状，却能引起调节机制的代偿反应。引起生长素、肾上腺素、胰高血糖素和糖皮质激素分泌增加而形成高血糖，也可出现尿糖甚至酮尿，容易误认为胰岛素用量不足而得不到正确处理。

（4）胰岛素耐受性　正常或高于正常浓度的胰岛素只引起低于正常的生物效应称胰岛素耐受性。可分为急性型和慢性型。

1）急性型：常因并发感染、创伤、手术、情绪激动等所致应激状态，血中抗胰岛素物质增多；酮症酸中毒时血中大量游离脂肪酸和酮体妨碍葡萄糖的摄取和利用。

2）慢性型：体内形成了胰岛素抗体妨碍了胰岛素与受体结合；体内抗胰岛素物质增多；受体水平变化，高胰岛素血症、老年、肥胖、肢端肥大症及尿毒症时胰岛素受体数目减少；糖皮质激素过量、脂肪萎缩及酸中毒时受体及胰岛素的亲和力降低。对慢性抵抗性的防治原则是：选用抗原性小的胰岛素制剂；尽量避免间断使用胰岛素；注意减肥，及时诊断和处理有关慢性病。

（5）局部反应 反复注射胰岛素的部位皮下组织可出现红肿、硬结、萎缩或增生。

93. 胰岛素的护理用药注意事项

（1）注意观察患者的低血糖症状，并告诉患者及其家属出现低血糖反应时的应急措施，如可吃糖果、饼干等，严重者需静脉注射葡萄糖，应让患者随身携带食品，以便出现低血糖反应时立即使用。

（2）注意观察糖尿病酮症酸中毒的症状及体征，发现异常应及时报告医师。

（3）告诉患者注射胰岛素与进食的时间关系。如进餐时间改变，则必须相应改变注射胰岛素的时间。

（4）教会患者检查尿糖的方法，并根据尿糖来控制与调整饮食及胰岛素量。

（5）要注意胰岛素制剂类型、有效期，如药液有变色、凝固或出现絮状物者均不能应用。注射剂量必须准确（宜用1ml注射器）。

（6）注射时应观察有无回血，绝不可使胰岛素误注入血管中，以防发生低血糖反应。

（7）注射部位为上臂、大腿、腹部、臀部等。应注意有计划的轮流更换注射部位，以减少组织损伤。

（8）胰岛素制剂应置于避光阴凉处保存，不可日晒、受热或冰冻。

（9）避免从冰箱内取出后立即注射冷的胰岛素，可降低吸收率，而且可引起脂肪层萎缩，应予注射前半小时从冰箱取出待用。

（10）如需用短效和长效胰岛素混合注射时，则应先抽短效。后抽长效（药液应摇匀），以免造成不纯，影响效果。

94. 呋塞米的不良反应及禁忌证

（1）电解质紊乱 过度利尿引起低血容量、低钾低钠血症、低氯碱中毒。尤其在于洋地黄同时应用治疗心功能不全时，低钾血症易诱发洋地黄中毒。应注意补钾，或与保钾利尿药合用。

（2）耳毒性 可引起耳鸣、耳聋、眩晕，在大量快速静脉注射时更易发生。使用此药时，应注意避免与具有耳毒性的抗生素配伍。肾功能不全的患者使用该药更易发生此中毒。

（3）高尿酸血症 多因低血容量血症引起尿酸经近曲小管的再吸收增多所致，易引发痛风。

（4）其他 胃肠道反应如恶心、呕吐、腹泻、上腹痛、胃肠道出血等；过敏反应有皮疹、嗜酸粒细胞等，偶见间质性肾炎，如发生应立即停药。呋塞米的过敏反应多于依他尼酸，与磺胺药有交叉过敏。

95. 呋塞米的护理用药注意事项

（1）详细记录出入量、体重及观察水肿的体征变化。

（2）密切观察电解质紊乱症状 低钾血症的恶心、呕吐、腹胀；低钠血症的肌无力、下肢痉挛、口干。以上症状及时报告医师并抽血检查电解质。

（3）鼓励患者补充钾盐，如橘子、香蕉、苹果、鱼等。

（4）与洋地黄同用时，应注意观察心率、心律，避免发生中毒。

（5）用于肝病患者，应注意观察神志状况，避免发生肝性脑病。

（6）用于治疗高血压，要密切观察血压、脉搏，因尿量过多已发生脱水及血压降低，引起体位性低血压。

（7）该药刺激性大，静脉注射时应稀释后缓慢注入，以减少刺激，同时可减少耳毒性的产生。

96. 甘露醇的药理作用

（1）高渗甘露醇进入血液后不易从毛细血管透入组织，故能迅速提高血浆渗透压，使组织间液水分向血浆转移，产生组织脱水作用。

（2）通过增加血容量及扩张肾血管而增加肾血流量和肾小管滤过滤；干扰髓质高渗的形成，使集合管对水的重吸收减少，因而迅速增加尿量及排出 Na^+、K^+。

97. 肝素的临床应用

（1）静脉血栓栓塞和肺栓塞。

（2）冠状动脉疾病。

（3）溶栓治疗的辅助药。

（4）弥散性血管内凝血。

（5）用于心血管手术、心导管检查、体外循环和血液透析。

98. 肝素的护理用药及注意事项

（1）与药物的相互作用　抗组胺药、洋地黄、烟碱、四环类、维生素 C 可拮抗肝素；口服抗凝剂、水杨酸及其他抗炎药、癌症化疗药、利舍平、双嘧达莫增加出血的危险。

（2）肝素可产生过敏反应　如有早期症候（寒战、发热、瘙痒、呼吸困难）应立即处理。

（3）定期检查全血凝固时间、PTT 和血小板计数，并观察有无异常出血（皮下淤斑、血尿、大便变色等）。

（4）肝素治疗后可能发生利尿作用，久用需补钾，宜食用橙汁、香蕉等。

（5）治疗中，发生严重出血应停药，注射特效解毒剂——鱼精蛋白。呈碱性可与酸性肝素中和，剂量不可过大，否则可使出血加重。1mg 鱼精蛋白可中和 130U 肝素，可在 10 分钟内缓慢静脉滴注，总剂量不超过 50mg，过敏者慎用。

99. 抗生素的应用原则

（1）严格掌握抗菌药物的使用指征。

（2）有针对性地合理选用抗菌药物。

（3）严格联合使用抗菌药物的指征。

1）病因未明的严重感染。

2）单一抗菌药物难以控制的混合感染。

3）单一抗菌药物不能控制的严重感染。

4）顽固性感染。

5）感染部位一般抗菌药物不易渗入。

6）较长期单一用药可能导致细菌产生耐药性。

7）为减少各抗菌药应注意用尽量少的品种，并注意配伍禁忌。

（4）注意抗菌药物的应用疗程。

（5）严格预防性应用抗菌药物的指征。

（6）注意特殊情况下的剂量调整：①肾功能不全；②透析；③肝功能不全；④老年人、小儿等特殊人群。

100. 抗生素应用护理的注意事项

（1）按要求做药物过敏试验，注意患者的药物过敏史。

（2）注意静脉用药溶媒的选择。

（3）注意防止和及时发现二重感染的发生，如黑色舌苔、恶性腹泻、尿路感染等真菌感染。

（4）注意抗菌药物引起的其他不良反应，如静脉炎、中枢神经的不良反应。

（5）注意用药可能引起的实验室检查结果异常。

第十四章　危重症患者的营养护理

1. 人体需要哪六类营养素

蛋白质、脂肪、碳水化合物、维生素、无机盐（及微量元素）和水。

2. 蛋白质有哪些生理功能

（1）人体组织细胞构成。

（2）构成体内各种重要物质：蛋白质是酶、抗体、某些激素的主要成分。

（3）提供热能。

（4）体内其他含氮物质的原料。

3. 脂类包括什么，其生理功能是什么

（1）脂类包括脂肪和类脂质。膳食中的脂肪主要为甘油三酯，类脂质营养学上重要的有磷脂和固醇。

（2）生理功能

1）人体重要的组成成分。

2）促进脂溶性维生素的吸收。

3）供给机体热能。

4）是必需脂肪酸的重要来源。

5）膳食脂肪能改善感官性状，促进食欲，延迟胃的排空，增加饱腹感。

6）维持体温，支持和保护脏器，并具有隔热保温作用。

4. 碳水化合物分类与组成有哪些

（1）单糖　葡萄糖、果糖、半乳糖。

（2）双糖　蔗糖、麦芽糖、乳糖。

（3）寡糖。

（4）多糖　淀粉、糖原、膳食纤维。

5. 决定能量需要的主要因素

决定能量需要的因素：①基础代谢率；②体力活动；③食物特殊动力作用；④生长发育。

6. 临床营养支持包括哪些，有哪些成分组成

肠外营养（PN）、肠内营养（EN），其内容物均由氨基酸、长链及中链脂肪、糖类、平衡的多种维生素和微量元素等中分子营养素组成。

7. 危重症患者营养代谢特点有哪些

危重症患者处于应激状态，基础代谢率可增加 50%～150%，营养代谢的主要特点是分解代谢旺盛，胰岛素分泌减少或相对不高，高血糖。

8. 危重症患者体内激素水平会有哪些变化

（1）交感神经高度兴奋，肾上腺髓质儿茶酚胺大量释放，引起心血管系统效应和一系列内分泌改变。

（2）下丘脑-脑垂体轴的兴奋，促激素分泌增多，血液循环中糖皮质激素、醛固酮、生长素、甲状腺激素出现明显的增高，机体呈现高分解代谢状态，引起糖原迅速消耗，葡萄糖利用障碍，脂肪动员，蛋白质合成减慢、分解加速，血糖增高。

（3）多种细胞因子如白介素-1、肿瘤坏死因子等释放，参与激素与代谢的改变。

9. 危重症患者能量代谢产生哪些障碍

（1）肝细胞营养代谢障碍，导致葡萄糖的有氧氧化障碍，表现为血乳酸和丙酮酸同步升高，血乙酰乙酸/β-羟丁酸降低。

（2）高血糖和糖利用障碍。

（3）机体得不到足够的外源性能量供给，肝糖原迅速分解消耗。

（4）糖异生明显增强。

10. 危重症患者脂肪代谢紊乱表现有哪些

（1）在创伤感染急性期，脂肪动员加速，机体外周组织可直接摄取游离脂肪酸作为原料。

（2）酮体生成相对受抑制。

（3）在全身状况恶化的情况下，脂肪分解受抑制，而脂肪的净合成增加，表现为呼吸商增高，甚至超过1；三酰甘油的清除率随之降低，自发性的脂质血症或高三酰甘油血症成为一个明显的特征。

11. 危重症患者蛋白质分解障碍有哪些

（1）出现明显的负氮平衡。

（2）总体净蛋白的合成降低。

（3）BCAA/AAA的比值明显下降：在肝脏功能损害严重时，糖异生出现抑制，肝脏合成蛋白质障碍，肌肉释放大量芳香族氨基酸（AAA）和含硫氨基酸，其血浆浓度明显升高；支链氨基酸（BCAA）因肌肉蛋白质分解释放增加，但又不断被外周组织摄取利用而消耗，其血浆水平正常或降低，BCAA/AAA的值明显下降。当组织释放和利用BCAA都出现抑制时，机体的能量代谢衰竭，患者濒于死亡。

12. 危重患者胃肠道功能会有哪些改变

（1）胃肠道的直接损伤会严重影响胃肠道的功能。

（2）腹部手术后肠麻痹、脊髓损伤或腹膜后血肿引起腹胀。

（3）创伤或严重感染情况下，消化腺分泌功能受抑制，患者出现食欲缺乏、厌食等情况，肠道吸收功能亦降低。

（4）败血症或严重感染时，由于细菌毒素及感染组织坏死分解产物的作用，胃肠功能发生障碍，蠕动减慢。

（5）危重患者常并发应激性溃疡，多发生在胃。

（6）由于禁食和使用广谱抗生素，可致肠道菌群失调。

（7）常有肠道屏障功能障碍和肠源性细菌易位。

13. 代谢支持是怎样被提出的

临床常用的应用于饥饿性营养不良者提供全胃肠外营养支持方案用于代谢亢进的危重症患者时，患者全身状况却进一步恶化，表现为：①CO_2生成增加，呼吸通气负担加重，呼吸衰竭更加明显；②淤胆，肝功能损害，形成非结石性胆囊炎；③高血糖症引起高渗性非酮症性昏迷；④应激程度升高，增加了能量消耗量，负氮平衡得不到改善。而当减少总热量和葡萄糖负荷时，临床表现却明显改善。

14. 什么是自身相食

因代谢亢进导致营养状况迅速恶化，不能为一般的外源性营养支持所纠正，被称为自身相食。

15. 什么是代谢支持

代谢支持是营养支持在代谢亢进患者中的具体应用和发展，通过代谢支持改变代谢底物构成，提高氮量，降低非蛋白质热量和氨的比值，防止因底物不足而影响器官的功能与代谢，甚至发生器官的衰竭。其重点在于保护和支持器官的结构和功能，防止因不适当的营养供给而加重机体器官和功能的损害。

16. 代谢支持应用原则有哪些

（1）支持的底物由糖、脂肪和氨基酸混合组成。

（2）增加蛋白质供给和利用。

（3）热量供给适中。

（4）减少葡萄糖负荷。

（5）及时调整电解质组成。

17. 什么是代谢调理

代谢调理是营养支持和代谢支持应用于代谢亢进患者的发展，通过代谢支持供给机体所需的能量和氮源，同时使用药物或生物制剂调理体内物质的代谢反应，改变机体对疾病的反应，抑制机体分解激素的作用，降低分解代谢，降低净蛋白质分解率，达到减少机体蛋白质分解、保存蛋白质、保存器官结构和功能的目的。

18. 代谢调理的方法有哪些

（1）使用合成激素如生长素、胰岛素和类固醇激素，促使细胞生长和蛋白质合成。

（2）拮抗分解激素如生长抑素、受体阻滞剂如酚妥拉明、雷尼替丁和纳洛酮等。

（3）拮抗细胞因子如抗肿瘤坏死因子抗体等。

（4）拮抗细胞内机制，如环氧化酶抑制剂吲哚美辛、组织蛋白抑制剂亮肽素等。

19. 谷氨酰胺在肠外营养液中的作用是什么

谷氨酰胺可改善肠道功能，增加肠道免疫屏障功能，减少细菌易位。对于处于高分解代谢的危重患者，体内合成的谷氨酰胺在高代谢状态时远远不能满足机体的需要。如果谷氨酰胺缺乏加之无肠内营养的刺激，会引起肠黏膜屏障破坏。

20. 精氨酸作用有哪些

精氨酸对免疫反应有多种作用。如促进生长素分泌和伤口愈合，改善 T 细胞增殖反应，促胸腺作用等。

21. 实施营养护理模式的目的是什么

（1）确定患者的病史、目前的营养状态及疾病情况。

（2）区别不同患者的营养需求。

（3）制订符合患者一般及特殊要求的营养计划。

（4）提供食物或更多的外来营养物质。

（5）评价治疗结果并提供准确的反馈信息。

（6）便于患者院外治疗或降低治疗等级。

22. 什么是氮平衡，计算公式是什么

比较每日摄入的氮量与排出的氮量称为氮平衡测定，是营养治疗期间判定营养支持效果与组织蛋白质代谢状况的一项重要指标。

氮平衡（g/d）=摄入氮量（g/d）–[尿中尿素氮（g/d）+3]

23. 营养护理模式中营养评估包括哪些内容

（1）常用指标

1）体重。

2）脂肪存储量。

3）骨骼肌量。

4）反映内脏蛋白代谢的指标：①血清蛋白质，血清白蛋白、转铁蛋白；维生素结合蛋白；②免疫功能测定，迟发型皮肤超敏反应试验、总淋巴细胞测定、补体水平测定。

5）氮平衡。

6）电解质平衡。

（2）综合评估

1）营养不良的判断：①蛋白质-能量营养不良的判断；②蛋白质营养不良的判断；③混合型营养不良的判断；④其他综合判断：简易营养评定参数；营养评定指数。

2）营养与预后：①预后营养指数；②营养危险指数。

24. 根据全面营养评定的结果，营养不良可分为哪几类

蛋白质-能量营养不良、蛋白质营养不良、混合性营养不良。

25. 怎样判断蛋白质-能量营养不良

由于蛋白质和能量摄入都不足而逐渐消耗肌肉和皮下组织，表现为体重下降，肌酐/身高指数与其他人体测量指标均低下，但血清蛋白可以维持在正常水平。

26. 怎样判断蛋白质营养不良

血清白蛋白、转铁蛋白降低，免疫功能低下，但人体体重、皮肤褶皱厚度等指标正常。

27. 如何判断混合型营养不良

骨骼肌与内脏蛋白质均有下降，内源脂肪与蛋白质储备空虚，多种脏器功能受损，感染与并发症的发生率均高。

28. 营养护理模式计划包括哪些内容

（1）确定应激程度

（2）计算能量需要量

1）基础能量消耗。

2）静息能量消耗。

3）总能量消耗。

（3）确定各种营养物质的需求量　非蛋白质物质的需要量、蛋白质需要量、维生素需要量、电解质和微量元素需要量。

（4）确定营养支持方法

29. 什么是能量代谢

生物体内物质（主要是糖、脂肪和蛋白质）在代谢过程中所伴随的能量释放、转移和利用等，通常称为能量代谢。

30. 基础能量消耗定义是什么

基础能量消耗又称基础代谢率（BMR），是指人体在清醒而又极端安静的状态，不受肌肉活动、环境温度、食物及精神紧张等因素影响时的能量代谢率。

31. 静息能量消耗定义是什么

静息能量消耗指人体餐后 2 小时以上，在合适温度下，安静平卧或坐 30 分钟以上所测的人体能量消耗。

32. 确定肠内营养还是肠外营养的原则是什么

在胃肠功能有效的情况下一般首选肠内营养，在胃肠道功能无效的情况下多先选肠外营养，经过一段时间后，根据患者的情况逐渐过渡到肠内营养。

33. 营养支持的监控包括哪些内容

（1）对患者进行营养支持监测。

（2）对患者的营养护理计划进行重新评估并修订。

（3）检查整个营养护理过程，不断改善和提高护理质量。

（4）计划过渡到下一个护理环境如出院回家。

（5）对患者及其家属进行适当的健康教育。

34. 肠内营养不宜应用或慎用于哪些情况

（1）年龄小于 3 个月的婴儿。不能耐受高张液体肠内营养的喂养。应采用等张的婴儿肠内营养液体，使用时要注意可能产生的电解质紊乱，并补充足够的水分。年龄大于 1 周岁的婴儿可应用肠内营养。

（2）空肠瘘的患者，不论在瘘的上端或下端喂养，均有困难。

（3）严重麻痹性肠梗阻、上消化道出血、顽固性呕吐、腹膜炎或急性腹泻。

（4）严重吸收不良综合征及严重营养不良患者，在肠内营养以前，应给予一段时间的肠外营养，以改善其小肠酶的活动力及黏膜细胞的状态。

（5）重度糖尿病和接受高剂量类固醇治疗的患者，都不耐受肠内营养的高糖负荷。

（6）先天性氨基酸代谢缺陷病的儿童，不能用一般的肠内营养。

（7）小肠广泛切除后。宜采用肠外营养 6～8 周，以后采用逐步增量的肠内营养。

（8）胃部分切除后，不能耐受高渗糖的肠内营养，易产生倾倒综合征。

35. 肠内营养的输注方式有哪几种

一次性给予、间歇重力滴注和持续输注。

36. 一次性输注的方法具体有哪些

一次性输注指每日次数，每次定时用注射器推注 200～250ml 肠内营养液进行喂养的方法。该方式仅适应于经鼻胃管或胃造口患者。实施时从 100ml/次起，逐渐增加至最大量 250ml/次，每日 6～8 次。

37. 间歇重力滴注的方法具体有哪些

间歇重力滴注指在 1 小时左右的时间内，将配置好的营养液借重力作用缓缓滴入患者胃肠内的方法。一般 4～6 次/天，250～500ml/次，速度为 20～30ml/min。

38. 什么是连续输注

连续输注是指营养液在输液泵的控制下连续输注 1～24 小时的喂养方法。适合病情危重患者及空肠造口喂养者。

39. 胃肠内营养液通常分为哪几大类型

胃肠内营养液通常分为标准配方、基础成分和特制配方。

40. 危重患者选择肠内营养膳食配方依据主要有哪些

（1）胃肠道消化的吸收，主要营养素的能力。

（2）全部营养需要量。

（3）水、电解质限制情况。

41. 为特殊患者制备的营养液有哪几种，适应证是什么

（1）浓缩营养液　适用于肾衰竭、肝功能衰竭、充血性心力衰竭、肺水肿、脑外伤并发症或抗利尿激素失调患者。

（2）高蛋白营养液　适用于代谢亢进患者，禁用于肾衰竭、氮质血症及肝性脑病患者。

（3）肾病营养液　适用于急性肾衰竭，尤其是不能进行透析的该类患者。

（4）糖尿病营养液。

（5）肝病营养液　适用于病情已发展为肝性脑病需要消耗一定的蛋白质以维持日常需要的患者。

（6）肺病营养液　主要用于呼吸衰竭患者。

（7）基本营养液　用于吸收不良、小肠短缺或严重应激患者。由于其黏度低，也可用于针状导管空肠造口喂养。

42. 肠内营养的并发症有哪些

（1）胃肠道并发症　①恶心；②腹泻；③便秘。

（2）代谢性并发症　①水分过多；②高渗脱水；③非酮性高渗性高血糖；④高血糖；⑤低血糖；⑥高血钾；⑦低血钾；⑧低磷血症；⑨低钠血症；⑩高磷血症；⑪低镁血症；⑫低铜血症；⑬氨基转移酶升高；⑭维生素 K 缺乏；⑮必需脂肪酸缺乏。

（3）机械性并发症：①咽喉不适，不能正常呼吸及咀嚼食物；②鼻翼部糜烂坏死；③脓肿，鼻部化脓；④急性鼻窦炎；⑤急性中耳炎；⑥声嘶哑；⑦管道性颅内感染。

43. 营养液配置人员进行操作时要注意哪些方面

（1）配置营养液及装营养液的器具必须保证清洁无菌，物品用过后要清洗并进行高压消毒，有条件时尽量使用一次性灭菌物品。

（2）营养液的配置应在专门的配置室进行，最好是层流房间，室内布置合理，空气清洁净化，定期用物理或化学方法消毒。

（3）进入配置室的人员要更换无菌工作服，戴口罩帽子。操作前洗手，整个配制过程应严格执行无菌操作，避免细菌污染。

（4）营养液最好现配现用，配好后暂时不用的营养液应放入 4℃左右的冰箱内保存，时间不宜超过 24 小时。

（5）营养液滴入时，应适当加温，一般保持 37～38℃为宜，尤其在冬季，避免刺激胃肠道而引起腹泻。

44. 喂养管的护理有哪些

（1）喂养管固定好，防止脱落，不能影响患者活动，以减少对患者的生活及心理的影响。

（2）保持喂养管通畅，定时冲洗管道，以防管道堵塞。在每次喂养结束时用生理盐水冲洗喂养管。如果在喂养过程中要经喂养管给药，则给药前后均需用水冲洗。每次冲洗的液体量至少要 50ml。

（3）护理人员应熟悉各种喂养管的理化特性，不同的喂养管在体内放置的时间不一样。如聚氯乙烯管对胃内 pH 很敏感，放置 7～10 天，喂养管就会变硬，会对咽部及食管造成刺激，一般放置 7 天左右应予更换。聚氨酯材料制成的喂养管，质地柔软，对胃酸不敏感，可放置 6～8 周，患者耐受良好。

（4）注意保持喂养管外端的清洁，可用盐水棉球擦拭，并经常轻轻移动，避免因长时间压迫食管发生溃疡，如发现胃管不通，应查找原因，并注入少量温水冲洗，确为堵塞不通，需及时更换。

45. 肠内营养患者的护理有哪些

（1）开始管饲前，评定营养状态及计算营养素需要量，决定注入途径、方式与速度，要确定管饲的营养配方、时间、次数和数量，确定需要的设备，选择合适的体位。

（2）掌握胃肠内营养开始时间。喂养必须在胃肠壁完整无损，内容物不会泄露的前提下才可以进行。非连续输注者须在 2 次输注间隔观察胃排空情况，连续输注时每日观察胃排空情况 4～8 次。当胃内残留大于 150ml 时，示有胃潴留，应减慢输注速度或暂停肠内营养液的输注。

（3）胃内喂养应取坐位、半坐位或床头抬高 30° 仰卧位，以防反流；输液毕维持该体位 30～40 分钟。

（4）用鼻胃管的患者，要保持另一侧鼻孔通畅。

（5）定时刷牙，必要时口腔护理。

（6）准确记录出入量，注意皮肤的弹性、口渴、脉搏、血压等体征及症状。

（7）肠内营养液的浓度于总量应逐渐增加。

（8）调节营养液的输注速度。先以 50ml/h 的速度开始，如果耐受良好，则可以 25ml/h 的速度递增。正常速度为 100～125ml/h。

46. 肠外营养的适应证

（1）胃肠道功能障碍。

（2）严重感染。

（3）高代谢状态。

（4）肿瘤患者接受大剂量放疗或化疗。

（5）严重营养不良患者的术前准备及术后支持。

（6）轻度肝功能衰竭、肾衰竭。

47. 肠外营养按输入途径分哪两种

肠外营养按输入途径分为中央胃肠外营养（TPN）和外周胃肠外营养（PPN）。

48. 什么是 TPN，其优点有哪些

TPN 是指全部营养要素通过中心静脉补充的营养支持的方法。

优点：管径粗、血流速度快、血流量大，输入的液体很快被血液稀释，不受输入液体浓度、pH 和输注速度的限制，不引起对血管壁的刺激；能在 24 小时内持续不断地进行液体输注，可以根据机体的需要最大限度地调整输入液量、浓度和速度，保证机体对热量和代谢底物的需要量；同时还能减少患者遭受反复穿刺的痛苦。对较长时间胃肠道不能利用、机体营养素需要增加、营养素有额外丢失的患者，经中心静脉行 TPN 更能显示其优点。

49. 什么是 PPN，其优缺点有哪些

PPN 是指通过外周静脉导管全面输送蛋白质和热量的方法，其浓度一般低于 TPN，且所含的脂肪热量百分比较高，通常是一种暂时性的肠外营养方式。

优点：不必安置中央静脉导管并避免潜在并发症，如静脉导管所致的败血症，并降低初始治疗的费用。PPN 特别适用于短期静脉营养支持。

缺点：使用后静脉炎高发。

50. 什么是全营养混合液

将脂肪乳剂、氨基酸、碳水化合物、电解质、微量元素及维生素混合于一个口袋中，称为全营养混合液（TNA）。

51. TNA 的优点有哪些

（1）减轻护理工作，减少配置时间，简化输注设施。

（2）各种营养成分同时均匀输入，有利于机体更好地利用。避免过度营养，节约营养液，减少费用。

（3）溶液稳定性好，便于使配置规范化、标准化。

（4）无需空气进入袋内，降低气栓的发生，减少营养液的污染机会。

（5）在临床应用中，减少了败血症，减少了血栓性静脉炎的发生率。

52. TNA 配置混合顺序是什么

（1）微量元素和电解质加入氨基酸溶液中。

（2）将磷酸盐、胰岛素加入葡萄糖液中。

（3）将水溶性维生素加入脂肪乳中。

（4）用 3L 静脉营养大袋把加入添加剂的液体按葡萄糖、氨基酸、脂肪乳剂的顺序进行混合，并不断摇动使之均匀混合。混合后的混合液中葡萄糖的最终浓度为 10%～20%，能获得相容性稳定的 TNA 液。

53. TNA 配置注意事项有哪些

（1）钙剂和磷酸盐应分别加在不同的溶液内稀释，以免发生反应，产生磷酸钙沉淀。故在加入葡萄糖和氨基酸以后应肉眼检查一下有无沉淀生成，确认无沉淀再加入脂肪乳液。

（2）TNA 中不应加入其他药物，除非已有证实不影响其相容稳定性的验证或报道。

（3）加入 3L 大袋内的溶液应≥1.5L，葡萄糖最终浓度为≤23%，有利于混合液的稳定。

（4）TNA 最好现用现配。PVC 袋一般在 24 小时内输完，最多不超过 48 小时，且放在 4℃的冰箱内保存。而 EVA 袋可保存 1 周。

（5）阳离子可中和脂肪颗粒上磷脂的负电荷，使脂肪颗粒相互靠近，发生聚集和融合，最终导致水油分层，一般控制一价阳离子浓度＜150mmol/L，Mg^{2+}浓度＜3.4mmol/L，Ca^{2+}浓度＜1.7mmol/L。

（6）配好的 TNA 口袋应注明床号、姓名及配制时间。

54. 肠外营养并发症有哪些

肠外营养并发症：高血糖、低血糖、脂肪代谢异常、氨基酸代谢异常、水电解质失衡等。

55. 肠内营养出现高血糖时怎样处理

（1）降低葡萄糖的输注速度。

（2）肠外营养时用脂肪乳剂满足部分能量需求，减少葡萄糖的用量。

（3）一旦发生高渗性高血糖症，应停止肠外营养，并纠正高渗状态，输注等渗或低渗盐水，加用胰岛素，输胶体维持人体的血容量，控制血糖浓度在 11mmol/L 以下。

（4）对于一些糖尿病、胰腺炎、胰腺手术、全身感染、肝病及使用皮质激素的患者应特别注意，防止高血糖及高渗性非酮性昏迷。

第十五章　危重症患者的疼痛护理

1. 疼痛的定义

疼痛是一种令人不快的感觉和情绪上的感受，伴随着现有的或潜在的组织损伤。

2. 疼痛的分类

一级分类法：生理性痛、病理性痛、神经性痛。

按疼痛程度分：轻微疼痛、中等疼痛、剧烈疼痛。

按疼痛病程分：急性疼痛、慢性疼痛。

按疼痛性质分：锐痛、钝痛。

按深浅部位分：浅表痛、深部痛。

3. 疼痛的伴随症状有哪些

疼痛常伴有躯体运动反应和内脏自主神经反应。躯体运动反应对机体有保护作用，可使机体躲避伤害性刺激，先天性无痛者往往发生严重损伤甚至危及生命。内脏自主神经反应表现为心率加快、血压升高、呼吸改变、面色苍白、四肢发凉、恶心、呕吐等，实际上是机体的应急反应，但如原有循环、呼吸系统疾病者，有可能使病情加重。

4. 疼痛的意义是什么

（1）报警　出现疼痛说明机体受到伤害性刺激，但这种报警作用有一定的局限性，无痛不等于无病。

（2）有助于疾病的诊断　了解疼痛部位、性质、持续时间等特点帮助医生对疾病进行诊断。

（3）造成痛苦甚至损伤机体　剧烈的疼痛可造成疼痛性休克而危及生命，因此应及时有效地解除疼痛，这不仅是减少患者的痛苦，也防止由疼痛导致机体的进一步损伤。影响或限制机体的某些功能。

5. 疼痛产生的原因是什么

（1）遗传性或先天性疾病（如先天性脱臼）。

（2）创伤、手术、烧伤。

（3）感染（病毒、细菌、寄生虫）。

（4）炎症（非感染性、感染源未知）、免疫反应。

（5）中毒性、代谢性（缺氧、供血不足、营养不良、内分泌紊乱）。

（6）退行性、机械性、放射性损伤。

（7）功能障碍性（精神心理因素）。

（8）心因性（癔症、抑郁性幻觉）。

（9）未知原因。

6. 疼痛的影响因素和调节

许多因素以直接或间接的方式影响疼痛的强度，使生命质量降低。在疼痛治疗工作中应考虑并有意调节这些因素，以缓解疼痛，提高生命质量，进而使患者得以康复。例如，环境气候性因素、社会宗教性因素、精神心理性因素、躯体性因素等都可能影响疼痛的强度及持续时间，改善或消除这些因素有助于疼痛的治疗。

7. 危重患者镇痛的意义

（1）提高舒适度，减轻焦虑与烦躁。
（2）减轻应激反应，降低儿茶酚胺和神经肽水平。
（3）改善损伤导致的继发性分解代谢增强，利于创伤愈合。
（4）维持机体免疫功能。
（5）减少胸腹部手术后的肺部并发症。
（6）利于患者早期下床活动，减少长期卧床的不利影响。

8. 疼痛程度的评估方法

（1）5 点口述分级评分法。
（2）11 点数字评分法。
（3）101 点数字评分法。
（4）视觉模拟评分法。
（5）脸谱示意图评分法。
（6）Prince-Henry 评分法。
（7）Johnson 二成分量表。
（8）McGill 疼痛调查表。

9. 什么是 5 点口述分级评分法

0 级　无痛。
1 级　轻微疼痛：可忍受，能正常生活睡眠。
2 级　中度疼痛：适当干扰睡眠，需用镇痛药。
3 级　重度疼痛：干扰睡眠，需用麻醉镇痛药。
4 级　剧烈疼痛：干扰睡眠较重，伴有其他症状。
5 级　无法忍受的疼痛：严重干扰睡眠，伴有其他症状或被动体位。

10. 什么是 Prince-Henry 评分法

0 分　咳嗽时无疼痛。
1 分　咳嗽时才有疼痛发生。
2 分　深度呼吸时即有疼痛发生，安静时无疼痛。
3 分　静息状态下即有疼痛，但较轻，可以忍受。
4 分　静息状态下即有剧烈疼痛，难以忍受。

11. 疼痛的性质

（1）局部胀痛或跳痛　软组织内血肿、脓肿、外伤后水肿。
（2）酸痛　多为肌肉组织的功能性疼痛。
（3）放射痛　神经根或神经干受压。
（4）晚期肿瘤疼痛多呈部位固定、持续性且逐渐加重。
（5）游走性疼痛　风湿性关节炎。
（6）阵发性剧痛　神经痛。
（7）间歇性疼痛　血管痉挛或肌痉挛，有时呈波浪形，即时轻时重。

12. 疼痛的伴随症状

疼痛多伴有烦躁不安、心率增速、呼吸加快、瞳孔缩小等交感神经兴奋，特定的疼痛还伴有：
（1）头痛时伴头晕、恶心、呕吐、视物模糊、眼前闪金星、耳鸣、鼻塞。

（2）颈痛伴有手麻、腿软、眩晕、心慌等。

（3）腰痛伴泌尿系、生殖系或消化系症状等。

（4）关节疼痛伴有肿胀、晨僵者多为类风湿关节炎。

（5）疼痛伴有发热者考虑感染性疾病、风湿热等。

（6）丛集性头痛的特征：头痛伴有痛侧流泪、睑结膜充血、鼻塞流涕等。

13. 常用的止痛方法

（1）药物止痛

1）解热镇痛消炎药：如阿司匹林、保泰松、非那西丁等，优点是无成瘾性。镇痛效果中等，对慢性钝痛如头痛、牙痛、肌肉关节酸痛等效果良好，但对创伤性疼痛和内脏痛无效。

2）麻醉性镇痛药：包括吗啡、哌替啶、可待因、芬太尼等，止痛效果好，但多有成瘾性，一般多用于急性剧烈疼痛和晚期癌性疼痛患者。

3）镇静催眠药：苯二氮䓬类药物最常用，巴比妥类药物也可应用，可以缓解夜间疼痛，保证患者得到良好休息。

（2）患者自控阵痛（PCV）　患者根据自己的疼痛情况调整给药剂量，可以达到理想的止痛效果，小剂量持续给药利于维持血管浓度。

（3）神经阻滞　在末梢神经的神经干、丛、脑脊神经根，交感神经节等神经组织内或附近注入药物，或者给予物理刺激而阻断神经功能传导，称为神经阻滞。

（4）物理治疗　常用于止痛治疗的理疗方法，包括电疗、光疗、磁疗、和石蜡疗法等，理疗的止痛机制是消炎、消肿、镇痛、解痉，改善局部血液循环，提高组织新陈代谢速度，兴奋局部神经肌肉等。

（5）针灸止痛。

（6）按摩止痛。

（7）疼痛的心理疗法。

（8）疼痛治疗的方法还有很多，如激光疗法、经皮电刺激疗法、痛点注射止痛药物以及小针刀埋线疗法等。

14. 止痛效果评价

（1）应用疼痛量表做动态评估。

（2）四级法。

（3）疼痛缓解的百分量表。

（4）观察止痛效果。

（5）处理止痛治疗的不良反应和并发症。

（6）心理护理。

（7）宣教。

第十六章　危重症患者的心理护理

1. 危重症患者常见的心理反应

（1）情绪休克。

（2）极度恐惧和紧张。

（3）无效性否认。

（4）ICU 综合征。

（5）自我形象紊乱。

（6）愤怒与敌对。

（7）孤独与忧郁。

（8）呼吸机依赖心理和 ICU 依赖。

2. 导致危重症患者不良心理反应的原因

（1）由疾病直接导致。

（2）由疾病认知所致。

（3）由治疗所致。

（4）由病室环境所致：①视、听觉超负荷；②隔离；③信息缺如。

3. 危重症患者心理评估的常用方法

（1）观察法。

（2）会谈法。

（3）调查法。

（4）心理测验法。

4. 什么是心理护理

心理护理是指在护理全过程中，由护士通过各种方式和途径（包括主动运用心理学的理论和技能），积极影响患者的心理状态，以达到其自身的最佳状态。

5. 危重症患者的心理特点

（1）惊慌恐惧的心理特点　这类患者多由于突然受到意外伤害或病情急剧变化而来医院就诊，患者缺乏足够的思想准备。

（2）焦虑不安心理　为了抢救患者生命，有些急重症患者需要立即给予手术治疗。由于起病急，患者缺乏心理准备，加上手术痛苦大，对生命有一定的危险，使患者出现焦虑不安心理。

（3）孤独压抑心理　为了便于监护和抢救急重症患者常常将患者安置在一个特殊的病室环境中。如心肌梗死患者安置在监护病房，远离亲人和朋友，探视也受时间限制，医护人员也无暇与之攀谈，使患者有一种深深的隔离感和孤独感。

（4）挫折抗治疗心理　多见于工伤、事故伤和服毒自杀者，表现为暴躁、易怒、呻吟、哭喊以及不合作和对立行为。如服毒者常因某些难言的内心苦楚而抗拒洗胃和各种抢救治疗。

6. ICU 患者的心理有哪些变化

（1）初期的恐惧心理　最突出的表现在入病房的 1～2 天，主要是因为对死亡恐惧，这可以认为是一种合理的心理反应，是原始的心理抗衡机制的反应。医护人员一般可以用简单的心理安慰、适当的保证，使之减轻这种恐惧心理，以尽快适应监护环境。

（2）心理否认反应 约50%的患者产生心理否认反应。多数患者在入室后第二天始出现，第3～4天达到高峰。由于急性症状略有控制，患者心理上否认自己有病或认为虽有病但并不需要住进监护病房，这是一种保护心理防御反应。心理否认反应可以防止过度恐惧的心理。一般持续2～3天，可能有1～2天反复。

（3）中期忧郁 忧郁症状一般在第5天以后出现，可见于30%的患者，这是一种心理损失感的反应。患者感到失去工作能力和自理生活能力，忧虑家庭，对一切事物不感兴趣，自我评价过低，消极意念增强，这时医护人员应向患者说明进入监护室的必要性和安全性，有利于忧郁的消除。

（4）撤离 ICU 的焦虑 许多患者由于对离开监护室缺乏足够的心理准备或已对监护患者室产生依赖，在离开监护室时怕不安全产生焦虑反应。医护人员应做好说明，对一些治疗项目不要停用，以解除后顾之忧，减轻患者的焦虑。

7. 临终患者的心理问题

临终患者的心理反应过程，大致可分6个阶段：

（1）回避期 是指患者已知患了致命性病症，而医护人员和家属采取保护措施，不把实情告诉患者的阶段。家属与患者之间不谈论病情，也不谈论死亡，患者为了避免引起亲人的悲伤而佯作不知病情，掩饰痛苦。

（2）否认期 知道自己患了致命性疾病之后，心理上受到强烈的冲击，患者不承认自己病情变化，认为别人搞错了，但是又总想在医务人员那得到证实，并在护士面前打听医生对自己病情的预后判断。否认期长短不一，但大多数短暂，少数永久地否认。

（3）愤怒期 当病情加重，否定的感情无法保持下去时，患者就会出现愤怒、怨恨、羡慕他人不得病，敌视周围的人，不配合医护人员工作等情绪。

（4）协议要求期 患者由愤怒转入协议期，表现为部分承认疾病的存在，内心显得平静，并期待医护人员设法治疗，积极配合治疗，以期恢复健康。

（5）抑郁期 随着病情日益变化，症状逐渐加重，知道自己垂危无望，在心理上做好了死的准备，表现为极度伤感。此时可能有安排后事的考虑，或留遗言、遗嘱，或有急切会见自己亲友的愿望。

（6）接受期 在心理上完全接受了死亡的结果，是临终的最后一段心理表现。此期患者多为既虚弱又衰竭，处于平静、安然的状态。

8. 危重症患者实施心理护理的原则

（1）有缓有急。

（2）有的放矢。

（3）与抢救同步。

（4）心理换位。

9. 危重症患者的心理护理措施

（1）稳定患者的情绪。

（2）心理支持。

（3）提高患者对疾病的认知能力。

（4）加强非语言交流。

（5）消除依赖心理。

（6）运用放松训练减轻焦虑

（7）音乐治疗。

10. 患者家属出现的几种影响医疗护理工作的心理及行为

（1）冲动型——闯入ICU奔至患者床旁，呼喊哭泣。

（2）多疑型——不断询问，对护理工作产生疑虑。

（3）暴力型——殴打、辱骂医护人员，无视各项规章制度。

（4）自伤型——情绪过于激动，家属自身倒地晕厥。

11. 预防与处理冲突的对策

（1）加强护理人员的自身素质，灵活运用心理护理　ICU的护士应加强责任心，多几分爱心，在"以患者为中心"的现代护理模式的指导下，也应学会关心患者家属的心理感受，能切中实际地对患者家属进行心理辅导，往往一个微小的动作、一句话，能让家属出现两种不同的反应。

（2）有较强的协调能力，恰当的语言技巧　护士在ICU有可能是第一个发现患者病情变化的人，在做出准确的判断、急救配合的同时，还有可能是第一个通知家属的人，患者的病情描述应简要、得体。

（3）有预见性的防范措施　针对ICU环境的特殊性、病种的复杂性，对于可控制的因素，可进行预见性的防范，如医嘱予手术后进入ICU监护的患者及其家属，可在术前与其进行短时间的交流，介绍监护室的环境、设施以及监护过程和制度，取得患者及家属的配合，并协同病房护士一起安抚患者及其家属的情绪。

12. 针对患者家属的干预如何处理

（1）提供家属所需的信息并解答其疑问。

（2）给予家属情感上的支持。

（3）及时与家属沟通患者的病情及治疗效果方面的信息，在患者病情有变化时，重症监护室工作人员能及时通知家属。

（4）给家属适当的安慰和必要的心理指导，并告诉家属如何配合医疗护理工作，以及如何给予患者关心、支持和鼓励。

（5）对可能抢救无效的危重患者，应事先通知家属，使其有一个逐步认可事实的过程，建立起较好的心理应付机制。

（6）对抢救无效死亡的患者，和家属一起严肃、认真地做好患者善后护理，体现对死者和家属的同情、尊重和关心，做好家属的心理疏导工作。

第十七章　呼吸机的临床应用

1. 呼吸机临床应用的重要意义

由于现代工程医学的介入，人工呼吸机的应用为呼吸支持提供了非常有效的手段，尤其是电子计算机技术在呼吸机上的应用，使呼吸机的性能日趋完善，使危重病监护治疗中所迫切需求的能对患者的呼吸功能进行系统、实时和动态的监测并进行及时或预见性的治疗成为现实。但是，任何机械通气模式都有治疗的一面，也存在潜在的合并症。机械通气本身也可引起或加重肺损伤，肺泡过度扩张或肺内压过高可导致肺组织及间质结构的破坏和肺泡膜损伤。表现为肺水肿、肺顺应性降低和氧合功能障碍，并可引起纵隔气肿、皮下气肿和气胸等。机械通气引起的肺损伤与肺吸气末容量、气道压及持续时间等有关，其中肺吸气末容量为主要因素。机械通气引起的肺损伤的主要病理改变是肺泡毛细血管膜的通透性增加，可能与肺表面活性物质减少或失活、肺表面张力升高、肺泡内皮通透性增加、炎性细胞和递质释放等因素有关。因此，正确认识机械通气对生理的影响选择适当的通气模式、呼吸参数及辅助治疗措施，对于提高疗效和减少并发症具有重要意义。

2. 呼吸机的基本原理

目前临床上使用的呼吸机大部分属于正压机械通气，与正常生理呼吸运动不同。生理呼吸在吸气时是通过呼吸肌的收缩，使胸膜腔内负压增加，气体被“抽吸”入肺泡内；呼气则是通过松弛，胸廓弹性回缩，胸膜腔内负压降低，将肺泡内气体“推挤”出去。而呼吸机则是通过机械施以正压，经过呼吸道、气管插管或者气管切开等开放通道，将气体“推挤”进入肺泡内；经过机械释放压力的方法，由于肺泡内压力大于一个大气压，又把肺泡内气体“推挤”出去。

3. 呼吸机使用前的检查

呼吸机使用前一般要先接通气源和电源，接好外部管道和模拟肺，通电试机，观察及其有无故障，管道有无漏气，参数能否根据需要设置，参数显示是否正确，并运行30分钟左右，看看设置参数和显示参数是否一致，是否稳定，有无漂移，以便决定机器是否可以使用。

（1）气密性检查　接上呼吸机的气源，连接好患者外部管道，包括湿化器，设定强制通气方式，将吸气时间设为最大，压力设在工作压力以上，测试时永守堵住“一”形管的出口，观察气道压力表，如果气密性好，气道压力表在吸气相，头应该保持基本恒定，如有漏气则指针会下降。

（2）气源供气检查　将呼吸机管路接好，接上模拟肺，设定需要的每分通气量、潮气量，然后用控制通气的方式通气，观察呼吸机工作力有无下降，如果压力表下降幅度很大，超过5%，则需要进一步检查气源。

（3）呼吸机设置参数检查　主要检查各种报警如压力上、下限报警，窒息报警和触发灵敏度等实际值与设置值是否一致。

4. 呼吸机使用的适应证

（1）急、慢性呼吸衰竭。

（2）心源性或非心源性肺水肿。

（3）生理无效腔/潮气量＞60%。

（4）急性成人呼吸窘迫综合征（ARDS）。

（5）中枢性或周围性呼吸功能障碍。

（6）大手术后通气弥散功能障碍等。

（7）低氧血症，鼻导管给氧后氧分压（PaO_2）＜60mmHg或者二氧化碳分压（$PaCO_2$）＞50mmHg。

（8）呼吸性酸碱平衡失调。

（9）虽氧饱和度（SaO_2）达 0.95（95%），但有点头样潮式呼吸等呼吸困难。

（10）应用呼吸机进行呼吸道药物和气溶胶治疗。

5. 呼吸机使用的禁忌证

（1）大咯血或严重误吸引起的窒息患者　应先清理气道内血块、误吸物、痰块等堵塞物，而后才能行机械通气，否则有可能把堵塞物压入小支气管而发生广泛的小气道梗阻。

（2）气胸的患者　必须先处理气胸（如采取胸腔闭式引流）后再行机械通气，否则，有可能发生张力性气胸、纵隔气肿等。

（3）肺大疱为相对禁忌证，正压呼吸可发生肺大疱内因压力增高破裂，造成气胸（张力性气胸）或纵隔气肿。此类患者如必须使用机械通气时，最好使用压力控制通气，尽量避免使用呼气末正压通气，同时密切观察患者呼吸情况的变化，发生气胸，则按气胸给予适当的处理。

6. 呼吸机的类型

（1）定压型　呼吸机产生的气流进入呼吸道使肺泡扩张，当肺泡内压达到预定压力时气流即终止，肺泡和胸廓弹性回缩将肺泡气排出，待呼吸道内压力降到预定呼吸机参数再次供气。

（2）定容型　呼吸机将预定量的气体压入呼吸道，又依赖于肺泡、胸廓弹性回缩将肺泡内气体排出体外。

（3）定时型　按预设呼吸时间送气。

（4）高频通气型　高频喷射（100～200 次/分）、高频振荡（200～900 次/分）、高频正压（60～100 次/分）短促喷气，改善缺氧快，有二氧化碳潴留之虞，长期应用宜谨慎。

临床上主要应用定压、定容型两种类型。

7. 定压型与定容型呼吸机不同点的比较（表 17-1）

表 17-1　定压型与定容型呼吸机不同点

比较项目	定压型	定容型
结构	简单轻便	体积大、复杂、耐用
动力来源	压缩氧或空气	电动或气、电动
同步装置	有	大多无
湿化装置	雾化器	蒸气发生器
吸氧浓度调节	不可任意调节，以压缩氧为动力源时，入氧浓度＞35%～40%	可随意调节
频率及吸呼时间比	不能任意调节	可任意调节
潮气量	不恒定，受肺顺应性和气道力影响	恒定，不受顺应性和气道阻力影响
应用范围	肺功能正常者	肺功能异常者
应用监测项目	潮气量、呼吸频率	气道压力、呼出气容积

8. 机械通气的模式

（1）间歇正压通气　为目前治疗中最常用的通气模式。不论患者自主呼吸如何，呼吸机均按预调的通气参数给予患者间歇正压通气。主要用于无自主呼吸的患者。

（2）同步间歇正压通气　与间歇正压通气的区别在于由患者自主吸气触发呼吸机供给间歇正压通气。

（3）间歇指令性通气　在患者自主呼吸的同时，间断给予间歇正压通气。即自主呼吸加间歇正压通气。自主呼吸的气流由呼吸机的持续大流量恒流供给（70～90L/min）。IPPV 由呼吸机按预调的频率、潮气量、吸气时间等供给。分钟通气量等于机械指令性通气+自主呼吸指令性通气。间歇正压通气可以是定容（常用），也可以是定压或定时，主要用于脱机前的训练和过渡。

（4）分钟指令性通气　可解决间歇指令性通气撤机过程的困难。对于自主呼吸不稳定的患者，间歇指令性通气不能保证其获得恒定的通气；分钟指令性通气每分通气量恒定，可保证这类患者撤机过程的安全。当患者自主呼吸降低时，该系统会主动增加机械通气水平；相反，恢复自主能力的患者，在没有改变呼吸机参数的情况下会自动将通气水平越降越低。

（5）呼吸末正压　吸气由患者自发或呼吸机发生，而呼气终末借助于装在呼气端的限制气流活瓣等装置，使气道压力高于大气压。这种呼气末正压能使肺泡在呼气末仍保持膨胀，防止小气道闭合，因而有利于减少肺泡萎陷、增加 FRC（功能残气量），改善肺顺应性。临床主要适应证为肺内分流所致的低氧血症，最多用于 ARDS。

（6）持续气道正压　患者通过按需活瓣或快速、持续正压气流系统进行自主呼吸，正压气流＞吸气气流，呼气活瓣系统对呼出气流给予一定的阻力，使吸气期和呼气期气道压均高于大气压。呼吸机内装有灵敏的气道测量和调节系统，随时调整正压气流的流速，维持气道基本恒定在预调的持续气道正压水平，波动较小。

（7）压力支持通气　自主呼吸期间，患者吸气相一开始，呼吸机即开始送气并使气道压迅速上升到预置的压力值，并维持气道压在这一水平。当自主吸气流速降低到最高吸气流速的 25%时，送气停止，患者开始呼气。也有的呼吸机，压力支持通气开始送气和停止送气都是以自主触发气流敏感度来启动的。即自主吸气流速达到预调触发值，呼吸机立即开始压力支持通气送气，维持一定压力：当患者停止吸气，气流速度下降到触发值时，呼吸机停止压力支持通气供气。

（8）高频通气　通气频率超过正常呼吸频率 4 倍。成人＞60 次/分。

（9）低频通气　维持分钟通气量不变，减慢呼吸频率 f（2～4 次/分），延长吸气时间（6～20 秒），增大潮气量（1500～2500ml），行间歇正压通气。

（10）反比通气　吸气时间长于呼气时间。I∶E=（1～4）∶1。由于吸气时间延长→气体在肺内停留时间长→类似呼吸末正压作用，同时平均气道压增大→对心血管抑制增强，气压伤增加。由于呼气时间短→CO_2 的排出可受影响，适用于肺硬化或肺纤维化患者。

（11）间歇正负压通气　吸气期为正压。呼气末为负压。

（12）压力控制通气　预先设置气道．压和吸气时间。吸气开始，气流速度很快进入肺，达到预置压力水平后，通过反馈系统使气流速度减慢，维持预置压力水平至吸气末，然后呼气。

9. 呼吸机的调节

（1）潮气量　成人 8～12ml/kg，儿童 5～6ml/kg，每分通气量成人 90～120ml/kg，儿童 120～150ml/kg。呼吸频率：成人 12～16 次/分，新生儿 40 次/分，婴幼儿 28～30 次/分，学龄儿童 16～20 次/分。

（2）呼吸时间比（I∶E）　吸气是由呼吸器正压送气，而呼气需依赖腹及肺胸弹性回缩完成。为避免呼气不全，一般将 I∶E 按（1∶1.5）～（1∶2.5）调节，在肺充血水肿、胸膜增厚的限制性通气障碍的呼吸衰竭患者宜选用较小潮气量，较快频率 I∶E 为（1∶1）～（1∶1.5）以减少心脏负担，对哮喘、阻塞性通气障碍呼吸衰竭者，宜选用较大潮气量，较慢频率的呼吸 I∶E 为（1∶2）～（1∶3），使气体能均匀分布，有效通气量增大。心功能不全者宜较小潮气量、稍快频率，缩短吸气时间，减少正压通气对心脏的影响。对呼吸窘迫者可适当延长吸气时间，采用吸气末停顿甚至反比通气，使每次呼吸周期中，肺泡保持张开较长时间以改善弥散。

（3）气道压力　定压型呼吸机靠调节气道压力来获得适当的潮气量，通气时压力的高低是以能维持满意的潮气量，同时又不影响循环为原则，一般成人为 12～20cmH_2O，小儿则掌握在 8～

20cmH_2O，在遇到呼吸道阻力高、肺胸顺应性减低的患者，在确保血压的前提下，可将通气压力提到 20～30cmH_2O 甚至更高才能确保有效通气，此时应避免压力过高引起肺气压伤和影响循环。定容型呼吸机的通气压取决于潮气量、气流速度、呼吸道阻力及肺胸顺应性的综合结果，不能单独调节，通常只要确保适当的每分通气量，不必经常调节气道压力。如通气压力突然降低，可能是通气导管系统漏气；如突然升高可能是通气导管系统堵塞，一般通气压力应小于 25cmH_2O，最高可达 60cmH_2O，但必须严密观察，防止气压伤。

（4）自发呼吸和机械呼吸的同步　一旦呼吸机与病员呼吸发生对抗，不仅会减少通气量，增加体力消耗，不利于纠正缺氧和二氧化碳潴留，还会增加心脏代谢负担。常用的同步步骤如下。

1）手法过渡：手压控制呼吸机或气囊，按照患者的呼吸频率逐步增加通气量做过度通气来改善缺氧，有意识地降低二氧化碳分压，使患者的自发呼吸逐渐变弱甚至消失后再接上呼吸机。

2）当其微弱的自发呼吸并不干扰呼吸器工作时，注意调节呼吸机使之合拍。

3）适当地应用镇静剂：地西泮、吗啡等有助于消除自发呼吸及增加患者对气管导管的耐受性。

4）对那些镇静安定药物仍难以使之合拍的患者，可采取肌松药来消除自发呼吸，可选用箭毒、泮库溴铵、维库溴铵、阿曲库胺等。

（5）吸入氧浓度　长时间吸入高浓度氧会致氧中毒，因为高浓度氧使肺泡表面活性物质减少，纤毛活动被抑制，肺泡壁增厚，肺毛细血管充血，通透性增加导致肺组织间质水肿，透明膜形成肺泡上皮增生，毛细血管内皮肿胀，而且氧气在细胞内代谢后产生氧自由基，损害细胞膜和线粒体，使胞浆和胞核的酶灭活。长时间吸高浓度氧，当氧自由基量增多超过防御功能时即产生氧中毒，而且当患者发热、高碳酸血症及使用激素、肾上腺素、阿托品之类药物时，组织对氧自由基更敏感，使之毒性增加。因此，一般吸入氧浓度不需使血氧分压＞100mmHg 为宜，常用氧浓度为 40%～50%，不宜超过 60%。

（6）呼吸道湿化　湿化主要目的是防止痰液干涸，保持呼吸道通畅。每日湿化液不应少于 250ml，可通过蒸汽、水浴雾化和直接滴注，其所需的量既要确保痰液稀薄易于吸出、咳出，同时肺底不因湿化过度而出现啰音为宜。同时还需注意湿化蒸发器的温度应在 32～35℃为妥，湿化罐内纸片为湿润呼吸道，避免干痂形成，需用蒸馏水。在痰液黏稠时可用乙酰半胱氨酸，若在气管导管或套管中直接滴注法，则用生理盐水（内可加抗生素或其他祛痰药物）持续滴入，每昼夜 250ml，或在吸痰时将 5～10ml 生理盐水在患者吸气时缓慢注入，而后吸出，可反复进行。

10. 人工气道湿化方法

人工气道湿化的方法：气道湿化的方法主要有两种，一种是呼吸机上配备的加温和湿化装置，另一种是借助护理人员，应用人工的方法，定时或间断地向气道内滴入生理盐水方法，只能起到气道湿化的作用，吸入气体的加温还得靠呼吸机的加温湿化装置。

（1）保证充足的液体入量　呼吸道湿化必须以全身不失水为前提，如果机体液体大量不足，即使呼吸道进行湿化，呼吸道的水分会因进入到失水的组织而仍然处于失水状态。因此，机械通气时，液体入量保持 2500～3000ml/d。

（2）呼吸机的加温湿化器　现代多功能呼吸机上都附有电热恒温蒸汽发生器。呼吸机的加温湿化器是利用将水加温至一定水平后产生蒸汽的原理，是呼入的气体被加温，并利用水蒸气的作用达到使呼吸道湿化的目的。机械通气的患者，一般送入气的温度宜控制在 32～36℃，如超过 40℃可造成气道烫伤。另外，在应用呼吸机时单凭机器的加温湿化装置做气道湿化效果总是不理想，所以必须注意配合应用其他方法。

（3）气道内持续滴注湿化液　此方法适用于脱机的患者。目前临床气道湿化最普遍的是应用 0.45%氧化钠溶液，用注射器连接静脉用头皮针，在气管套管口覆盖一层纱布并固定，将滴注针头别在纱布上，以每分钟 0.2ml 的速度持续滴注。有时为协助控制肺部感染，可在湿化液中加适量抗生素。另外。5%碳酸氢钠液气管内滴入，也可做为预防和控制肺部真菌感染的一项措施。

（4）气道冲洗　应用 2%碳酸氢钠或 0.45%生理盐水。每次吸痰前抽吸 2～5ml 于患者吸入时注入气道。注意对于呼吸机治疗期患者在操作前先吸纯氧 1 分钟，以免因脱机注液造成低氧血症，注入冲洗液后应给予吸痰与拍背，使冲洗液和黏稠的痰液混合震动后利于吸出，对于痰液黏稠患者。可以间断反复多次冲洗。

（5）雾化吸入：可用于稀释分泌物，刺激痰液咳出及治疗某些肺部疾病，雾化液一般选择蒸馏水或生理盐水，根据病情每克加入化痰和抗菌药物。经人工气道口进行雾化吸入，在吸入过程中可能会出现吸入雾化气体的氧浓度下降，药物刺激导致气管痉挛，分泌物湿化后膨胀使气道管腔变窄等导致患者气道阻力增加，这些因素可使患者出现憋气、咳嗽、呼吸困难、发绀、烦躁等临床表现，因此在雾化操作前及操作时，应注意及时吸出气道分泌物。氧分压低的患者雾化应与吸氧同时进行，由于适当的温度环境易引起细菌繁殖，使雾化器及管道易被污染，因此每次使用后应清洗全套容器，管道用消毒液浸泡 30 分钟后再用，配备的雾化液应置于冰箱内保存。有效期为 7 天，除人工气道湿化外，病房可采用地面洒水、空气加湿等方法使室内相对湿度达到 50%～70%。

11. 气道湿化的目的

（1）保持气道的温度和湿度，保持气道的生理功能。

（2）稀释呼吸道内分泌物，易于咳出或吸引。

12. 湿化液主要有哪几种

（1）无菌注射用水　低渗液体，为气管黏膜补充水分，保持黏膜-纤毛系统的正常功能。

（2）生理盐水　等渗液体。

（3）0.45%氯化钠溶液　浓缩后浓度接近生理盐水，对气道的刺激性比生理盐水小。

（4）5%氯化钠溶液　高渗液体，对气道刺激性较大，用于排痰。

（5）糜蛋白酶稀释液　主要用于溶解痰液。

（6）联合使用　根据病情需要应用多种湿化液如自制痰稀释液（灭菌生理盐水 50ml+糜蛋白酶 4000U+庆大霉素 8 万 U+地塞米松 5mg）每次 3～5ml。

每 2～3 小时一次，以保持气道湿化。

13. 气道湿化的量和间隔时间怎样

正常人每天从呼吸道丢失的水分 300～500ml，建立人工气道后丢失量剧增。因此要考虑湿化量，以免湿化不足或过度。成人以每天 200ml 为最低量。且根据情况调整。

间断注入湿化法的间隔时间一般为 1～2 小时。注入量新生儿每次 0.5～1ml，婴儿每次 1.5～2ml，成人每次 3～15ml。能有效预防痰栓形成。

14. 人工气道湿化的标准

（1）湿化满意　分泌物稀薄，能顺利通过引管，导管内没有结痂，患者安静，呼吸道通畅。

（2）湿化不足　分泌物黏稠，吸引困难，可有突然的呼吸困难，发绀加重。

（3）湿化过度　分泌物过分稀薄，咳嗽频繁，需要不断吸引，听诊肺部和气管内痰鸣音多，患者烦躁不安，发绀加重。

15. 人工气道的固定

（1）气管切开造口置管的固定　准备两根寸带，一长一短，分别系于套管的两侧，将长的一根绕过颈后，在颈部左侧或右侧打一死结，系带松紧度以容纳一个手指为宜。注意不要打活结，一面自行松开，套管固定不牢脱出。

（2）经鼻气管插管的固定　剪一根长 10cm，宽 2.5cm 的白布纹胶布，从中间剪开一部分后固定。宽的一端贴在鼻翼上，将另一端两条细长的胶布，分别环绕在气管插管的外露部分。胶布应定时更换或潮湿后随时更换。

（3）经口气管插管的固定　剪一条长约 35cm，宽 2cm 的胶布，从一端剪开 32cm，未剪开的一端固定在一侧颊部，将气管插管靠向口腔的一侧，剪开的一端胶布以气管插管外露部分为中心，交叉固定在另一颊部，注意经口气管插管要戴牙垫，防止患者咬合时，夹闭气管插管。

16. 使用呼吸机的基本步骤

（1）确定是否有机械通气的指征。

（2）判断是否有机械通气的相对禁忌证，进行必要的处理。

（3）确定控制呼吸（包括间歇正压通气、持续气道正压、呼气末正压通气、间歇正负压呼吸等）或辅助呼吸（包括压力支持通气、间歇指令通气、同步间歇指令通气、同步间歇指令通气加压力支持等）。

（4）确定机械通气模式。

（5）确定机械通气的分钟通气量（MV）。机械通气的 MV 为患者应需的 MV 和实际自主 MV 的差值。

（6）确定补充机械通气 MV 所需的频率（f）、潮气量（TV）和吸气时间（IT）。不同呼吸机调节方法不同，但均应调节出这三个参数。常见的调节方法为：

1）由 f、MV、IT 调节。

2）由 TV、IT、ET（呼气时间）调节。

3）由 f、MV 和 I∶E 调节。

4）由 f、IT、Flow（吸气流速）调节。

5）由 f、I∶E、Flow 调节。

6）由 IT、Flow、ET 调节。应用多功能呼吸机时，机械通气 MV 可由不同通气模式综合提供。如同步间歇指令通气加压力支持等。

（7）确定吸入氧浓度一般从 30%开始，根据血氧分压的变化渐增加。长时间通气时不超过 50%。

（8）确定呼吸末正压　当吸入氧浓度＞60%而 PaO_2 仍小于 50mmHg，应加用呼吸末正压，并将吸入氧浓度降至 50%以下。呼吸末正压的调节原则为从小渐增，达到最好的气体交换和最小的循环影响。

（9）确定报警参数和气道压安全阀。不同呼吸机的报警参数不同，参照说明书调节。气道压安全阀或压力限制一般调在维持正压通气峰压之上 5～10cmH_2O。

（10）调节温度、湿化器。一般湿化器的温度应调至 34～36℃。

（11）调节同步触发灵敏度。根据患者自主吸气力量的大小调整。一般为-4～-2cmH_2O。

17. 呼吸机撤离的条件

（1）导致呼吸衰竭的原发病因已解除，患者自主呼吸能力强，咳嗽反射良好。

（2）吸入氧浓度＜40%。

（3）血气分析正常。

18. 间断撤离呼吸机的方法

（1）准备　向患者做好解释工作，尤其是原有慢性肺功能不全的患者，常可能在心理上产生呼吸机依赖性，因而要加强心理护理，解除患者的心理负担和顾虑。并加强营养支持和肺功能锻炼（腹式呼吸）等。

（2）间断脱机

1）若呼吸模式为同步间歇指令通气（SIMV）时，可降低 SIMV 的呼吸次数，使呼吸肌活动得到锻炼以致增强，当减到 2～5 次/分，患者呼吸平稳，通气及氧合指标均为正常时可停用。

2）若无 SIMV 装置，则从每小时脱离呼吸机 5 秒开始，逐渐增长，在自发呼吸达 1 小时以上没有呼吸困难征象，通气和氧合指标均正常时可停用。

3）撤离一般选择在上午，以便于观察，最初的 1～2 天夜间仍可适用呼吸机，辅助经过至少 2 天，患者自发呼吸良好时才能完全停止使用呼吸机。

（3）拔除人工气道　如果脱机后患者仍能维持较好的通气和氧合，若干时间后可拔除人工气道。

（4）拔管后的气道护理　拔管后，可通过超声雾化、拍背、震荡或刺激咽部产生咳嗽动作等方法促进呼吸道分泌物的排出，保持呼吸道通畅，预防肺部感染。

19. 使用呼吸机的注意事项

（1）注意监测血压、脉搏、心电变化和四肢色泽、温度等。

（2）呼吸末正压，宜逐渐上升与下降，尤其当湿化吸痰发生压力骤降时，需通过带瓣三通管不使呼吸机停止工作，以避免发生心血管意外。

（3）根据各项生理指标探索最佳呼吸末正压值。

（4）严格监测氧分压、氧饱和度和二氧化碳分压的变化，及时调整各种呼吸参数。

（5）使用带气囊金属套管时，防止气囊偏心和移位滑脱而造成管道堵塞。

（6）为了防止气囊对气管壁压迫而造成缺血坏死，可采用低压套管或定期予以气囊放气及更换位置。

（7）气道压力骤降常提示接管脱落、气囊破裂、管道泄漏或气泵故障等。

（8）使用机械呼吸仍有严重缺氧者，应寻找原因，如痰栓、套管口紧贴气管壁、呼吸对抗等。

（9）加强气道湿化，使痰液稀薄而易于咳出、吸出。否则，痰液干涸，痰痂形成，使小气道堵塞、纤毛活动障碍。

（10）防止气囊破裂。使用机械辅助呼吸常表明病情危重，此时患者各种反射迟钝、吞咽困难，一旦气囊破裂，易发生呼吸道误吸而加剧 ARDS 的呼吸困难。

（11）吸痰。

20. 气囊的充气方法

最小闭合容量技术。

（1）将听诊器放于气管处，向套囊内注气，直到听不到漏气声。

（2）然后抽出 0.5ml 气体，可闻少量的漏气量。

（3）再注气，直到吸气时听不到漏气声为止。

21. 气囊的压力要求

（1）一般在 15～20mmHg（20～27cmH_2O）。

（2）每 8 小时测压一次。

（3）大容量低压气囊能承受 30mmHg 的囊内压。

（4）气管的毛细血管压力达 30mmHg 以上时可对气管血流具有损伤作用，在 37mmHg 时可完全阻断血流。

22. 气囊放气（大容量低压气囊）

大多数医师认为，如果没有指征，并没有必要常规套囊放气。因为套囊放气并没有明显影响气管壁的压力，相反却增加分泌物吸入和诱发低氧血症的危险。而且在重新充气时，有可能套囊充气过多而致压力过高，或因频繁地使用致使充气接头的单向活瓣损坏。

23. 消除气囊上滞留物的方法

（1）使患者取头低脚高位或平卧位。

（2）充分吸引气管内、口、鼻腔内分泌物。

（3）简易呼吸器与气管插管相接，吸气末呼气初用力挤压呼吸器，同时助手放气囊、充气囊。

（4）再一次吸引口鼻内分泌物，反复操作 2～3 次，吸净气囊上的分泌物。

24. 痰液黏稠度的判别标准

Ⅰ度（稀痰） 痰如米汤或白色泡沫样，吸痰后，玻璃接头内壁上无痰液滞留。

Ⅱ度（中度黏痰） 痰的外观较Ⅰ度黏稠，吸痰后有少量痰液在玻璃接头内滞留，但易被水冲洗干净。

Ⅲ度（重度黏痰） 痰的外观明显黏稠，常呈黄色，吸痰管常因负压过大而塌陷，玻璃接头内壁上滞有大量痰液，且不易用水冲净。

25. 吸痰的注意事项

（1）吸痰管外径不应超过气管导管或套管内径的 1/3～1/2。

（2）吸痰前先适当提高吸入氧浓度。

（3）如用三通管不停呼吸机供氧可不必提高 FiQ，先阻断吸痰管前的负压，把吸痰管插入超过气管导管或套管外 0.5～1cm，再与负压相通，然后边退边旋转吸引管边吸引。最初的 3～4cm 要慢些，随后较迅速地退出，吸引负压不要超过 147mmHg（19.6kPa），每次吸痰时间不超过 15 秒。

（4）每次吸痰后应提高吸入氧浓度，并做 6 次手法过度深呼吸。

（5）当痰不易咳出时可用含抗生素的生理盐水注入，再做几次过度通气，使药液尽可能地分散到终末细支气管，吸痰前结合翻身、拍背使痰液从周边肺野向中心集中后再吸痰，不适当的吸痰会造成缺氧、心律失常、低血压、气管黏膜受损、肺泡萎陷和肺不张及交叉感染等。

26. 防止气道阻塞的预防

（1）采取适当措施进行人工气道湿化，防止发生湿化不足或过度。

（2）定时（每 30 分钟）彻底有效吸痰一次，判断痰液黏度，痰黏稠时注意加强湿化，稀痰时加强吸引。

（3）每次吸痰时，注意吸痰管要插到有效深度以便将气管内导管口以下的痰液吸净。

（4）对于气管插管和气道切开造口置管患者，注意有无套管脱落和异物堵塞，一次性套管扭转时机械通气护理不当的严重并发症，易引起患者窒息，应引起高度重视。

（5）气管切开造口置管患者如改用金属套管，要注意定时清洗消毒内套管，最好采用流水冲洗内套管以防止异物存留在套管内。

（6）对于气管切开造口置管患者，如果遇到翻身时能脱离呼吸机的患者，尽量卸下呼吸机后翻身，不能脱离呼吸机的患者，要在移动患者头颈部与气管内导管的同时，将呼吸机连接管一起移动，避免气管导管过度牵拉扭曲而导致气道阻塞。

27. 封闭吸痰临床应用中有哪些好处

（1）保证通气支持的连续性。

（2）防止交叉感染。

（3）减少了时间/物品的消耗。

28. 呼吸机使用过程中的维护

呼吸机在使用过程中除了患者需要持续监测心率、心律、血压、血氧饱和度、潮气量、每分通气量、呼吸频率及气道压等变化和做好各项常规护理外，呼吸机也需要做好维护，主要做好如下几点。

（1）经常添加湿化罐内蒸馏水，使其保持在所需刻度处。

（2）积水瓶处于朝下方向，随时倾倒积水瓶内的水，避免水反流入机器或患者气道内。

（3）查看积水瓶是否接紧，管道是否漏气，有无打折。

（4）查看空气进气口端或空气压缩机出气端的气水分离器有无积水，机器的散热通风口有无堵塞现象，如果使用单压缩机供气的，压缩机通风口过滤网和进气口过滤海绵应每日清洗。

（5）呼吸机可自锁的轮子要锁住，防止机器移动。

（6）电源插头应插牢固，不宜把过多的插头插在一个插座板上，尤其不能插在带开关的插座板上。

（7）长时间使用呼吸机时应每日更换呼吸机管道和积水瓶，使用人工鼻的患者一般 24 小时应给予更换。

29. 呼吸机使用后的保养和维护

呼吸机一次使用时间无论长短都要清洗、消毒、维护和保养。主要按照说明书要求定期更换易损件，调试或校正有关参数。一般用过一个患者后就应及时调试或校正有关参数，特殊情况下，需随时检查机器的工作状态，以便发现问题。并及时解决以保证临床使用。

（1）内外管路的拆卸和安装　按照各种呼吸机附带的说明书拆卸和安装需要清洁、消毒、保养和维护的各个部件。

（2）呼吸机保养清洁的方法和注意事项

1）管道部分多为硅（橡）胶、合金等，可用肥皂水清洗干净。

2）压力或流量传感器较为贵重，清洁时注意保护好测量部分和不允许接触水的部分。

3）主机内部的清洁、吸尘、调试和保养要求由专业工程技术人员完成。

4）机器外部可用湿纱布轻轻擦干净后用紫外线消毒，禁用过氧乙酸擦洗或甲醛熏蒸。

5）需高温高压消毒的部分如有通过接头相互连接的要先分解开后再消毒。

（3）主机消耗品的定期更换　呼吸机一般运行一定时间或年限后，需要更换特定的消耗品。

第十八章　危重症患者的血液净化

一、血液净化知识

1. 血液净化的概念

血液净化是指通过对流、弥散的原理去除血液中的致病因子，清除体内蓄积过多的水分，补充机体需要的物质的现代疗法。

2. 血液净化技术有哪些

血液净化技术包括血液滤过（HF）、血浆置换（PE）、血液灌流（HP）、连续性肾脏替代治疗（CRRT）及持续性非卧床腹膜透析（CAPD）等。

3. 血液净化的目的

血液净化的目的是清除体内的代谢废物或毒物，纠正水电解质紊乱及酸碱平衡失调。

4. 血液透析的含义

血液透析（HD）是治疗急慢性肾衰竭及某些药物或毒物中毒的有效方法。

5. 血液透析的原理

血液透析是根据膜平衡的原理，将患者的血液与透析机供给的透析液同时引入透析器的膜内、外室，在透析膜的两侧呈反向流动，即血液自透析器的静脉端膜外向动脉端膜外流动，借助膜两侧的溶质梯度、渗透梯度和水压梯度，通过弥散、对流吸附清除毒素、通过渗透，超滤清除体内潴留水分，同时补充机体需要的物质，从而达到治疗的目的。

6. 什么是弥散

弥散是清除溶质的主要方式。任何溶质总是从浓度高的部位向低的部位流动，这种依靠浓度梯度差进行的转运称为弥散。

7. 什么是对流

溶质跨膜转运的另一个机制是对流，它是指溶质随溶液移动的方向通过半透膜，不受溶质相对分子质量及其浓度梯度差的影响。

二、血 液 透 析

1. 血液透析的设备有哪些

（1）血透机。

（2）透析器。

（3）透析液。

（4）透析用水。

2. 血液透析中透析器的分类

根据结构分为管型、平板型、空心纤维型。根据膜材料分为再生纤维素膜透析器、醋酸纤维素膜透析器、替代纤维素膜透析器、合成纤维膜透析器。根据超滤系数分为低超滤系数透析器与高通量及高效透析器。

3. 透析液的成分

透析液的基本成分与人体内间液的成分相似。主要有钠、钾、钙、镁 4 种阳离子，氯和碱基两种阴离子，部分透析液有葡萄糖。

4. 透析液的种类

透析液的种类有乳酸盐透析液，醋酸盐透析液和碳酸氢盐透析液，除碱基外其他的化学成分基本相同。

5. 透析液的作用

透析液能清除代谢废物，超滤过多水分，维持水电酸碱平衡。

6. 血管通路的含义

血管通路泛指体外循环的血液通路，即血液自身体引出，再返回体内的出入通道。它是维持终末期肾衰竭患者的生命线。

7. 血管通路的分类

血管通路通常分为临时性血管通路和永久性血管通路，永久性血管通路主要有动静脉内瘘和动静脉移植。

8. 动静脉内瘘主要包括哪几种

在患者手臂或下肢采用手术永久性连接动脉和静脉，数周后内瘘扩大，管壁增厚可耐受透析针的反复穿刺。可选用头静脉-桡动脉，贵要静脉-尺动脉，大隐静脉-胫后动脉等做侧测吻合、端侧吻合、端端吻合。

9. 血液透析中的抗凝方法有哪几种

（1）全身肝素化　无出血倾向者选本法。首剂量 0.2～0.8mg/kg，于透析前静脉推注。

以后每小时由肝素泵动脉端推入 5～10mg，体内凝血时间维持在 45～60 分钟，透析结束前 60 分钟停用。

（2）局部肝素化　用于创伤，大手术后，有活动性出血或有出血倾向者。在透析器动脉端给予肝素，静脉端给予鱼精蛋白中和，使透析器内凝血时间维持在 20 分钟左右，全身凝血时间保持正常。

（3）小剂量肝素化　透析开始的同时在透析器的动脉侧导管内用肝素泵持续注入 5～10mg/h 的肝素，使体内凝血时间维持在 20～30 分钟即可。适应证与局部肝素化相同，但易发生凝血且剂量较难掌握。

（4）其他抗凝方法　包括低相对分子质量肝素，枸橼酸抗凝。

10. 血液透析的指征

（1）急性肾衰竭

1）急性肺水肿。

2）高钾血症，血钾≥6.0mmol/L 或心电图有高血钾表现。

3）无尿或少尿 2 天。

4）二氧化碳结合力≤13mmol/L。

5）尿素氮≥28.56mmol/L。

6）血肌酐≥530.4mmol/L。

7）有明显的水肿、恶心、呕吐、嗜睡或意识障碍等。

（2）慢性肾衰竭

1）血尿素氮≥35.7mmol/L。

2）血肌酐≥884μmol/L。

3）肌肝清除率≤5～10ml/min。

4）血尿酸升高伴痛风者。

5）高血钾、酸中毒或神经系统症状。

6）充血性心力衰竭或尿毒症性心包炎。

7）严重的消化系统症状如恶心、呕吐者。

（3）急性药物或毒物中毒 血透对某些能通过透析膜的药物或毒物抢救有效，如巴比妥类、氯氮䓬（利眠灵）、地西泮等安眠药或有机磷、四氯化碳等毒物，应在中毒后8小时内进行血透。

11. 血液透析的相对禁忌证

（1）休克和严重低血压。

（2）严重出血倾向和围手术期。

（3）心肺功能严重损害不能耐受透析。

（4）恶性肿瘤晚期、脑血管意外等。

（5）精神异常无法合作。

12. 透析液的监测包括哪些内容

（1）电导度 透析液的电导度主要反应钠离子的浓度。

（2）温度 透析液的温度正常范围为36.5～37.5℃，一般设置在37℃，最低可达35℃。温度过高产生溶血，过低引起患者寒战。

（3）pH 透析液的pH受透析液成分及浓度的影响，常随电导度的异常而产生报警，故pH监测的临床意义与电导度的监测相似。

（4）旁路阀 是透析液供给系统中的一个十分重要的控制组件，正常情况下，配好的透析液通过该阀送往透析器。

（5）漏血报警探测器 位于透析液流出道上，利用红外线探测流出透析液中是否含有血液。

13. 血透抗凝指标监测的意义

血透时，普遍使用抗凝剂预防体外循环管路的凝血。如果抗凝剂量不足，循环管路发生凝血，透析效率降低，血液丢失；抗凝剂过量，患者在透析时及透析后有出血的危险。由于每个患者对抗凝剂敏感性和排泄率不同，为达到均一和足量的抗凝，必须建立可靠反映抗凝程度的试验，根据试验结果，调节抗凝剂的用量。

14. 血液透析抗凝指标监测的内容

（1）循环血路眼观检查。

（2）循环血路压力测定。

（3）透析器凝血程度。

15. 透析器凝血程度的分级

0级：无凝血或数条纤维凝血。

1级：部分凝血或成束纤维凝血。

2级：严重凝血或半数以上纤维凝血。

3级：透析器静脉压明显增高或需要更换透析器。

16. 血液透析的并发症

（1）失衡综合征。

（2）透析器首次使用综合征。

（3）发热。

（4）心血管并发症。

（5）肌肉痉挛。

（6）恶心、呕吐。

（7）出血。

（8）溶血。

（9）空气栓塞。

（10）猝死。

17. 失衡综合征的临床表现

失衡综合征是一组在透析过程中或透析刚结束不久出现的以神经系统症状为主的全身综合征。轻者出现头痛、嗜睡、呕吐、肌肉痉挛等症状，重者表现为扑翼样震颤、定向障碍、惊厥或昏迷，可能与脑缺氧有关。

18. 失衡综合征的防治措施

提高透析液钠浓度，补充高渗钠或葡萄糖，并在最初几次透析缩短透析时间与间隔，控制血流量，选择适当的透析器等。

19. 透析器首次使用综合征的分类

血透时使用新的透析器发生的综合征，分为超敏反应型和非特异型。

20. 透析器首次使用综合征超敏型的临床表现

超敏反应型多发生于血透开始的 5～30 分钟内，可有全身发热、呼吸困难、腹痛、荨麻疹等表现。

21. 透析器首次使用综合征超敏型的原因

主要因为消毒剂过敏，也可能与透析膜的生物不相容性，与补体系统激活和白介素（1L-1）的释放有关。

22. 透析器首次使用综合征非特异型的临床表现

非特异型多发生于血透 1 小时内，主要表现为低血压、恶心、呕吐、胸背痛等，可能与膜的生物相溶性有关。

23. 出现透析器首次使用综合征应该如何处理

轻症无需治疗，重症停止血液透析，加用激素。预防主要是复用透析器，改变透析器的消毒方法，透析器及管路充分冲洗，使用生物相容性好的透析器。

24. 血透时心血管并发症包括哪些

（1）低血压。

（2）高血压。

（3）心力衰竭。

（4）心律失常、心绞痛与急性心急梗死。

25. 血液透析时如何预防低血压的发生

低血压时透析患者最常见的并发症之一。其预防措施是：对初次透析、年老体弱、使用大面积透析器者，可根据体内水潴留情况给予适当预冲量（管路冲洗完毕后存留于体外循环的生理盐水）；血流量和负压宜缓慢增加；严格控制透析期间体重；醋酸盐不耐受者改为碳酸盐透析；超滤后体重不低于干体重（干体重是指患者在体液正常稳定状态下的体重，即在透析后既不存在水潴留，也没有脱水现象）；透析前停服降压药；高钠透析等。

26. 血液透析时出现肌肉痉挛的常见部位

肌肉痉挛是透析中常见的并发症，呈一过性，主要发生于腓肠肌或足部。

27. 血液透析时出现肌肉痉挛的原因

血液透析时出现肌肉痉挛可能与低血压、超滤过快、透析液钠过低、低钙等有关。

28. 血液透析时出现肌肉痉挛的预防措施

主要预防措施为：严格控制超滤量与速度，监测透析液钠浓度，补充钙剂，少数周围神经病变者给予维生素 B 族。已发生肌肉痉挛者给予高渗盐水，高渗糖或生理盐水等对症处理。

29. 血液透析时患者出现空气栓塞时的临床表现

轻者咳嗽、气急、胸部压迫感，重者呼吸困难、窒息甚至神志不清，心跳呼吸停止。

30. 血液透析时患者出现空气栓塞的处理措施

首先夹住静脉管路、停泵，取左侧头低脚高位，心肺支持（面罩或气管给纯氧），心室内气体量大时可穿刺抽出心室内空气，条件允许可行高压氧舱治疗。因此，应在透析前检查机器及管路是否正常，连接是否紧密，除泡器内必须保持一定的液面，泵前输血（输液）及回血时必须仔细认真。

31. 临时性血管通路的护理

临时性血管通路应局部保持清洁干燥，每周换药至少 2 次，如局部有红、肿、热、痛或无其他原因的发热应及时向医生汇报。如为穿刺感染应拔除穿刺导管，压迫 15～30 分钟。直接穿刺血管者应在穿刺后认真固定防止针头脱出形成血肿。

32. 永久性血管通路的护理

（1）术前准备　告知患者造瘘的重要性、方法和如何进行术中配合，以及嘱患者保护血管，切勿在准备造瘘侧手臂做动静脉穿刺，同时应保持造瘘侧手臂清洁，勿损伤皮肤，以防术后感染。

（2）术后护理　①术后 5～7 天内，应保持术侧肢体干净，避免潮湿并保持敷料清洁，包扎不宜过紧，如有渗血不止和疼痛难忍，应和医生取得联系。②注意触摸与听诊血管震颤与杂音，如减弱或消失表明血管内已有血栓形成；抬高术侧肢体，促进静脉血回流，减轻水肿；鼓励或加强术侧手腕的活动，尽快使动脉化的静脉充盈；动静脉内瘘侧肢体应避免做透析以外的治疗；穿宽松衣袖，不可受压；动静脉内瘘最好在 4～8 周后使用等。

（3）使用期间的护理　①穿刺前的检查与评估：评估瘘管情况，检查瘘管有无感染、红斑、皮疹，狭窄动脉瘤是否通畅。②穿刺要点：动脉穿刺点距内瘘吻合口 5～6cm 以上，针尖向吻合口方向穿刺，静脉穿刺点要尽量要离开动脉穿刺点，针尖向心尖方向穿刺：两针之间的距离为 8～10cm，以减少血液的再循环，提高透析质量；正确的穿刺方法为绳梯式、纽扣式，切忌同一部位反复穿刺；提高穿刺水平，力争一次成功。③治疗结束，拔针后针眼处压迫 10～20 分钟。

33. 透析中如何监护

观察静脉和动脉穿刺点有无肿胀渗血，动静脉管路有无受压、扭曲、脱管，压力是否增高或减低，透析器有无破膜，透析液流量是否在 500ml/min 左右，透析液浓度、温度。跨膜压是否正常，患者生命体征和血管通路的血流量的变化以及有无凝血等。

三、血 液 滤 过

1. 血液滤过的含义

血液滤过（HF）是不同于血液透析的另一种血液净化方法。它模拟正常人肾脏的肾小球滤过原理，以对流的方式滤过清除血液中的水分和尿毒症物质。

2. 血液滤过的原理

血液滤过是模拟正常肾小球的滤过作用原理，将血液通过高通透膜制成的滤器在压力–399～–100mmHg 作用下滤出大量水分和溶质，再通过输液装置补充与细胞外液成分相似的电解质溶液（置换液），以达到血液净化的目的。

3. 血液滤过的设备有哪些

（1）滤过器。

（2）血滤机。

（3）置换液。

4. 用于血液滤过的滤过膜有哪些特征

（1）生物相容性好，无毒性。

（2）截留相对分子质量明确，通常＜60 000。

（3）高滤过率。

（4）不易吸附蛋白。

（5）理化性能高度稳定。

5. 置换液治疗需要量的计算方法

（1）体重计算方法　即按体重的 40%～50%计算，作为置换液的交换量。

（2）尿素动力学计算方法　尿素是蛋白质代谢的最终产物，根据尿素动力学计算 HF 时的置换液量，对于体重和蛋白摄入量不同，残余肾功能不一的终末期肾衰竭患者来说，可使其尿素清除率达到较为理想的水平。其计算公式为：

每周置换液量（L）＝每日蛋白质摄入量（g）×0.12×7/0.7（g/L）

式中 0.12 为每克蛋白代谢所产生的尿素氮的克数，7 为每周天数，0.7 为滤过液中的平均尿素氮浓度。计算出的每周置换液量可分 2～3 次 HF 给予。

（3）残余肾功能计算方法　因为 HF 时滤出液中的溶质浓度与体液相同，所以 1ml 滤出液即等于 1ml 低的尿素清除率。通常 HF 治疗的置换液量为每周 60～90L，相当于 6～9ml/min 的清除率。若患者的残余肾功能为 5ml/min，那么 HF 治疗后的清除率则可达到 10ml/min 以上。

6. 血液滤过的适应证

（1）急慢性肾衰竭。

（2）急性肺水肿、左心衰竭。

（3）液体过度负荷引起的全身水肿、脑水肿及水中毒等。

（4）肝性脑病。

（5）多脏器衰竭。

（6）药物中毒。

7. 血液滤过的禁忌证

严重出血倾向，重症心脏疾病及血容量严重不足，血压过低者慎行血液过滤。

8. 血液滤过的并发症

（1）医源性并发症　血液滤过液体进出量大，无论是手工计算或电脑化自动平衡，均有可能出现严重的低血容量、肺水肿、心力衰竭等情况。

（2）发热反应和败血症。

（3）耗损综合征。

（4）低血压。

9. 血液滤过出现发热反应和败血症的防治措施

严格置换液配置过程中的无菌操作；使用前必须严格检查置换液、血滤器及管道的包装与有效期，检查置换液的颜色与透明度；提倡血滤器和管道一次性使用；发热者应做置换液和血液的培养，根据药敏结果给予敏感的抗生素治疗。

10. 血液滤过时出现耗损综合征的防治措施

饮食上注意补充蛋白质；置换液中各离子浓度应与正常血浆相似，并应根据体内的丢失情况做相应的调整；长期行血液滤过患者应定期做相关检查测定，及时补充所丢失的物质。

11. 血液滤过治疗时出现低血压的防治措施

（1）治疗前严格检查测试血液滤过机的液体平衡装置。

（2）心血管功能不稳定的老年患者或初次 HF 治疗的患者，不宜选用大面积的高效血滤器。

（3）发生血压降低时，应将血流速度和跨膜压适当减慢降低，必要时予以补液输血。

12. 血液滤过中的监护内容

（1）密切监测容量平衡。

（2）细菌和致热源污染。

（3）置换液的温度。

（4）超滤泵的开启。

四、血 液 灌 注

1. 血液灌注的含义

血液灌注（HP）是一种吸附性的解毒装置，将患者的血液引入体外并经过血液灌注器通过具有广谱解毒效应的吸附剂，清除体内有害的代谢产物或外源性毒物，达到血液净化的一种治疗方法。

2. 血液灌注的原理

将患者的血液（液相）引出体外与固态吸附剂（固态）接触，以吸附的方法清除体内某些代谢产物、外源性药物或毒物，然后将净化的血液重返患者体内，从而达到治疗目的。

3. 血液灌注的设备有哪些

（1）血液灌注吸附剂及血液灌注器。

（2）血液灌注机。

4. 血液灌注的适应证

（1）急性药物或毒物中毒。

（2）尿毒症。

（3）肝性脑病。

（4）免疫性疾病。

（5）血液灌注与肿瘤化疗的联合应用。

（6）其他疾病如银屑病、甲亢危象、精神病患者。

5. 药物或毒物中毒患者应用血液灌注的指征

（1）血浆药物浓度已达致死浓度者。

（2）药物或毒物有继续再吸收的可能。

（3）严重中毒导致低换气、低体温、低血压，尽管经积极抢救，病情仍继续恶化，或内科治疗无效者。

（4）长时间昏迷伴有肺炎或已有严重的慢性肺部疾病患者。

（5）有肝脏、心脏、肾脏功能不全致排泄药物能力降低者。

（6）具有代谢和（或）延迟效应的药物中毒，如乙二醇和百草枯中毒等。

6. 血液灌注并发症的监测与处理

（1）血小板减少　是血液灌注最典型的不良反应。由于使用的药用炭或吸附树脂和包膜材料的不同，血小板被破坏的程度也不同。血小板下降在灌流开始后 0.5～1 小时最显著，减少可达 40%～50%，此后渐回升，灌流结束时血小板的下降一般在 10%～30%。白细胞也会有所下降，但不如血小板明显。

（2）对氨基酸等生理物质的影响　血液灌注能够吸附氨基酸，尤其对芳香族氨基酸的吸附量最大，占吸附总量的 70%左右。虽然机体的代偿功能可以导致肌肉、肝等组织器官释放氨基酸来维持血浆的浓度，但如长期使用应注意检测并及时补充。此外，灌注后甲状腺激素 T3、T4 及胰岛素水平也下降，长期使用应及时补充或纠正。

7. 血液灌流中的监护

（1）配合医生建立紧急的血管通路，经皮深静脉穿刺插管。

（2）血液灌注器的冲洗应先用 5%葡萄糖液 500ml 冲洗，后用 2000ml 生理盐水冲洗，清除脱落的颗粒，并使炭颗粒吸水膨胀，同时排出气泡，最后用肝素水（肝素 2500U＋生理盐水 1000ml）500ml 冲洗。

（3）血液灌流开始后，在血液灌注器前后各采血 10ml，做毒物定量分析；然后隔一定时间收集标本复查，所有标本都要进行离心，使血浆和红细胞分离，并保存在冰箱内；治疗前后应检查白细胞及血小板。

（4）血液灌注时肝素的需要量与血液透析不同，肝素应持续地用肝素泵在动脉侧注入，同时加强凝血功能的监测。根据凝血时间调节肝素量，密切注视动脉和静脉压表，及早发现体外循环凝固的危险信号。

（5）血液灌流的血流量一般在 100～200ml/min，同时密切观察患者血压，心率及呼吸的变化。

（6）血液灌流只能清除毒物本身，不能纠正毒物引起的病理生理改变，因此不能代替解毒药物及全身治疗。

（7）血液灌注的时间与间隔一般认为灌注 2 小时，吸附剂表面已接近饱和，血浆清除率显著降低。如需继续血液灌注治疗，则可在 2 小时后换用第二个灌注器，第一次灌注时间不超过 6 小时。若中毒症状仍未改善，可再次行 HP 治疗，一般经过 2～3 次治疗，药物和毒物即可全部清除。

五、血 浆 置 换

1. 血浆置换的含义

血浆置换（PE）是一种常用的血液净化方法。经典的血浆置换是将患者的血液抽出，分离血浆和细胞成分，弃去血浆，而把细胞成分以及所需补充的白蛋白、血浆及平衡液等回输体内，以达到清除致病介质的目的。

2. 人体血液循环中的致病因子

（1）自身免疫性疾病中的自身抗体如 IgG、IgM。

（2）沉积组织引起组织损伤的免疫复合物。

（3）过量的低密度脂蛋白。

（4）各种副蛋白，如冷球蛋白及游离轻链或重链。

（5）循环毒素，包括过量的药物以及外源性和内源性物质等。

3. 血浆置换的作用机制

（1）血浆置换可以及时、快速地清除疾病相关性因子，如抗体、免疫复合物、同种异体抗原，或改变抗原-抗体之间的比例，这是血浆置换的主要机制。血浆置换对致病因子的清除要较口服或静脉内使用免疫抑制剂迅速而有效。

（2）血浆置换有非特异性的治疗作用，可降低血浆中炎性介质如补体产物，纤维蛋白原的浓度，改善相关症状。

（3）有研究发现，血浆置换治疗后脾脏对热变性的自身红细胞的清除率增加，表明血浆置换可增强某些疾病状况下机体的网状内皮细胞系统功能。

（4）从置换液中补充机体所需物质。

4. 什么是离心式血浆分离法

离心式血浆分离法是通过体外循环和抗凝，把血液抽到特制的离心槽内，在离心力的作用下，各种血液成分由于比重不同而分层沉积下来，比重轻的如血浆集中到内上方，重的成分如红细胞则移向外下方，因此可以分离出血浆。

5. 什么是膜式血浆分离法

膜式血浆分离法是血浆经由高分子聚合物膜材料制成的血浆分离器进行血浆分离。由于膜孔大小不等可将不同相对分子质量的血浆成分与细胞成分分离开。其分离的速度与滤过膜面积、滤过膜特性、血流速度、跨膜压、血细胞比容、血浆黏度等有关。

6. 离心式血浆分离与膜式分离法的优缺点

与膜式分离法相比，离心式分离法分离血浆成分更有效，并可根据需要改变细胞分离装置，但由于使用枸橼酸抗凝，容易发生低血钙、心律失常和低血压，血液的细胞成分尤其是血小板可有轻度丧失。而膜式分离法采用肝素抗凝，细胞有形成分也没有丧失，并可在必要时改变为两次滤过。膜式分离法主要不足之处：

（1）它需要选用较大的血管为通路，以维持较高的血流量（50ml/min 以上）。

（2）它对血浆容质的清除受膜筛选系数的限制。

7. 血浆置换的设备和条件

（1）血浆分离设备　离心分离法要求血浆分离机和分离杯；膜分离法需要血浆分离器，其膜是用高分子聚合物制成的空心纤维型或平板型滤器。

（2）血管通路　可采用周围浅表静脉来建立血管通路，如用深静脉穿刺留置导管，内瘘或动脉穿刺则血流更有保证。

（3）抗凝剂　多采用肝素抗凝以防分离器阻塞，首剂 2000～5000U。维持量为 300～1200U/h，对有出血倾向者可采用小分子肝素抗凝或减少肝素的剂量。

（4）置换液　置换液要求与人体血浆相似、无毒、无细菌感染、无致热源。

8. 血浆置换液的种类

（1）4%人血白蛋白。

（2）新鲜血浆（采血后 4 小时内分离出的血浆；内含血小板和凝血因子）。

（3）新鲜冰冻血浆（采血后血浆立即放入–20℃冰箱保存，内含血小板、凝血因子，应用前 37℃解冻）。

（4）生理盐水、林格液或右旋糖酐，一般含有血浆或血浆蛋白成分的液体。

9. 血浆置换的主要适应证

血浆置换可为首选治疗手段：冷球蛋白血症、抗肾小球基底膜病、高黏滞综合征、微血管病性血小板减少症、重症肌无力、药物过量、与蛋白结合的毒物中毒、自身免疫性血友病、新生儿溶血。

血浆置换可为辅助治疗手段：急性肾小球肾炎、抗中性粒细胞胞质抗体、阳性的系统性血管炎、系统性红斑狼疮。

10. 按并发症出现的原因可分为哪几类

（1）与血管通路有关的并发症　血肿、气胸、腹膜后出血。

（2）与抗凝剂有关的并发症　出血、代谢性碱中毒、低血钙综合征。

（3）与置换有关的并发症　低血钙、出血、水肿、血液成分丢失、氧化乙烯相关性超敏反应。

11. 如何进行血浆置换的监护

（1）开始治疗前先采集标本，作为血浆交换前或两次治疗之间的对照值。

（2）记录生命体征，每 0.5 小时一次。

（3）观察凝血状况，调节肝素剂量（同血液透析）。

（4）置换液的输入顺序，开始以电解质为主，后期以蛋白质为主。

（5）注意观察输入血浆制剂有无过敏反应。

（6）在无自动容量平衡系统时，人工操作可引起容量平衡失调，必须严密监视进出液量的平衡，防止低血容量或高血容量。

（7）有明显感染，白细胞减少或接受免疫抑制治疗，以及低免疫球蛋白血症的患者，需要补充γ-球蛋白。

（8）为预防枸橼酸中毒，每 100ml 血浆给予 10%葡萄糖酸钙 0.5～1ml，含钙的电解质溶液避免与新鲜血浆制剂混合。

（9）治疗结束后，充分压迫止血，有出血倾向者需注射鱼精蛋白。

六、连续性血液净化

1. 连续性血液净化的含义

连续性血液净化又称连续性肾脏替代治疗（CRRT），是通过弥散和（或）对流进行溶质交换和水分清除的血液净化治疗方法的统称。

2. 常用的 CRRT 的方法

（1）缓慢连续性血液滤过　连续性静脉血液滤过、连续性动静脉血液滤过。

（2）缓慢连续性超滤　连续性静脉超滤、连续性动静脉超滤。

（3）缓慢连续性血液透析　连续性静静脉血液透析、连续性动静脉血液透析。

（4）缓慢连续性血液透析滤过　连续性静静脉血液透析滤过、连续性动静脉血液透析滤过。

3. 连续性血液净化的适应证

（1）体液负荷过度、利尿剂无效的急性肾衰竭时的急性肺水肿、脑水肿患者。

（2）心血管系统不稳定、低血压、心脏手术后的急性肾衰竭患者，不能耐受常规腹透和血透者。

（3）急性肾衰合并多脏器功能衰竭者。

（4）系统性炎症反应综合征、充血性心力衰竭、暴发性肝功能衰竭、水电解质紊乱、中毒等。

4. 连续性血液净化并发症的检测

（1）医源性并发症　抗凝引起的出血、体液失衡（低血压、高血容量）、低钠血症、高血糖、高乳酸血症、体温不升。

（2）体外循环相关性并发症　管路脱落、液体平衡错误（输入与排出液体）、滤器破膜、漏血、空气栓塞。

（3）血管通路相关性并发症　出血、血栓形成、肺栓塞、感染（败血症、蜂窝织炎）、动脉瘘、肢体远端缺血。

5. 连续性血液净化的护理要点

应用抗凝剂的量是否足够，有无凝血及出血；正确记录输入、排出量，维持水电解质平衡，预防穿刺部位的感染等。

七、腹 膜 透 析

1. 腹膜透析的含义

腹膜透析（PD）时利用腹膜作为透析膜，将透析液灌入腹腔，膜一侧毛细血管内血浆和另一侧腹腔内透析液借助其溶质浓度梯度和渗透梯度，通过弥撒对流和超滤清除机体内潴留的代谢废物和过多的水分，同时通过透析液补充所必需的物质，这种透析方法称之为腹膜透析。

2. 腹膜透析的原理

腹膜是一天然的生物半透膜，内含丰富的毛细血管和淋巴管系统，具有渗透、扩散作用和吸收、分泌功能，在腹膜透析中起着透析膜的作用。成人的腹膜面积达 2.0～2.2m^2，相当于体表面积的40%～50%。在透析过程中将透析液灌入腹腔后，血浆中浓度高于透析液中小分子物质，就会经腹膜扩散入透析液，而透析液中浓度高的物质，则可从透析液进入组织液和血浆内，同时透析液的渗透压高于血浆渗透压，可使血液中水分渗透至腹腔透析液中。因此，通过反复交换腹透液可以达到清除患者体内毒素、纠正水电解质紊乱的目的。

3. 理想的腹膜透析管的具备条件

（1）透析液出入通畅，确保良好的透析效果。

（2）对机体无刺激性，不引起组织反应。

（3）不易移位、脱出、漏液、堵塞、大网膜包裹、诱发感染。

4. 安置腹膜透析管的要点

透析管的腹内段置于大网膜较少的左或右下腹，末端位于腹腔的最低位——膀胱直肠窝（男性）或子宫直肠窝（女性）。

5. 腹膜透析液的要求

（1）电解质成分及浓度与正常人血浆相似。

（2）含一定量的缓冲剂，可纠正机体代谢性酸中毒。

（3）腹透液渗透压等于或高于正常人血浆渗透压。

（4）配方易于加入适当的药物以适用不同患者病情的需要。

（5）一般不含钾，用前根据患者血清钾离子水平可添加适量氯化钾。

（6）制作质量要求同静脉输液，应无致热源，无内毒素及细菌等。

6. 常规使用的腹膜透析方法有哪些

（1）间隙性腹膜透析。

（2）持续性非卧床腹膜透析。

（3）持续循环腹膜透析。

7. 腹膜透析的适应证

慢性肾衰竭、急性肾衰竭、中毒、充血性心力衰竭、急性胰腺炎、牛皮癣、低温和高温、严重水电解质和酸碱平衡紊乱等。

8. 腹膜透析的绝对禁忌证

腹腔感染或肿瘤等导致腹膜广泛粘连或纤维化，腹壁广泛感染或严重烧伤或其他皮肤病。

9. 腹膜透析的相对禁忌证

腹部手术 3 天内，腹腔置有外科引流管；腹腔有局限性炎性病灶；肠梗阻，腹部疝未修补和椎间盘疾病；腹腔内血管病变；晚期妊娠，腹内巨大肿瘤及巨大多囊肾；严重肺功能不全；长期蛋白质及热量摄入不足者；硬化性腹膜炎。

第十九章　监护室常用急救技术

一、气 管 插 管

1. 气管插管的目的

（1）避免异物吸入所致的窒息。

（2）利于空气或氧气顺利进入。

（3）方便吸痰，利于维持气道通畅。

（4）增加了一条给药途径（气管内给药）。

（5）防止胃胀气。

2. 气管插管的适应证

（1）心跳呼吸骤停行心肺脑复苏者。

（2）多数昏迷的患者（除昏迷甚浅、上呼吸道反射尚健全或者呼吸道尚通畅）。

（3）呼吸道分泌物不能自行清理，需行气管内吸引者。

（4）各种全麻或静脉复合麻醉手术者。

（5）婴幼儿气管切开前需行气管插管定位者。

（6）新生儿窒息的复苏。

3. 气管插管的禁忌证

（1）喉头水肿、急性喉炎、喉头黏膜下血肿、插管创伤引起的严重出血者。

（2）颈椎骨折或脱位者。

（3）主动脉瘤压迫气管者。

（4）咽喉部烧伤、肿瘤或异物者。

（5）下呼吸道分泌物潴留所引起的呼吸困难，难以从插管内清除者。

4. 气管插管的物品准备

基本用具包括：麻醉喉镜、气管导管、金属管芯、套囊充气注射器、导管衔接管或插头、牙垫、插管钳、润滑剂（如消毒的凡士林）、吸引管、表面麻醉喷雾器、气管插管导管、面罩、固定胶布、听诊器以及简易呼吸器等。

5. 气管插管中喉镜的作用和种类

用于窥视咽喉区、显露声门和明视插管。有成人、儿童、幼儿三种规格。镜片有直、弯两种类型。弯喉镜片在显露声门时不必挑起会厌，可减少对迷走神经的刺激，易于显露声门，便于气管内插管，广为临床应用。但在婴幼儿、会厌长而大或过于宽而短的成人以及在少数弯喉镜片难以显露声门的病例，直喉镜片则因其能直接挑起会厌显露声门而显示其优点。因此，在急诊气管插管盘中应备齐各种型号的直、弯喉镜片，以供不同患者的选用。

6. 常用的气管导管和导管管芯

（1）气管导管　目前临床上常用聚氯乙烯导管，有各种不同型号的专用气管导管，分别供儿童、幼儿及成年患者选用。一般 8 岁以下的儿童选用无套囊气管导管，以免因导管内径过小而增加通气阻力，大龄儿童和成年患者均选用有套囊气管导管，气管内导管的气囊一般以高容量低压力气囊为佳。充气气囊是附属于气管导管的一种防漏装置，此套囊紧套在导管壁上并距斜口 1cm 处，其作用是：①充气后使导管和气管壁之间严密无间隙，能有效地防止漏气；②防止胃内反流物及口咽分泌物流入气管内，有利于呼吸道的管理；③减少导管对气管黏膜的直接损伤。因此，应除准备好预计号码的导管外，还应准备好相近号码的大、小导管各一付，以便临时换用。

（2）导管管芯　用长度适当（以插入导管后其远端距离导管开口 0.5～1.0cm 为宜）的细金属条，使软质气管导管弯曲成所期望的弧度。

7. 气管插管术中配合

（1）安置体位　患者仰卧位，维持口轴线（从口或鼻腔至咽后壁的连线）—咽轴线（从咽后壁至喉头的连线）—喉轴线（从喉头至气管上段的连线）基本重叠于一条轴线，此为插管操作的标准头位。如喉头暴露仍不好，可在患者肩背部或颈部垫一小枕，使头尽量后仰，此为插管操作的修正头位。

（2）密切观察操作步骤及患者的情况，插管前先面罩吸氧，提高血氧饱和度达 98%以上。待操作者使患者张口后，根据操作者的要求选择并传递合适的喉镜及涂有润滑剂的带管芯导管。当导管通过声门 1cm 后，听从操作者的指示，迅速拔除导管芯，于气管旁置一牙垫。

（3）协助判断插管成功与否　将耳贴近导管外端，感觉有无气体进出。如是自主呼吸停止的患者，可对导管口吹入气体或用呼气囊挤压，观察有无胸廓的起伏运动，并用听诊器听两肺呼吸音，注意是否对称。如呼吸音两侧不对称，可能为导管插入过深，进入一侧支气管所致，应协助适当调整导管至两侧呼吸音对称。

（4）导管插入成功后，用胶布固定导管和牙垫。用注射器向套囊内注入适量气体并记录（一般是 3～5ml），以气囊恰好封闭气道而不漏气为佳。用吸痰管向气管导管内试吸分泌物，了解呼吸道通畅情况。

8. 气管插管的术后护理

（1）颈仰卧位　随时检查导管是否通畅，有无扭曲。

（2）及时清除口腔及呼吸道分泌物　在操作中尽量注意无菌原则。每次吸痰时间不超过 15 秒，必要时可先吸纯氧片刻再吸痰，以免加重缺氧。

（3）套囊的充气与放气　应用带气囊的气管导管时，注入套囊内的气体量以控制在呼吸时不漏气的最小气量为宜，一般为 3～5ml，即套囊充气后，有少量气体漏出。具体操作为：将听诊器置于胸前，向套囊内注气，直到听不到漏气为止，然后抽出气体，从 0.1ml 开始，直到吸气时听到少量漏气为止。充气过度或时间过长，气管黏膜可因受压而发生局部缺血性损伤，如黏膜溃疡、坏死等。因此，套囊注气应适量，需要较长时间应用时，一般每 4～6 小时做短时间的套囊放气 1 次。

（4）插管留置时间不宜过长　超过 72 小时病情仍不能改善者，应考虑行气管切开。

（5）拔管后护理　保持呼吸道通畅，密切观察患者对拔管的反应。重症患者拔管后 1 小时复查动脉血气变化。

二、气 管 切 开

1. 气管切开的适应证

（1）各种原因造成的上呼吸道阻塞者

1）喉梗死：咽喉部炎症、肿瘤、外伤、异物等因素引起的急慢性喉梗死致呼吸困难、窒息者。

2）双侧声带外展麻痹、喉及声门下瘢痕性狭窄。

3）气管外伤伴软组织肿胀或骨折。

（2）各种原因造成的下呼吸道阻塞者

1）各种原因引起的昏迷、下呼吸道炎症、胸部外伤或手术后不能咳嗽排痰以致下呼吸道分泌物阻塞者。

2）神经系统疾病如脊髓灰质炎、多发性神经炎、重症肌无力等导致的呼吸肌麻痹。

3）各类中毒引起的咽喉部痉挛、呼吸肌麻痹等。

（3）需要长时间进行人工通气者。

（4）预防性气管切开　某些头颈、颌面部、口腔等部位的手术，为了便于气管内麻醉及预防血液、分泌物流入下呼吸道，可做预防性气管切开。

2. 气管切开的物品准备

气管切开包：弯盘1个，药杯1个，5ml注射器1支，6及7号针头各1根，3号刀柄两把，尖、圆刃刀片各1片，气管钩2个，有齿镊2把，无齿镊1把，蚊式钳4把，组织剪、分离剪和线剪各1把，甲状腺拉钩、皮肤拉钩各2个，持针钳1把，三角缝针2根，洞巾1块，气管垫2块，线卷2卷，纱布6块，气管套管1套（小儿0～3号，成人4～6）。无菌手套、皮肤消毒用品、无菌凡士林纱布、局部麻醉药品、生理盐水、吸引器、吸痰管、照明灯、电源等。

3. 气管切开的操作步骤

（1）体位　患者仰卧位，肩背部垫小枕，头后仰并固定于正中位，使气管前突。若为小儿，可由助手固定头部。严重呼吸困难不能平卧者，可取半卧位，头向后仰，但不宜过度后仰，以免加重呼吸困难。

（2）常规消毒皮肤、铺巾，行局部麻醉（昏迷者可免）。

（3）以左手拇指、中指固定甲状软骨，示指置于环状软骨上方。自环状软骨至胸骨上凹上1.0～1.5cm处，切开皮肤、皮下组织3～5cm。沿中线切开颈浅筋膜，分离舌骨下肌群，向上推开甲状腺峡部，暴露气管。

（4）切开第3、4或第4、5气管软骨环，撑开气管切口，吸出气管内血液及分泌物。

（5）将口径合适、带有导芯的气管套管插入气管内，快速拔除导芯，插入内套管，将套管带子系于颈后固定。切口内填入无菌凡士林纱条，次日取出。如切口过长，可在其上端缝合一两针，下端不缝，以便引流和换管。最后覆以敷料并固定。气管套囊必要时予以充气。

4. 气管切开的护理

（1）密切观察生命体征　谨防皮下气肿、纵隔气肿、气胸、出血（包括切口及气管内）、气管-食管瘘、切口感染等并发症的发生。出现异常情况，及时同医生取得联系，并积极配合医生给予合适的处理。

（2）凡紧急行气管切开的患者，床头须备有吸痰器、给氧装置、血管钳、照明灯、气管切开包等，以备气管套管阻塞或脱出时急用。

（3）妥善固定气管套管　术后应经常调节固定带的松紧度，一般以在固定带与皮肤之间能伸进一指为宜，太松套管容易滑脱，太紧影响血液循环。

（4）保持呼吸道湿润　定时向气管内滴入少量的生理盐水（可加入适量抗生素或化痰液），每2小时一次，每次2～3滴。管口覆以呋喃西林或生理盐水纱布，以增加吸入气体的湿度。

（5）定时吸痰，保持呼吸道通畅　操作时注意无菌原则，防止交叉感染。吸引器的压力不宜超过200mmHg，过大易引起肺泡萎缩，加重缺氧。吸痰时间不超过15秒，手法要轻柔。吸痰前后应增加氧浓度，以提高氧饱和度，以防吸痰过程中机体严重缺氧。

（6）给气管切开患者吸氧时，不可将氧气导管直接插入内套管内，而须用“丁”字形管或氧罩。

（7）套管护理　内外套管保持清洁，根据分泌物的多少及黏稠程度，一般每隔1～4小时将内套管取下，清洁煮沸消毒1次。取出内套管时间不宜超过半小时。外套管最易污染，可定时用酒精棉签擦拭，外口保持清洁无干痂。对应用低容量高压力气囊充气者，应3～4小时放气1次，时间为10～15分钟。以防气管黏膜压迫时间过长而导致局部黏膜糜烂、溃疡和坏死。

（8）拔管护理　病情好转后可试行拔管。对配有导管外气囊者，先将气囊放气，然后试堵内套管管口，逐步由堵1/3、1/2至全堵。堵管栓子要牢固，防止吸入气管。堵管期间要密切观察的呼吸，如出现呼吸困难，应及时去除堵管栓子。如全堵 24～48 小时后患者呼吸平稳、发音正常，即可拔管。拔管后，消毒伤口周围皮肤，用蝶形胶布拉拢对合伤口（不必缝合），然后再盖以无菌纱布，2～3 天后创口即可愈合。

三、环甲膜穿刺术

1. 环甲膜穿刺术患者的适应证

（1）各种原因引起的上呼吸道完全或不完全阻塞者。

（2）牙关紧闭经鼻插管失败者。

（3）喉头水肿及颈部或颌面部外伤所致气道阻塞需立即通气急救者。

（4）3 岁以下的小儿不宜做环甲膜切开者。

2. 环甲膜穿刺术物品准备

环甲膜穿刺针或 16 号金属针头、“T”形管、氧气及氧气管道。

3. 环甲膜穿刺术操作方法

取气管切开体位，先摸清甲状软骨。男性患者，可自喉结下行摸到甲状软骨下缘，即可触及甲状软骨与环状软骨之间的间隙，此即环甲膜。在紧急情况下，不需麻醉。以左手示指定位，右手持 16 号粗针头在环甲膜上垂直下刺，通过皮肤、皮下组织和环甲膜，有脱空感时即挤压两侧胸廓，发现有气体自针头逸出或用空注射器抽吸时很易抽出气体示穿刺成功。如有吸氧条件，可以“T”形管上臂的一端连接穿刺针座，以“T”形管下臂连接氧气导管而吸氧。如为心跳呼吸骤停患者行心肺复苏急救，可以左手固定穿刺针，根据需要的频率，以右手示指间断地堵塞“T”形管上臂的另一端开口而行人工呼吸。

4. 环甲膜穿刺术护理

（1）应由专人负责固定穿刺针，防止滑脱或刺入过深致刺破食管。

（2）密切观察穿刺部位的出血情况，发现异常及时协助处理，防止血液反流入气管而影响通气效果。

（3）维持呼吸道通畅，防止管道受压、扭曲及折叠。保证管道连接部的密闭效果，防止漏气。

（4）由于环甲膜穿刺术没能封闭气管的上段，口腔内分泌物及呕吐物可反流入气管，而引起吸入性肺炎和窒息。因此，应及时清除口腔内容物和呼吸道分泌物。

（5）环甲膜穿刺术仅仅是为解除上呼吸道梗阻（窒息）的一种紧急救治措施。因此，经过初期处理后，应及时创造条件行常规气管切开或做清除病因（如气管内异物的清除等）的处理。

5. 环甲膜切开术患者适应证

（1）因异物、颌面和喉外伤、会厌软骨炎、喉痉挛或肿瘤等引起完全或不完全梗阻时。

（2）牙关紧闭经鼻插管反复失败者。

（3）昏迷或脑外伤后咳嗽反射消失而导致呼吸道分泌物堵塞者。

（4）疑有颈椎骨折脱位或老年性颈椎退行性变需做气管切开者。

以上各种因素，在需紧急救治的情况下，因条件不许可做常规的气管切开而又不适合或者不能行气管插管时，可行环甲膜切开术，以解除严重的呼吸困难或窒息。

6. 环甲膜切开术患者禁忌证

3 岁以下婴幼儿在病情允许的情况下尽量选用正规气管切开。

7. 环甲膜切开术患者物品准备

一般无需特殊准备。有条件者，可备气管切开全套包，无条件时（在紧急情况下）用无菌小刀、止血钳、橡皮管代替。

8. 环甲膜切开术患者操作方法

（1）患者仰卧位，肩背部垫一小枕，由专人固定患者头部，使保持头后仰，并维持颏尖对准胸骨中线，即正中位。若呼吸严重困难不能仰卧时，可取半坐卧位，充分显露颈部。但注意不能因体位而中断已经进行的辅助呼吸。

（2）颈部皮肤消毒后，术者戴无菌手套，铺无菌巾。紧急状态下，因情况不允许，可暂不消毒和麻醉。

（3）先摸清甲状软骨，在甲状软骨与环状软骨之间中线上的柔软处即为环甲膜。

男性患者，于喉结节下方 2～3cm 处扪及环甲凹陷。左手固定该处皮肤，右手持刀做一横切口，2～3cm 长，分离皮下组织，露出环甲膜部后，左手示指插入切口，摸清环甲筋膜及环状软骨的上缘，用尖刀沿手指上缘（应接近环状软骨上缘，可避免损伤环甲动脉）刺入环甲筋膜，切开该膜 1cm，并迅速将刀柄旋转 90°，或用血钳扩开切口，插入合适的气管套管，一般为小号（内径 4 ㎜）气管导管或金属管，无条件时可用橡胶管，建立通气道。

9. 环甲膜切开术患者护理

（1）密切观察生命体征及呼吸情况的变化。

（2）注意切口出血情况，少量出血，可用压迫止血法；出血量大时，应及时同医生取得联系，针对出血原因，协助医生予以相应处理。

（3）环甲膜切开术只是一种应急手术，若气管套管放置时间过久，可能会引起声门下水肿、环状软骨坏死，造成喉狭窄的严重并发症；而且橡皮管容易引起肉芽肿，因此最好在术后 48 小时内排除梗阻原因或改行常规气管切开术，并缝合环甲膜切口。

（4）其他，同常规气管切开术护理。

四、静脉穿刺插管术

1. 静脉穿刺插管术患者的适应证

（1）周围循环衰竭的重危患者，外周静脉穿刺困难，需要建立静脉通路者。

（2）需要长期输液、化疗、频繁留取血标本者。

（3）急救时需快速静脉输液、输血、注药，输注刺激性溶液者。

（4）心功能不全、需测中心静脉压者。

（5）穿刺法行心导管检查术、需安装心脏起搏器者。

（6）全胃肠道外营养等。

2. 静脉穿刺插管术患者的禁忌证

严重的凝血机制障碍或局部感染者禁行静脉穿刺插管术。

3. 静脉穿刺插管术患者的用物

（1）清洁盘、深静脉穿刺包（选择合适的中心静脉导管、穿刺套管、必要时扩张管各 1 根）。

（2）生理盐水 250ml，无菌 5ml 注射器及针头 1 付，1%普鲁卡因 1ml（1 支）。

4. 常用的静脉穿刺操作法

（1）颈内静脉穿刺插管术。

（2）锁骨下静脉穿刺插管术。

5. 颈内静脉穿刺插管术的解剖特点

颈内静脉续于乙状窦，初伴颈内动脉，继沿颈总动脉外侧下行，然后转至前外侧，在胸锁乳突肌下段位于其两脚间，在胸锁关节后方与锁骨下静脉汇合成无名静脉，全长几乎均为胸锁乳突肌覆盖。颈内静脉位置固定，其壁附着于颈动脉鞘，管腔不易闭锁，在休克的情况下不易塌陷。右侧颈内静脉较左侧粗而直，且与右心房几乎成一条直线。故颈内静脉为中心静脉插管首选的穿刺部位。

6. 颈内静脉穿刺插管术的体位

患者取平卧位，头低 20°～30°或肩项下垫一薄枕以暴露颈部，头转向穿刺对侧（一般多取右侧穿刺）。

7. 颈内静脉穿刺插管术确定穿刺点进针方法

（1）找到胸锁乳突肌的锁骨头、胸骨头和锁骨三者所形成的三角区，该区的顶点即为穿刺点。

（2）胸锁乳突肌前缘中点或稍上方。

（3）胸锁乳突肌后缘中、下 1/3 交界点。

8. 颈内静脉穿刺插管术的操作步骤

（1）局部常规消毒、戴手套、铺无菌方巾。

（2）冲洗并检查中心静脉导管及套管针是否完好。

（3）行局部浸润麻醉。

（4）以左手示指定位，右手持穿刺套管针，穿刺方向与矢状面平行，与冠状面呈 30°向下向后稍向外，指向胸锁关节的下后方刺入，边进边回抽，见有明显的静脉回血表明进入颈内静脉。用左手固定穿刺针，右手插入导引钢丝，退出穿刺针。用尖刀切一小口，必要时用扩张管扩张皮肤，在导引钢丝引导下插入中心静脉导管，取出导引钢丝，抽回血并连接液体，用透明薄膜固定，对固定困难者可行缝合固定。

9. 颈内静脉穿刺插管术的注意事项

（1）颈内静脉是上腔静脉系的主要属支之一，离心脏较近，当右心房舒张时管腔压力较低，故穿刺插管时要防止空气进入形成气栓。

（2）穿刺时穿刺针进入方向不可过于偏外，因静脉角处有淋巴导管（右侧）或胸导管（左侧）进入，以免损伤。

（3）穿刺针不可向后过深以免损伤静脉后外侧的胸膜顶造成气胸。

（4）选右侧颈内静脉比左侧安全幅度大，且易于成功，因右侧颈内静脉与右头臂静脉、上腔静脉几乎呈垂直位，插管插入颈内静脉后可继续向下垂直推进也无失误的可能。

10. 锁骨下静脉穿刺插管术的解剖特点

锁骨下静脉位于锁骨中段的后方，肋骨-锁骨-斜方肌三角内。其自第 1 肋骨外缘续腋静脉，向内跨第 1 肋骨上方，经锁骨中段的后方，至胸锁关节后与颈内静脉汇合成头臂静脉。其汇合处向外上方开放的角称为静脉角。锁骨下静脉下后壁与胸膜仅相距 5mm，锁骨下静脉的前上方有锁骨与锁骨下肌，后方则为锁骨下动脉，动、静脉之间由厚约 0.5cm 的前斜角肌隔开，下方为第 1 肋骨，内后方为胸膜顶。锁骨下静脉壁与第 1 肋骨膜、锁骨下肌和前斜角肌表面筋膜紧密结合，位置固定，其前有锁骨，后有前斜角肌，锁骨下动脉伴行其后方。其管腔较大，利于静脉穿刺，可长期置管输液，但管壁不易回缩，若术中不慎易进入空气导致气栓。

11. 锁骨下静脉穿刺插管术的穿刺方法有哪些

（1）经锁骨上穿刺法。

（2）经锁骨下穿刺法。

12. 经锁骨上穿刺法的穿刺方法

（1）体位采用头低肩高位（或床脚抬高 15°～25°），肩部垫枕，并偏向对侧。穿刺侧肩部略上提外展，锁骨突出并使锁骨与第 1 肋骨之间的间隙扩大，静脉充盈，提高静脉内压，有利于穿刺，不易发生空气栓塞。大出血、休克患者应采用头低脚高位，心功能不全者可采用半卧位。

（2）定位 一般取右侧进针（因左侧进针易损伤胸导管）。用 1%紫药水划出胸锁乳突肌锁骨端外侧缘与锁骨上缘所形成的夹角，该角平分线之顶端或其后 0.5～1.0cm 处为穿刺点。

（3）常规消毒皮肤，铺无菌洞巾。

（4）冲洗并检查中心静脉导管及套管针是否完好，用生理盐水排空导管内空气备用。

（5）用 1%普鲁卡因在穿刺部位行局部浸润麻醉。

（6）术者以左手固定穿刺部位皮肤，右手持针进行穿刺。穿刺针头尖应指向锁骨与胸锁乳突肌交角尖部方向，即指向胸锁关节，进针角度 30°～40°，一般进针 2.5～4cm，边进针边抽吸，见回血后再稍插入少许即达锁骨下静脉。

（7）见静脉回血后，左手固定穿刺针，右手取导引钢丝，拔出穿刺针芯，自穿刺针后插入导引钢丝。用尖刀切一小口，必要时用扩张管扩张。取准备好的静脉导管在导引钢丝的引导下插入静脉，取出导引钢丝。回抽血并连接液体，用透明薄膜固定，固定困难者可缝合固定。

（8）注意事项

1）穿刺方向始终朝向胸锁关节，不可指向后下方，以免损伤胸膜及肺。

2）与颈内静脉相同，锁骨下静脉离心脏较近，当右心房舒张时，其压力较低，操作与输液时要严防空气进入发生气栓。

13. 经锁骨下穿刺法的操作方法

（1）体位及准备 采取肩垫枕的仰卧头后垂位，头偏向对侧，穿刺侧的上肢外展 45°，后伸 30°位以向后牵拉锁骨。也可将床尾抬高，以利于穿刺时血液向针内回流，避免空气进入静脉发生气栓。根据解剖特点，锁骨上入路易损伤胸膜，而锁骨下入路一般不易损伤胸膜，操作方便，易穿刺，故锁骨下入路较上入路成功率高。

（2）定位 取锁骨中点内侧 1～2cm 处（或者锁骨中、内 1/3 处）的锁骨下缘为穿刺点，一般多选用右侧。

（3）麻醉 以 1%普鲁卡因在穿刺部位行局部浸润麻醉，在穿刺点进针，穿刺针（穿）经皮肤、浅筋膜、胸大肌及锁骨下肌达锁骨下静脉，其厚度为 3～4cm。针尖指向头部方向，与胸骨纵向约呈 45°，贴近胸壁与胸骨平面呈 15°，以恰能穿过锁骨与第 1 肋骨的间隙为准。边进针边回抽，见回抽的静脉血，即提示达锁骨下静脉。

（4）插入导引钢丝和静脉导管同上。

（5）注意事项

1）针尖不可过度向上向后，以免伤及胸膜。

2）锁骨下静脉与颈内静脉相会处恰为针尖所对，继续进针的安全幅度不如锁骨上入路大，故不可大幅度进针。

3）防止空气进入。

14. 股静脉穿刺插管术解剖特点

股静脉是下肢的主要静脉干，其上段位于股三角内。股三角的上界为腹股沟韧带，外侧界为缝匠肌的内侧缘，内侧界为长收肌的内侧缘，前壁为阔筋膜，后壁凹陷，由髂腰肌与耻骨肌及其筋膜所组成。股三角内的血管、神经排列关系是：股动脉居中、外侧为股神经、内侧为股静脉。寻找股静脉时应以搏动的股动脉为标志。

15. 股静脉穿刺插管术操作的解剖学要点

（1）体位 患者取仰卧位，膝关节微屈，臀部稍垫高，将大腿外展与身体长轴成 45°。

（2）定位

1）腹股沟韧带中点下方股动脉搏动最明显处的内侧 0.5～1.0cm。

2）髂前上棘和耻骨结节连线中点即是股动脉，其内侧为股静脉。

（3）常规消毒皮肤，戴手套，铺无菌方巾。

（4）冲洗并检查中心静脉导管及套管针是否完好，用生理盐水排空导管内空气备用。

（5）在腹股沟韧带中点稍下方摸到搏动的股动脉，其内侧即为股静脉，以左手固定好股静脉后，右手持穿刺针，穿刺针垂直刺入或与皮肤角度呈 30°～45°角刺入。需穿经皮肤、浅筋膜、阔筋膜、股鞘达股静脉。要注意刺入的方向和深度，以免穿入股动脉或穿透股静脉。要边穿刺边回抽活塞，如无回血，可慢慢回退针头，稍改变进针方向及深度。穿刺点不可过低，以免穿透大隐静脉根部。抽得静脉血液，表明进入股静脉。

（6）静脉抽得回血后，操作同颈内静脉穿刺插管术。

16. 股静脉穿刺插管术的护理

（1）严格掌握适应证

1）气胸患者避免选择颈内静脉和锁骨下静脉穿刺，腹腔内出血患者避免选择股静脉穿刺。

2）躁动不安而无法约束患者、不能取头低肩高位的呼吸困难患者及胸膜顶上升的肺气肿患者，均不宜施行此术。

（2）操作应遵守无菌原则，不要选择有感染部位穿刺，以防感染。

1）每 24 小时更换输液器，3～5 天更换透气薄膜。

2）如疑有导管源性感染，应做导管头部和血培养。

（3）必须规范操作，不可视作普通静脉穿刺，否则可发生气胸、血肿、血胸、气栓等并发症。

1）血气胸：颈内静脉和锁骨下静脉穿刺操作时动作必须轻柔、谨慎，进针不宜过长，边进针边回抽，以免引起血气胸。一旦形成，应按气胸处理：胸膜腔抽气或胸腔闭式引流并执行其护理。

2）血肿：避免反复多次穿刺，以免形成血肿。如抽出鲜红色血液即示误入动脉，应迅速拔出穿刺针，局部压迫 5～10 分钟至无出血为止。

3）血栓：以长期置管、高营养疗法、高凝状态常见，尤其以股动脉者为甚。穿刺时不要将针管内已凝固的血注入静脉；以 10～100U/ml 稀释肝素液正压封管，每次 2～5ml，每 12 小时一次，防止导管内凝血；每周更换肝素帽一次；输液不畅时不可用力推注。

4）气栓：由于气体进入静脉引起。置管时应瞩患者屏气，脱开注射器时拇指加无菌纱布压住针尾；输液时应及时更换液体，尤其上腔静脉插管者，因常为负压，输液瓶绝对不能输空，保持管道密封，更换接头时应先夹住导管；拔管时（尤其是颈内静脉插管者）应嘱患者屏气后轻缓地拔除，并迅速用无均敷料压迫穿刺处。

（4）拔管　静脉插管是一种侵入性的诊疗措施，应严格掌握拔管指征，及时拔管。如为颈内静脉插管者，对能配合者，嘱其屏气后轻缓地拔除，注意按压穿刺部位。拔管后用无菌敷料覆盖 24 小时。

五、动脉穿刺插管术

1. 动脉穿刺插管术患者的适应证

（1）重度休克须经动脉注射高渗葡萄糖及输血等，以提高冠状动脉灌注量及增加有效血容量。

（2）对重危及大手术后患者进行有创血压监测。

（3）施行某些特殊检查，如选择性动脉造影及左心室造影等。

（4）施行某些治疗，如恶性肿瘤须经动脉注射化疗药物行区域性化疗（介入治疗）。

（5）需动脉采血检验，如血气分析、血氨及乳酸盐浓度监测等。

2. 动脉穿刺插管术患者的禁忌证

（1）有出血倾向或高凝状态。

（2）局部感染。

（3）侧支循环差（Allen's test 阳性）　以桡动脉为例，先将患者手臂抬高，检查者双手拇指分别摸到尺、桡动脉搏动后，嘱患者连续做三次握拳和放松动作，接着压迫阻断尺、桡动脉至远端皮肤发白，放低手臂，解除对尺动脉的压迫，观察远端皮肤转红时间：①0～7 秒表示血液循环良好，＜5～7 秒属正常，8～15 秒属可疑，＞15 秒则表示供血不足；②＞15 秒称为 Allen's test 阳性。

3. 动脉穿刺插管术患者的物品准备

（1）输液盘、无菌注射器及针头、肝素注射液。

（2）无菌动脉穿刺插管包　弯盘 1 个、洞巾 1 块、纱布 4 块、2 ml 注射器 1 支、动脉穿刺套针 1 根。

（3）无菌三通开关及相关导管、无菌手套、1%普鲁卡因（或 2%利多卡因）溶液、动脉压监测仪等。

4. 动脉穿刺插管术患者的操作方法

（1）动脉穿刺部位的选择 股动脉、肱动脉、桡动脉等，以左手桡动脉为首选。

（2）操作步骤

1）充分暴露穿刺部位并做适当固定。常规消毒局部皮肤，术者戴无菌手套，铺洞巾。

2）于动脉搏动最明显处，以左手中、示指固定被选择穿刺动脉，两指间距 0.5～1cm 供进针。

3）右手持注射器或动脉插管套针（事先用肝素冲注）。凡用插管套管针者，应先以 1%普鲁卡因（或以 2%利多卡因）在穿刺部位行局部浸润麻醉。将穿刺针与皮肤呈 15°～30°角朝向近心端斜刺，将针稳稳地刺向动脉搏动点，如针尖部有搏动感，则表示已触及动脉，再快速推进少许，即可刺入动脉。如为采集血样，此时鲜红动脉血回流，待注射器内动脉血回流至所需要量即可拔针，以无菌纱布压迫穿刺点至少 5 分钟，以防出血。若为动脉插管，则应退出针芯少许，如见动脉血喷出，应立即将外套管继续推进少许，使之深入动脉腔内以免脱出。然后根据需要退出针芯并迅速接上动脉监测仪或动脉加压输血装置等，用薄膜固定。如拔出针芯后无回血，可将外套管缓慢后退，直至有动脉血喷出。如无动脉血喷出，则可将外套管退至皮下插入针芯，重新穿刺。

5. 动脉穿刺插管术患者的护理

（1）妥善固定，以防移动或脱落。

（2）整个操作过程及置管期间严格执行无菌原则，以防感染。

（3）密切观察，如发现导管内有血块应抽出，不可注入。

（4）留置的导管应用肝素液（2U/ml）以 3ml/h 持续输入动脉内，保证管道通畅，避免局部血栓形成和远端栓塞。

第二十章　心搏骤停与心肺脑复苏

1. 心搏骤停的概念

心搏骤停是指各种原因引起的心脏突然停止跳动，丧失泵血功能，导致全身各组织严重缺血、缺氧，是临床上最危急的情况。一般情况下，心跳停止 10～15 秒意识丧失，30 秒呼吸停止，60 秒瞳孔开始散大固定，4 分钟糖无氧代谢停止，5 分钟脑内 ATP 枯竭，能量代谢完全停止。故一般认为，完全缺血缺氧 4～6 分钟脑细胞即可发生不可逆性的损伤。

2. 心搏骤停的原因

（1）心脏病　以冠心病、急性心肌梗死和急性心肌炎为最常见。

（2）意外事故　如车祸、溺水、雷电伤、自缢、药物过敏以及各种严重创伤。

（3）呼吸停止　如颅内病变致颅内压增高，呼吸道异物、水肿导致气管阻塞，引起呼吸停止。

（4）严重的电解质和酸碱平衡紊乱　如严重的高血钾、低血钾、高血镁致心脏停搏；酸中毒时细胞钾离子外移，血钾增高，同时心肌收缩力减弱。

（5）麻醉及手术意外　如麻醉药过量，心血管检查，气管插管、手术时大出血及过度牵拉内脏引迷走神经反射。

（6）各种原因引起的休克。

（7）其他　如有机磷农药中毒、鼠药中毒、蛇咬伤等。

3. 心搏骤停的心电图类型

根据心搏骤停后的心电图变化，将心搏骤停分为心搏停止、心室颤动和心电-机械分离三种类型。

（1）心搏停止（AS）或称心室停顿　心脏大多数处于舒张状态，心肌张力低，无任何动作，ECG 呈一直线或偶见 P 波。

（2）心室颤动（VF）　心室呈不规则蠕动。凡张力弱，蠕动幅度小者为“细纤颤”；张力强，幅度大者为“粗纤颤”。前者 ECG 为不规则的锯齿状小波，后者波幅较大。

（3）心电机械分离（EMD）　ECG 仍有低幅的心室复合波，而心脏并无有效的搏血功能。

以上三种类型以心室颤动最为多见。三者共同的病理生理学基础是心脏均无泵血功能。临床表现均为无脉搏、瞳孔散大、发绀征象而难以鉴别。

4. 心搏骤停的诊断有哪些

凡清醒患者突然意识消失，无呼吸活动，或者手术患者手术区（特别是动脉性出血）停止，创面灰暗，大动脉（颈动脉或股动脉）搏动不能摸到。即可诊断为心搏骤停而应立即抢救。

5. 心搏骤停的临床表现有哪些

（1）原来清醒的患者神志突然丧失，呼之不应。

（2）摸不到大动脉（颈动脉和股动脉）搏动，测不到血压。

（3）心音消失。

（4）自主呼吸在挣扎 1～2 次后随即停止。

（5）瞳孔散大，对光反射消失。

（6）昏迷。

6. 心肺复苏患者翻身方法

（1）救护者位于患者一侧。

（2）将患者的双上肢向头部方向伸直。

（3）将患者远离救护者侧的小腿放在近端小腿上，两腿交叉。

（4）救护者一只手托住患者的后头、颈部，另一只手托住患者远离救护者侧的腋下或胯部，使患者头、颈、肩、躯干呈一整体翻转向救护者。

（5）最后将患者两上肢放置于身体两侧。对疑有颈髓损伤患者的搬动一定要做好头颈部的固定，防止颈部扭曲。

7. 心搏骤停患者进行侧卧体位（复原体位）的指征

患者无意识，但心跳呼吸仍存在时，为防止舌后坠或黏液呕吐物阻塞呼吸道，将患者置于侧卧体位。

8. 心搏骤停患者进行侧卧体位（复原体位）的摆放

（1）救护者位于患者一侧。

（2）将靠近救护者的患者的上肢上举置于头部侧方，另一上肢肘弯曲置于胸前。

（3）将患者远离救护者侧的小腿弯曲。

（4）救护者一只手扶住患者远离救护者侧的肩部，另一只手扶住患者远离救护者侧的胯部或膝部，轻轻将患者侧卧向救护者。

（5）最后将患者上方的手放置于面颊下方，保持头后仰并防止面部朝下。

9. 进行心肺复苏时救护者的体位

护者应双腿跪于（或立于）患者一侧。单人抢救时，救护者身体位于患者肩部位置，两腿自然分开与肩同宽，两膝分别位于患者的头部和胸部位置，以利于进行吹气和按压，而免于来回移动膝部。双人抢救时，两人相对，一人跪于患者头部位置负责人工呼吸，另一人跪于患者胸部位置负责胸外心脏按压。

10. 心肺脑复苏的概念

心肺脑复苏是指针对心跳、呼吸骤停所采取的紧急措施，以重建和促进心跳、呼吸功能的恢复，防治脑水肿和促进脑功能的恢复，包括基础生命支持、进一步生命支持和后续生命支持三个阶段。

11. 基础生命支持（又称初期复苏）主要任务和步骤是什么

迅速有效地恢复生命器官（特别是心脏和脑）的血液灌流和供氧。基础生命支持的任务和步骤可归纳为 ABC 三步骤：

A（气道）：指保持呼吸道通畅。

B（呼吸）：指进行有效的人工呼吸。

C（循环）：指建立有效的人工循环。人工呼吸和心脏按压是心肺复苏时的主要措施。

12. 说明心肺脑复苏的步骤（分三期九步）

基本生命支持：A 气道控制；B 呼吸支持；C 循环支持。

进一步生命支持：D 药物治疗；E 心电图；F 除颤。

脑复苏及心肺复苏后加强治疗：G 判断；H 争取意识恢复；I 加强监护。

13. 保持呼吸道通畅的方法有哪些

保持呼吸道通畅是心肺复苏的先决条件。遇有紧急情况应呼喊患者，轻摇患者肩部以判断有无意识；以耳靠近患者口和鼻，以听或感觉是否有气流，并观察患者胸廓是否有起伏，以判断呼吸是否停止。如意识消失、呼吸停止，则立即清除呼吸道内异物或分泌物，若遇溺水者，因口腔、鼻腔常有较多的污泥、杂草等，则可用手伸进口腔内清除异物，鼻腔内异物不易清除时，急救者应用嘴吸出，然后快速置患者于头低俯卧位或置患者腹部于急救者大腿上引流出呼吸道内的液体，再置患者仰卧位，利用托下颌或（和）将头部后仰的方法（即托颈按额法）可消除由于舌后坠引起的呼吸道梗阻。有条件时（后期复苏）可通过放置口咽或鼻咽通气道、食管堵塞通气道或气管插管等方法以维持呼吸道通畅。

14. 人工呼吸的方法有哪些

人工呼吸是复苏的首要措施。人工呼吸的方法可分两类：一类是徒手人工呼吸，其中以口对口人工呼吸是现场复苏最简易而有效的方法。若遇牙关紧闭的患者可施行口对鼻的人工呼吸。另一类是利用器械或特制的呼吸器以求得最佳的人工呼吸，主要用于后期复苏和复苏后处理，须有专业人员使用。施行口对口人工呼吸时应将患者的头后仰，并一手将其下颌向上，后方钩起以保持呼吸道通畅；另一手压迫于患者前额保持患者头部后仰位置（即托颈按额法），同时以拇指和示指将患者的鼻孔捏闭。然后术者深吸一口气，对准患者口部用力吹入。开始时可连续吹入 3～4 次，然后以每 5 秒钟吹气一次频率进行。每次吹毕即将口移开并深吸气，此时患者凭其胸肺的弹性被动地完成呼气。施行过程中应注意观察胸壁是否有起伏动作，吹气时的阻力是否过大，否则应重新调整呼吸道的位置或清除呼吸道内的异物或分泌物。施行口对口人工呼吸的要领是每次深吸气时必须尽量多吸气，吹出时必须用力。这样可使吹出的气体中氧浓度较高，可达 16%以上；患者所获得的潮气量成人可高达 800ml。对于原来肺功能正常者，其氧分压（PaO_2）可达 75mmHg（10kPa），氧饱和度（SaO_2）高于 90%。这种方法已普及于世界各国，效果优良，缺点是操作者易感疲劳。

15. 请简述人工呼吸的操作要点

（1）将患者头部后仰，一手按住患者前额，另手托颈部；倘若患者口唇闭合，下颌松弛，可将托颈的手改托下颌使口轻度张开并保持上呼吸道畅通。

（2）吸气后，以口唇包紧患者的口部（在儿童，则口、鼻都包在内），将呼出气吹入，一般持续 2 秒。在成人吹气用力宜稍大，儿童宜轻吹（在婴幼儿只需在面颊上吹气）。

（3）为避免吹入气经鼻腔逸出，可用按前额的手捏住患者的鼻孔或在吹气时用面颊紧贴患者鼻孔。

（4）以前主张口对口吹气潮气量达 800～1000ml/次，但现在发现潮气量大容易导致胃扩张。故现在主张 10ml/kg 即可。能见到患者胸廓抬高才算吹气有效，即可停止吹气，放松口鼻，任胸廓自然回缩呼气。

（5）待患者呼气毕，即可按上述要求重复前述步骤，并注意与 ECC 配合，人工呼吸频率一般为 10～12 次/分。

若经口吹气受阻（如牙关紧闭或抽搐时），可以托颈之手的大拇指按住患者口唇，经鼻吹气做口对鼻人工呼吸。

16. 心搏骤停患者需要进行开放呼吸道的原因

患者意识丧失后，下颌、舌、颈部肌肉松弛，舌根后坠，造成呼吸道阻塞。开放呼吸道以保障呼吸道通畅是心肺脑复苏的关键。

17. 开放呼吸道的方法

（1）压额抬颏法　无颈椎损伤患者，可用此手法。将一手小鱼际置于患者前额，向后用力，使头后仰，成人头后仰的程度为患者下颌角与耳垂连线与地面垂直；另一手的示指、中指置于患者的下颌近颏的骨体部分，向上抬起下颌，使牙齿几乎咬合。注意：避免在颏下的软组织上深压，否则可能阻塞呼吸道；不要用拇指抬举下颏；取下患者义齿，以防脱落阻塞呼吸道。

（2）下颌推前法　此手法适用于已存在或疑有颈椎损伤的患者。急救人员将两手置于患者头部两侧，肘部支撑在患者所躺平面上，双手手指放在患者下颌角，向上提起下颌，如果嘴唇紧闭，用拇指使其下唇缩回。这种技术对开放呼吸道非常有效，但容易疲劳，操作技术要求较高。

（3）仰头抬颈法　疑有颈部损伤的患者禁用此方法，以免进一步损伤颈髓。急救者一手轻柔托起患者颈部，另一手小鱼际置于患者前额，向后用力，使头后仰方法易造成颈部损伤，且不便于人工呼吸，目前不推荐使用。

18. 心脏按压的方法有哪些

其方法有两种形式：一是胸外心脏按压；二是开胸心脏按压。

（1）胸外心脏按压　此法可在任何场合进行，为现场急救时最实用、简易而有效的心脏复苏方法。方法是将患者就地平卧，背部垫一木板或平卧于地板上。术者立于或跪于患者一侧。沿季肋摸到剑突，选择剑突以上 4～5cm 处，即胸骨上 2/3 与下 1/3 的交界处为按压点。将一手掌根部置于按压点，另一手掌跟覆于前者之上。手指向上方翘起，两臂伸直，凭自身重力通过双臂和双手掌，垂直向胸骨加压，使胸骨下陷 4～5cm，然后立即放松，但双手不离开胸壁，肘关节不能屈曲，使胸廓自行恢复原位。如此反复操作，按压时心脏排血，松开时心脏再充盈，形成人工循环。按压与松开的时间比为 1∶1 时心排血量最大，按压频率以 80～100 次/分为佳。单人复苏时，心脏按压 15 次进行口对口呼吸 2 次（15∶2）。双人复苏时，心脏按压 5 次进行口对口人工呼吸 1 次（5∶1）。如果已经建立气管内插管，人工呼吸频率为 12 次/分，可不考虑是否与心脏按压同步的问题。

（2）开胸心脏按压　此种方法效果较胸外心脏按压佳，但开胸心脏按压在条件和技术上的要求都较高，且难以立即开始，可能会延误复苏时间。按压频率以 60～80 次/分为宜。

19. 进行进一步生命支持的重要性

进一步生命支持是基础生命支持的继续。是借助于机械和设备、先进的复苏技术和知识以争取最佳的复苏阶段。应尽可能创造条件，尽早实施。它包括：继续的基础生命支持，借助专用设备和专门技术建立和维持有效的肺泡通气和循环功能；监测心电图，识别和治疗心律失常；迅速建立和维持静脉输液，调整体液、电解质和酸碱平衡失调；采取一切必要措施（药物、电除颤等）维持患者的循环功能稳定。

20. 进一步生命支持呼吸道的管理

心跳、呼吸骤停的患者，在复苏过程中，约有 90%的患者都有不同程度的呼吸道梗阻。托下颌的方法难于持久。放置口咽或鼻咽通气道主要适用于自主呼吸已恢复者。为了获得最佳肺泡通气和供氧，或需要行机械通气治疗者，应实行气管内插管。而对于不适宜气管内插管或需要长期机械通气者，可施行气管切开术以保持呼吸道的通畅。

21. 进一步生命支持呼吸器的应用

利用器械或呼吸器进行人工呼吸，其效果较徒手人工呼吸更有效，常用的有三种：

（1）简易呼吸器　呼吸囊-活瓣-面罩装置为最简单且有效的人工呼吸器已广泛应用于临床。应用时只要将面罩紧扣患者口鼻部，另一手将呼吸囊握于手掌中挤压，将囊内气体吹入肺内。当松开呼吸囊时，胸廓和肺被动弹性回缩而将肺内气体“呼”出。

（2）麻醉机　通过面罩或气管内插管给患者供氧，并可用呼气囊控制呼吸，效果比简易呼吸器为佳。

（3）多功能呼吸器　是性能完善、结构精细的自动机械装置。可按要求调节多项参数，并有监测和报警系统。使用这种呼吸器不仅能进行有效的机械通气，而且能纠正患者的某些病理生理状态，起到呼吸治疗的作用。主要在重症监护室或手术室等固定场所使用。

22. 进一步生命支持的给药途径

心肺复苏时常用给药途径有三种：静脉给药、气管内给药和心内注射。由于心内注射时需中断心脏按压，还可能引起张力性气胸、心脏压塞、心肌或冠状血管撕裂、药物如注入心肌可能会引起顽固性室颤。因此心内注射多适用于静脉或气管插管途径未建立者。

23. 进一步生命支持的常用复苏药物

（1）肾上腺素　是心肺复苏中的首选药物，其经典用法为：静脉注射 0.5～1.0mg/次，或 0.01～

0.02mg/(kg · 次),必要时可每 5 分钟重复一次,气管内给药 2.0～2.5mg/次,总量不宜超过 0.2mg/kg。肾上腺素的作用机制是通过兴奋 α 受体、β 受体，有助于自主心律的恢复；其 α 受体兴奋作用可使外周血管阻力增加，而不增加冠状动脉和脑血管的阻力，因而可增加心肌和脑的灌流量；能增强心肌收缩力，使心室纤颤由细颤转为粗颤，提高电除颤成功率。在心脏按压的同时使用肾上腺素能使冠状动脉和心内、外膜的血流量明显增加，并增加脑血流量。

（2）阿托品　主要适用于有严重窦性心动过缓合并低血压、低组织灌注或合并频发室性早搏者。心脏停搏时阿托品用量为 1.0mg 静脉注射，心动过缓时的首次用量 0.5mg，可每 3～5 分钟重复注射（24 小时总量不宜超过 0.04mg/kg），直到心率恢复达 60 次/分以上。其作用机制是阿托品能降低心肌迷走神经的张力，提高窦房结的兴奋性，促进房室传导。严重窦性心动过缓时，异位心电活动亢进，可诱发室颤。如用阿托品使心率增快到 60～80 次/分，不仅可防止室颤的发生，而且可增加心排血量。

（3）利多卡因　是治疗室性心律失常的有效药物，尤其适用于治疗室性期前收缩或阵发性室性心动过速。对于除颤后又恢复心室纤颤而需反复除颤的病例，利多卡因可使心肌的激惹性降低，或可缓解心室纤颤的复发。常用剂量为 1.0mg～1.5mg/kg，缓慢静脉注射，必要时可重复使用，见效后以 2～4mg/min 的速度连续静脉滴注维持。

（4）碳酸氢钠　为复苏时纠正急性代谢性酸中毒的主要药物。用法：一般主张静脉匀速输注，速度不宜过快，成人注射 5%碳酸氢钠以 15ml/min 左右的速度为宜。

（5）氯化钙　主要适用于因高血钾或低血钙引起的心脏停搏。在心电-机械分离时，氯化钙也有一定的疗效。用法：成人常用 10%氯化钙 2.5～5ml，缓慢静脉注射。其原理是：可使心肌收缩力增强，延长心脏收缩期，并可提高心肌的激惹性。交感神经兴奋药对心脏的作用也是通过钙离子起效的。如果使用肾上腺素和碳酸氢钠仍未能使心脏搏动恢复，可以静脉注射氯化钙。

（6）多巴胺　适用于低血压和（或）心功能不全者。用法：开始以 2～5μg/（kg · min）的速度静脉输注。另外，去甲肾上腺素适用于外周血管阻力降低合并明显低血压者，开始以 0.04μg/（kg · min）的速度静脉输注，并根据血压的高低来调节。异丙肾上腺素主要用于治疗房室传导阻滞，也可用于严重窦性心动过缓且对阿托品治疗无反应者。

24. 复苏时盲目大量使用碳酸氢钠的危害

（1）可引起低钾血症和氧离解曲线左移，损害组织氧的摄取。

（2）引起高钠血症和血浆渗透压升高。

（3）可导致 CO_2 增加，而 CO_2 的增加不仅可导致高碳酸血症，并可弥散到心肌和脑细胞内而引起功能的抑制。

25. 进一步生命支持的体液治疗

一般来说，在心脏停搏后适当的扩容才能保持循环功能的稳定。此时，如果能有中心静脉压的监测来指导更有意义。维持中心静脉压在 10～15cmH_2O 为宜。液体以晶体为主适当输入胶体。复苏时一般不主张输血除非有明显的失血。低血容量可降低心脏充盈压，严重影响心肌的收缩性。

26. 进一步生命支持的电除颤技术

心室纤颤或心室停搏，复苏的第一步都是进行人工呼吸和心脏按压。而电除颤是目前治疗室颤的唯一有效方法，应越早应用越好，一旦明确，应尽快使用除颤器。室颤发生早期一般多为粗颤，此时除颤易成功。室颤后 4 分钟内、心肺复苏 8 分钟内除颤可使其预后明显改善。如果除颤延迟，除颤成功率明显降低。发生室颤后几分钟内即可发展为心室停搏，复苏也更加困难。如为细颤，可注射肾上腺素，一般均能变细颤为粗颤，如果不能变细颤为粗颤，治疗效果不佳。

电除颤是以一定量的直流电流冲击心脏使室颤终止的方法。有胸内除颤和胸外除颤两种。胸外除颤时将一电极板置于靠近胸骨右缘的第 2 肋间，另一电极板置于左胸壁心尖部。电极下垫以盐水纱布或导电糊并紧压胸壁，以免局部烧伤和降低除颤效果。胸外除颤所需要的电能成人为 200J，小儿为 2J/kg；胸内除颤是在开胸后，将电极板直接放在心室上进行电击，所需电能成人为 20～80J，小儿为 5～50J。操作时先进行充电，并检查电击板放置无误后，令所有人员与患者脱离接触，然后按放电钮即完成一次电除颤。一次除颤未成功，应立即进行复苏操作。除颤器重新充电，准备重复除颤。再次除颤时应加大电能，最大可到 360～400J。

27. 脑复苏的概念及原则

防止心脏停搏后缺氧性脑损害所采取的措施称为脑复苏。

脑复苏的原则在于防止或缓解脑组织肿胀和水肿。脱水、降温和肾上腺皮质激素治疗是现今较为行之有效地防治急性脑水肿的措施。

28. 防治急性脑水肿的措施有哪些

（1）脱水疗法 脱水疗法一般应持续 5～7 天。

（2）低温疗法 是脑复苏综合治疗的重要组成部分。低温可使脑细胞的氧需量降低，对脑组织有重要的保护作用。体温每降低 1℃可使代谢率降低 5%～6%。

（3）激素的应用 肾上腺皮质激素在脑复苏中的应用，目前仍有争议。临床上认为激素对神经组织水肿预防作用似较明显，但对于已经形成的水肿，其作用则较难以肯定。激素的应用宜尽早开始，心脏停搏时即可静脉点滴氢化可的松 100～200mg，以后用地塞米松 20～30mg/24h。一般使用 3～4 日即可全部停药，以免发生并发症。

29. 防治急性脑水肿的低温疗法

（1）降温时机 不宜认为凡是心脏停搏者都必须降温。心脏停搏未超过 3～4 分钟或患者呈软瘫状态时，不是低温的适应证。心脏停搏时间较久或患者呈现体温升高或有肌张力增高者应予以降温。如果心脏停搏时间不明，应密切观察，若患者出现体温升高趋势或有肌紧张及痉挛表现时，应立即降温。

（2）降温的方法 全身降温而以脑组织为降温的重点。头部以冰帽降温效果较好，并将冰块置于患者的颈侧、腋窝、腹股沟等大动脉经过处，有条件的可以使用冰毯降温。为了防止直接降温时皮肤冷伤，冰块应用布类或纸类包裹后使用。开始降温时宜将体温迅速降到预期水平，一般为肛温 33～35℃。降至 28℃时脑电活动明显呈保护性抑制状态，若降至 28℃以下则易诱发室颤等严重的心律失常。

（3）冬眠合剂的使用 为防止降温过程中出现寒战反应，应在降温前使用冬眠药物，同时冬眠药物还可以解除血管痉挛，改善血流灌注，减慢代谢，降低脑耗氧量的作用。常用的冬眠合剂有冬眠Ⅰ号（哌替啶、异丙嗪、氯丙嗪）、冬眠Ⅱ号（异丙嗪、乙酰普吗嗪）、冬眠Ⅲ号（哌替啶、异丙嗪、海特琴）、冬眠Ⅳ号（盐酸利多卡因、乙酰普吗嗪）。冬眠合剂静脉滴注达足以使肌张力松弛、呼吸血压平稳后方可使用物理降温。如果在降温的过程中，又出现寒战应立即停止物理降温，继续静脉滴注冬眠合剂后，再行物理降温。

（4）停止降温时机 降温一般需要 2～3 天，严重者需 1 周以上，其停用以大脑皮层功能恢复为标准，其标志为听觉的恢复。复温时只需逐步减少冰袋使体温缓慢回升（自然复温）即可。降温所用辅助药物则宜待体温恢复 1～2 天后再行停药。

30. 维持循环功能的稳定的重要性

循环功能的稳定是一切复苏措施之所以能奏效的先决条件。当自主心律恢复后，仍常容易发生低血压和心律失常，从而影响脑组织灌注和冠状动脉循环，甚至导致整个复苏过程的失败。血压一般应维持在正常或稍高于正常水平为宜。因此复苏后期仍可能需要应用某些药物来维持循环功能，其目的是为了给其他更重要的治疗措施创造条件。如心率缓慢（＜60 次/分）可滴注异丙肾上腺素或肾上腺素（1～2mg 溶于 500ml 液体内）；如心率快（＞120 次/分），可静脉注射毛花苷 C 0.2～

0.4mg。但不能完全依赖药物，并应及早脱离这些支持。只有在不需要任何药物的支持下仍能保持循环功能正常时，才能认为循环功能确以稳定。

31. 如何维持良好的呼吸功能

心搏恢复后，不论自主呼吸是否恢复，都应该保持呼吸道的通畅，进行持续有效的人工通气。维持良好的通气功能有利于降低颅内压，减缓脑水肿的发展。以免因低氧血症而影响心、脑功能的恢复。

32. 如何防治肾衰竭

最有效的方法是复苏后必须稳定呼吸、循环功能，保证肾脏的灌注压。尽量避免使用使肾血管严重收缩及损伤的药物，纠正酸中毒及使用肾血管扩张药物（如小剂量多巴胺）等保护肾功能的措施。以免因肾衰竭而使整个复苏工作陷于徒劳。

33. 心肺复苏的有效指标

（1）颈动脉搏动　按压有效时，每按一次可触摸到颈动脉一次搏动，若中止按压搏动亦消失，则应继续进行胸外按压，如果停止按压后脉搏仍然存在，说明患者心搏已恢复。

（2）面色（口唇）　复苏有效时，面色由发绀转为红润；若变为灰白，则说明复苏无效。

（3）其他　复苏有效时，可出现自主呼吸，或瞳孔由大变小并有对光反射，甚至有眼球活动及四肢抽动。

34. 终止抢救的标准

现场心肺复苏应坚持不间断地进行，不可轻易做出停止复苏的决定，如符合下列条件者，现场抢救人员方可考虑终止复苏：

（1）患者呼吸和循环已有效恢复。

（2）无心搏和自主呼吸，一般认为心肺复苏在常温下持续 30 分钟以上无效时医师方可确定患者已死亡。

35. 复苏后呼吸系统的监护

（1）保持呼吸道通畅　心肺复苏后应对呼吸系统进行详细检查并摄全胸片，以判断有无肋骨骨折、气胸、肺水肿等异常情况。对于自主呼吸未恢复、有通气或氧合功能障碍者，应进行机械通气治疗（有条件应使用人工呼吸机），并根据血气分析结果调节呼吸器。加强呼吸道管理，经常注意呼吸道的湿化，及时清除呼吸道分泌物。如有气管切开，应注意更换敷料，预防感染；注意观察有无导管堵塞、衔接松脱、气管黏膜溃疡、皮下气肿、通气过度或通气不足等现象。

（2）肺部并发症的监护　因心搏骤停后呼吸停止、肺循环中断、咳嗽反射停止，机体抵抗力低下，再加上各种对呼吸道有侵袭性急救治疗措施等因素的影响，肺部感染是复苏后期患者较常见的并发症。因此，必须严密观察并及早防治，制订周密的护理计划，如定时翻身、拍背、湿化气道、有效排痰等，遵医嘱应用抗生素。

36. 复苏后循环系统的监护

（1）心电监护　复苏后患者的心脏功能尚未完全稳定，应予以心电监护。密切观察心率、血压及心电图的变化。血压应维持在 90～100/（60～70）mmHg。测量脉搏时，要注意其频率、节律和强弱变化。如出现室性早搏、室性心动过速等心律失常，血压、脉搏的异常现象时，及时给予相应的处理。

（2）末梢循环的观察　患者皮肤色泽、温度、湿度能反应血液的灌注情况。如肢体湿冷，指（趾）甲苍白发绀，末梢血管充盈不佳，即使血压仍正常，也应认为循环血量不足。如肢体温暖、指（趾）甲色泽红润、肢体静脉充盈良好，则提示循环功能良好。

（3）中心静脉压（CVP）的测定　中心静脉压代表了右心房和（或）胸腔内上下腔静脉的压力。测定中心静脉压准确地反映循环灌注及心脏功能，对于输液和药物的应用具有重要的指导价值。

CVP 正常值为 5～10cmH_2O（0.49～0.98 kPa）。CVP 低、血压低，表示血容量不足，应加快补液速度；CVP 正常、血压低，表示血容量不足或者心功能不全，可做补液试验:（于 5～10 分钟内静脉输入 250ml 的生理盐水，若血压升高、CVP 不变为血容量不足，而 CVP 升高、血压不变为心功能不全）；CVP 高、血压低，表示心功能不全，应减慢补液速度并给予强心剂；CVP＞15cmH_2O（1.47 kPa）表示右心功能不全或外周血管阻力增加；CVP＞20cmH_2O（1.96 kPa）则表示充血性心力衰竭。

37. 复苏后肾功能的监护

（1）使用血管活性药物时务必慎重，尽量避免应用使肾血管收缩的药物。

（2）留置导尿管，观察尿液的颜色，监测每小时尿量，记录 24 小时出入量。定时检查尿比重、血尿素氮、肌酐及血尿电解质浓度等。分析尿量减少的原因，以便及早发现肾功能的改变并予以正确处理。

38. 复苏后脑缺氧监护

脑缺氧在复苏后仍然存在，是造成复苏失败的关键原因之一。因此，复苏后因密切观察患者的意识、听觉、瞳孔及肢体活动等情况的变化。同时应：

（1）继续保证低温正确有效的执行，降温时以头部为主，并注意这时降温幅度不宜低于 30℃。体温保持在适当水平，避免过高过低，更不宜大幅度波动，否则，有导致室颤等并发症的可能，使整个复苏失败。

（2）严密监测生命体征及颅内压增高的征象，保证脱水疗法的药物准确、按时、无误的执行，并严格监测血容量及电解质的变化等药物的不良反应。

39. 复苏后酸碱平衡的监护

（1）密切观察病情变化，注意有无呼吸急促、皮肤潮红、烦躁不安、多汗，呼出的气体有无烂苹果气味（酮味），以及有无二氧化碳潴留的表现。定时并根据病情随时监测血电解质及血气分析，为临床治疗提供及时准确的资料。

（2）对于代谢性酸中毒，以呼吸支持和碱性药物予以迅速纠正。通过增加换气功能，加速二氧化碳排出，并可用中等换气法使二氧化碳分压降至 25～35mmHg，以代偿部分代谢性酸中毒。碱性药物应首选碳酸氢钠，遵循碱性药物的使用原则执行。同时，还可以通过扩容、增加尿量的措施，一方面可以保护肾脏功能，而且可以充分发挥肾脏的代偿功能。

（3）对于呼吸性酸中毒，主要通过建立有效的机械通气，加强通气。利用过度通气，加速二氧化碳的排出，降低二氧化碳分压，即可纠正呼吸性酸中毒。

40. 复苏后并发症的监护

心跳呼吸骤停后，机体的防御功能同时也受到损害。在急救操作过程中可能有一些无菌操作不够严格，加上一些侵袭性的医护措施及激素的应用等，增加了感染的机会。因此，感染是复苏后最常见的并发症。应密切监测及时发现并采取有效措施进行防治。

（1）密切观察生命体征，有伤口及侵袭性的医护措施（如气管插管、气管切开、动静脉插管等），应及时更换敷料，严格执行无菌操作原则。严格掌握拔管指征，及时拔管。

（2）加强消毒隔离措施，注意患者及室内清洁卫生，保持室内空气清新。

（3）对于长期卧床的患者，勤翻身拍背，防止肺部感染及压疮的发生和继发感染。

（4）对于降温疗法的患者，冰袋应注意包裹好和及时更换，并随时按摩肢体皮肤，促进局部血液循环，避免局部皮肤冻伤。同时注意保持床褥的平整和干燥。

（5）加强口腔护理，防止口腔溃疡及感染。注意五官护理，保持五官的清洁卫生。对于角膜暴露者，应遵医嘱使用抗生素溶液滴眼和（或）抗生素眼膏封眼，也可用凡士林纱布覆盖，以防角膜干燥或溃疡及角膜炎的发生。

第二部分 各 论

——ICU 常见疾病及并发症的监护

第二十一章 脏器衰竭的护理

一、心 力 衰 竭

1. 何为心力衰竭

心力衰竭是由各种心脏疾病引起的，绝大多数情况下是指心肌收缩力下降使心排血量不能满足机体代谢需要，器官组织血液灌注不足，同时出现肺循环和（或）体循环淤血表现的一种综合征。

2. 心力衰竭的病因有哪些

（1）心脏性病因

1）风湿性心脏瓣膜病 以二尖瓣病变最常见，其次是主动脉瓣膜病变，肺动脉瓣及三尖瓣病变较少见。

2）心肌病 以心肌炎、高血压性心脏病和扩张性心肌病为多见。

3）冠状动脉病变 如冠状动脉粥样硬化、冠状动脉阻塞所致心肌梗死及冠状动脉痉挛。

4）先天性心脏病 各种先天性心脏病，因其血流动力学发生改变，可加重心脏负荷，如不纠正导致心力衰竭。

5）严重心律失常 如原有心脏病变，心律失常就更易导致心力衰竭。

6）心包病变 如狭窄性心包炎以及由各种原因引起的心脏压塞。

（2）非心脏性病因

1）高血压 各种原因引起的高血压，因周围血管阻力增加可致心脏后负荷增加，导致心力衰竭。除原发性和症状性高血压外，血管收缩药的滥用亦是重要原因之一。在麻醉中由此产生左心衰竭、急性肺水肿者，不乏其例。

2）肺部疾病 肺部慢性疾病，如老年性慢性支气管炎、支气管哮喘等，可使右心排血阻力增加，由于右心负荷日益加重，终将导致右心衰竭。急性右心衰竭远较急性左心衰竭少见，在临床上仅见于大片肺梗死或肺动脉主干发生梗死等。肺动脉具有低压、低阻的特点，如果肺血管痉挛肺循环阻力剧增和肺动脉高压，也可导致急性右心衰竭。

3）大血管畸形 如主动脉狭窄及动静脉瘘。

4）输血输液过量 入量过多可导致急性心力衰竭，主要表现为左心衰竭、急性肺水肿。当患者原有心脏病、肺疾患或肾衰竭，或合并有周围血管痉挛因素，则更易发生。这也是麻醉期间或术后发生左心衰竭的重要原因之一。

5）其他 如甲状腺功能亢进、严重贫血等亦可发生。

3. 心力衰竭的分类

（1）急性心力衰竭 在原有心脏病或慢性心力衰竭的基础上，如有加重心脏负担的诱因，使心排血量锐减，可导致急性心力衰竭，若心脏原无病理改变，在遇到一些非心脏性病因时，当其程度超越了心脏的代偿能力，亦可骤发急性心力衰竭，如血容量剧增，周围血管强烈收缩以及麻醉过程药物对心肌产生显著抑制等。对急性心力衰竭要求尽快做出判断，迅速排除可能引起的病因及进行有效处理，否则，可因延误治疗时机而使病情急转直下，导致严重后果。

（2）低排血量和高排血量心力衰竭

1）凡心力衰竭伴有心排血量下降者，称为低排血量心力衰竭。临床上多数心力衰竭均属于这一类型，如风湿性心脏瓣膜病、心肌病、冠心病、高血压性心脏病以及各种先天性心脏病等所致的心力衰竭。

2）凡心力衰竭伴有心排血量增多者，称为高排血量心力衰竭。此时心排血量的绝对值高于正常，如甲状腺功能亢进、贫血和动静脉瘘等所致的心力衰竭。

对上述两种类型的心力衰竭，其治疗原则应有所区别。对于低排血量心力衰竭，提高心排血量仍是一种传统有效方法，而对于高排血量心力衰竭，虽然使用强心苷类药物并非禁忌，但作为治疗的根本仍是控制原发病因，如纠正贫血或控制甲状腺功能亢进等。

（3）左、右和全心衰竭

1）左心衰竭：凡左侧心脏病变或虽非心脏性病变但主要作用于左心者，引起左心有效排血量降低，一般均先出现左心衰竭，如二尖瓣或主动脉瓣膜病变，体循环血压急剧升高等。麻醉期间和手术以后，以左心衰竭为常见。左心衰竭主要导致肺血管淤血和急性肺水肿。

2）右心衰竭：凡肺部疾病使右心压力负荷过度，或心脏病变使右心容量负荷过重，或右心室收缩性受到抑制可出现右心衰竭。此时，大量血液将淤滞于体循环的静脉系统以及肝脏（人体最大的“储血库”）中，患者表现为面部淤紫，颈静脉怒张、肝脏肿大、下肢水肿甚至出现腹水等症状。急性右心衰竭在临床上虽不多见，一旦发生，病情发展极快，如大片肺梗死，右心室急剧扩张、衰竭，预后极差。

3）全心衰竭：全心衰竭通常在左心衰竭的基础上发展起来的，因为当左心衰竭时，随着左心房压的升高，肺毛细血管与肺动脉压逐渐升高，为克服增高的肺动脉压，必然累及右心，右心先呈代偿性，最终发生衰竭，此外，某些特殊病因亦可导致全心衰竭，如急性心脏压塞等。遇此情况，则需紧急解除压塞，否则后果严重。

（4）舒张性心力衰竭和收缩性心力衰竭　心力衰竭包括两种含义：一是心排血量不能满足代谢的需要，二是心排血量尚能满足代谢的需要但引起不正常的充盈压的升高，前者为收缩性心力衰竭，后者称为舒张性心力衰竭。前者由于心肌收缩力的减弱，而后者由于舒张功能的损害导致心室接受回心血量的功能受损，舒张功能受限。前者见于扩张性心肌病、肺动脉栓塞等；后者见于肥厚性心肌病心内膜纤维化，而冠状动脉粥样硬化性心脏病则两者兼有。

4. 左心衰竭的症状

左心衰竭以肺循环淤血和心排血量降低为主要表现。

（1）呼吸困难　劳力性呼吸困难是左心衰竭最早出现的症状。还可出现夜间阵发性呼吸困难和端坐呼吸。

（2）咳嗽、咳痰和咯血。

（3）疲倦、乏力、头晕、心悸。

（4）少尿及肾功能损害症状。

5. 左心衰竭的体征

（1）肺部湿啰音。

（2）心脏体征　一般均有心脏扩大，心尖部长期奔马律，肺动脉瓣区第二心音亢进。

6. 右心衰竭的症状

（1）消化道症状　胃肠道及肝淤血引腹胀、食欲不振、恶心、呕吐。

（2）劳力性呼吸困难。

7. 右心衰竭的体征

（1）颈静脉征　颈静脉搏动增强、充盈、怒张肝静脉征阳性更具特征。

（2）肝大。

（3）水肿　特点是首先出现在身体最低垂的部位，为对称性压陷性水肿。

8. 心功能分为哪几级

一级：体力活动不受限。平时一般活动不引起疲乏、心悸、呼吸困难、心绞痛等。

二级：体力活动轻度受限。休息时无自觉症状，平时一般的活动可出现上述症状，休息后很快缓解。

三级：体力活动明显受限。休息时无症状，轻于平时一般的活动可出现上述症状，休息较长时间后方可缓解。

四级：不能从事任何体力活动，休息时也有心力衰竭的症状，体力活动后加重。

9. 心力衰竭的治疗原则

（1）病因治疗　心力衰竭是由多种病因引起的心功能不全综合征，因此，其治疗的关键首先是纠正病因和诱因，特别是非心脏病因或诱因的控制是相当重要的。

（2）控制心力衰竭　特别是急性心力衰竭，如不及时治疗，可危及患者的生命。对心力衰竭治疗的基本原则是：

1）减轻心脏负荷，包括前负荷和后负荷。

2）增强心肌收缩力，使心排血量增加。

3）维持心肌供氧和耗氧的平衡，供氧主要取决于血液的氧合状态和冠状动脉血流，耗氧则主要与动脉压、心率、前负荷与心肌收缩力有关。

10. 心力衰竭的治疗措施

（1）增强心肌收缩力　临床上主要应用具有正性肌力作用的药物，这类药物可以增强心肌的收缩力，增加心排血量，并降低肺毛细血管压，因此可以应用于肺充血及或外周低灌注的心力衰竭患者。临床主要药物及其用法如下述。

1）多巴胺：作用与用药剂量有关，小剂量[1～5g/（kg · min）]具有兴奋多巴胺受体作用，使内脏和肾血流量增多，有轻度 1 受体激动作用，可使 SV 轻度升高；中剂量[5～15g/（kg · min）]1-受体激动作用为主，使 SV、CO、HR 增快，因作用于 β_2 受体较轻，使周围血管和肺血管略有扩张，SVR 和 PCWP 无明显变化，大剂量[>1～5g/（kg · min）]，作用于 1-受体，引起周围血管收缩，给 CO 和肾血流量带来潜在的不良后果。心力衰竭时，选择小至中等剂量多巴胺，临床上证明短期内可获得良好效果。

2）多巴酚丁胺：主要作用于 1-受体，远超过 1-和 2-受体。心力衰竭时，多巴酚丁胺可使体循环血管阻力下降，同时 CO 增加，PCWP 降低，SV 升高，HR 增快，但对血压作用结果不一，也使心肌氧耗增加。

3）肾上腺素：小剂量主要作用于 β_1 受体，而大剂量主要作用于 α_1 受体，肾上腺素可使 MAP、CO 上升，HR 增快与剂量有关，心律失常发生率较低。肾上腺素与其他儿茶酚胺类药物相同，其半衰期仅 1～2 分钟，静脉注射后大部分再分布至其他组织，在肝、肺内受儿茶酚-O-甲基转换酶所降解，起始剂量为 8～12g/min，维持剂量 2～4g/min 根据反应调整。因此其给药方式是通过静脉滴注（经大静脉，以预防药液外逸所至皮肤坏死），经 5～10 分钟血浆药物浓度即稳定。由于肾上腺素（还有去甲肾上腺素、异丙肾上腺素）的 β 碳原子旁链羟基具有 100 倍以上的多巴胺作用强度，其剂量可随监测结果随时加以调整。肾上腺素应用于心力衰竭的患者，通常是多巴胺、多巴酚丁胺无效时，可单独使用，或与多巴胺和血管扩张药混合使用。

4）磷酸二酯酶抑制剂：磷酸二酯酶抑制剂通过对磷酸二酯酶 III 的抑制，使心肌细胞内 cAMP 水平和 Ca^{2+} 升高，以增加心肌收缩性。氨力农、米力农作用机制见有关章节，产生的血流动力学效应与多巴酚丁胺和血管扩张药硝酸甘油的联合应用相同，与洋地黄和交感胺类药物有协同作用。氨力农、米力农是常用的磷酸二酯酶抑制剂之一，适用于：①低心排综合征伴左心室充盈压明显升高；②体外循环后左心室功能不全；③非心脏手术时左心室功能不全；④急性心肌梗死伴心力衰竭；⑤慢性充血性心力衰竭等。

5）洋地黄：地高辛口服或静脉注射、毛花苷 C 静脉注射是常用的正性肌力药物，能增强心肌收缩性，改善心脏工作与心室舒张末压的关系。但可直接或通过兴奋交感神经，使周围血管阻力增加。地高辛的负荷剂量分成 3～4 次静脉注射，每 4～6 小时一次，维持量为 0.125～0.5mg/d。为预防中毒反应，有条件时，宜于静脉注射 1 小时后测血药浓度，则若地高辛血浓度＞2g/kg 则有中毒的可能。使用地高辛时，仍因观察临床表现，以早期诊断洋地黄中毒。

（2）减轻心脏负荷

1）利尿：使用利尿药的目的有：①减轻心脏前负荷，降低心室充盈压，可导致体循环和肺循环充血症状的缓解；②纠正由代偿机制造成的水钠潴留。利尿药的药理作用在前面有关章节已有详细叙述，目前用于急性左心衰竭及急性肺水肿的治疗，首选药物是袢利尿剂呋塞米，剂量可选 0.25～0.5mg/kg 静脉注射，按需要重复。

2）血管扩张药：心力衰竭的患者应用血管扩张药对改善血流动力学具有重要价值，可使心排血量增加，肺毛细血管压下降，但心率改变甚少。其机制一方面是由于减少周围小动脉的阻力，从而减轻心脏后负荷，使心搏出量和心排血量增加，另一方面还可扩张小静脉，使小静脉容纳的血量增加，以减少回心血量，从而减少心脏的前负荷，而血液重新分布亦必然有利于肺毛细血管压的降低。临床上常用的血管扩张药主要有：①硝酸甘油（nitroglycerine），主要通过扩张静脉使前负荷降低，剂量为静脉滴注 0.3～0.5g/（kg · min）开始。②硝普钠（nitroprusside），具有动静脉扩张作用，以动脉为主，剂量为静脉滴注 0.3～0.6g/（kg · min）随使用时间延长剂量相应增加，可达 2.5g/（kg · min）。③肼屈嗪（hydralazine），主要作用于小动脉，剂量为 0.5～1.5mg/kg，静脉缓慢注射（5 分钟以上）。④血管紧张素转换酶抑制剂（angiotensin converting enzyme inhibitors，ACEI），减少前、后负荷，使心排血量增加，即使血压下降也不激活交感神经系统，因此，有利于心肌氧供氧耗平衡。其制剂卡托普利（Captopril）静脉注射量为 0.625mg，每日为 2～3 次。

11. 心力衰竭的其他治疗措施

（1）吗啡　是治疗急性左心衰竭肺水肿的常用药物，其作用机制尚未完全阐明，但已知主要与吗啡的以下作用有关：①周围血管扩张；②轻微正性肌力作用；③中枢镇静、镇痛作用。急性左心衰竭肺水肿患者应用吗啡静脉注射，可降低肺毛细血管压增加心排血量，但亦因注意，当吗啡用量过大，或吗啡与血管扩张药同时使用时有时可导致心排血量的减少和动脉压下降。虽然吗啡可使呼吸抑制，但是，急性左心衰竭肺水肿时使用常规剂量的吗啡不会造成通气障碍，而对患者的面罩通气有利。

（2）氧疗　是治疗急性左心衰竭的重要措施之一，特别是肺动脉高压者尤其重要。提高 PaO_2 和 SaO_2，可增加氧的传输能力，有利于缺血组织氧供，因此可改善或代偿急性肺水肿或由于心排血量减少所造成外周低灌流时的组织缺氧状态。急性左心衰竭短期可给高浓度氧，但长期维持不宜＞60%。

12. 洋地黄药物毒性反应的表现是什么

（1）胃肠道反应如食欲不振、恶心、呕吐。

（2）神经系统症状如头痛、倦怠、视物模糊、黄视绿视等。

（3）最重要的是各种心率失常，最常见的是室性期前收缩，多为二联律、三联律，房性期前收缩、心房颤动、房室传导阻滞等。

13. 洋地黄药物毒性反应的处理措施

（1）立即停药。

（2）补充钾盐，可口服或静脉补充氯化钾，停用排钾利尿剂。

（3）纠正心率失常，快速性心率失常首选苯妥英钠或利多卡因，有房室传导阻滞或缓慢性心率失常首选阿托品静脉推注或安置临时起搏器。

14. 急性左心衰竭的临床表现是什么

表现为突发严重呼吸困难，呼吸频率可到达 30～40 次/分，端坐呼吸，咳粉红色泡沫样痰，患者烦躁不安，面色灰白或发绀，大汗，皮肤湿冷。听诊两肺布满湿啰音和哮鸣音心尖部可闻及舒张期奔马律。

15. 急性左心衰竭的处理措施

（1）立即协助患者取坐位，双腿下垂，以减少静脉回流，减轻心脏负荷。必要时进行四肢轮扎。

（2）给予高流量氧气吸入，一般 6～8L/min，严重者面罩加压给氧。同时可乙醇湿化给氧，使肺泡内泡沫张力降低而破裂、消失。

（3）给予镇静剂，平喘、强心、利尿、扩血管药物。

（4）安慰患者，解除患者的紧张情绪。

二、呼 吸 衰 竭

1. 急性呼吸衰竭的发病机制

（1）通气功能障碍　肺泡通气不足指单位时间内到达肺泡的新鲜空气量减少。

（2）通气与血流比例失调　是引起低氧血症最常见的病理生理学改变。

（3）肺内静-动脉分流　肺动静脉瘘或由于肺部病变如肺泡萎陷、肺不张、肺炎和肺水肿等，均可导致肺内分流量增加。

（4）肺泡气体弥散障碍

（5）氧耗量　氧耗量增加是呼吸功能不全时加重缺氧的原因之一。发热、寒战、抽搐和呼吸困难均将增加氧耗量。

2. 急性呼吸衰竭的病理生理和临床表现

急性呼吸功能衰竭可使机体所有器官和组织均受到不同程度的影响和损害，但主要的病理生理基础是缺氧和二氧化碳潴留。

（1）对中枢神经系统的影响　①ATP 生成减少，“离子泵”作用减弱，细胞复极困难，进入细胞内的 Na^+无法泵出细胞外，K^+不能进入细胞内与 Na^+交换，H_2O 逸入细胞内，形成细胞内水肿；②乳酸生成量增多，造成代谢性酸中毒，后者又可加重细胞内 K^+外逸。

（2）对心血管系统的影响　心肌耗氧量约为 10ml/（100g · min），其中 2/3 用于心肌收缩。

（3）对呼吸系统的影响　患者可表现为呼吸困难，呼吸频率加快，鼻翼扇动，辅助呼吸肌运动增强，呼吸节律紊乱，失去正常规则的节律。缺氧严重，中枢神经和心血管系统功能严重障碍时，呼吸可变浅、变慢，甚至呼吸停止。

（4）对消化系统的影响　缺氧可损害消化系统功能，包括消化道黏膜糜烂、溃疡、出血，甚至可导致消化道大出血、肝小叶坏死，氨基转移酶、胆红素升高。

（5）对肾功能的影响　PaO_2＜40mmHg 时，肾血流减少，肾功能受抑制，血液中尿素氮、肌酐含量升高，尿中可出现蛋白、血细胞或管型。

3. 急性呼吸衰竭应怎样处理

（1）纠正缺氧

1）保证呼吸道通畅。

2）氧疗：在保证气道通畅的情况下，需尽快进行氧气治疗，氧疗是纠正低氧血症的有效治疗措施，可以减少呼吸做工，增加心血管系统氧供。

3）机械通气：机械通气能保证患者需要的肺泡通气量，纠正低氧血症，改善氧运输。

4）改善循环系统对氧的输送效能：积极处理供氧及治疗原发病时，应注意改善循环系统对氧的输送效应问题，建立良好的供需平衡关系。

5）其他：减少机体能耗、氧耗，设法控制高热、感染、过度呼吸做工等情况，尽量降低耗氧量，间接缓解呼吸功能的进一步恶化。

（2）纠正酸碱、水电解质失调

1）酸碱平衡。

2）维持体液平衡。

（3）病因治疗及其他　引起急性呼吸衰竭的病因很多，治疗各异。例如，重症肺炎时抗生素的应用，哮喘持续状态时支气管解痉剂和肾上腺皮质激素的合理使用，均各具特殊性。需强调指出，必须充分重视治疗和去除诱发急性呼吸衰竭的基础病因。另外肾、脑、肝功能的维持都是不可忽视的重要环节。

4. 为什么缺氧伴有二氧化碳潴留的患者应给予低浓度低流量吸氧

慢性呼吸衰竭的患者由于高碳酸血症，起呼吸中枢化学感受器对二氧化碳反应性较差，呼吸的维持主要靠低氧血症对颈动脉窦、主动脉体的兴奋作用。若吸好浓度氧，二氧化碳迅速上升，使外周化学感受器失去了低氧血症的刺激，可导致患者呼吸变浅变慢，肺泡通气量下降，二氧化碳迅速上升，严重时引起肺性脑病。吸入高浓度的氧解除低氧性肺血管收缩，使肺内血流重分布，加重通气/血流比值失调，肺泡无效腔增大，有效肺泡通气量减少，从而使二氧化碳进一步上升。

5. 保证呼吸道通畅措施

（1）体位　立即使患者头部取侧卧位，颈部后仰，抬起下颌。

（2）有效的气管内负压吸引　时应尽量避免损伤气道黏膜，在气道内一次负压吸引时间不宜超过10～15秒，以免引起低氧血症、心律失常或肺不张等并发症。吸引前应给患者吸入高浓度氧气以增加体内的氧气储备，吸引管不要太粗，吸引负压不应超过−100mmHg，吸引后立即重新通气。同时应严格遵守无菌操作，预防呼吸道感染的发生。

（3）建立人工气道　当以上两种措施仍不能使呼吸道通畅时，则需建立人工气道。上呼吸道阻塞可置入口咽或鼻咽导管。昏迷较深的患者应尽量做气管插管（经口或经鼻）；急性喉痉挛或咽部炎症、水肿、肿瘤阻塞者，可先以粗针头行环甲膜穿刺，以缓解致命的阻塞，然后考虑气管造口术。3天（72小时）内可以拔管时，应选用经鼻或经口气管插管，超过21天时应行气管造口术，3～21天则当酌情灵活掌握。

（4）气道湿化　保证患者足够液体摄入是保持呼吸道湿润最有效的措施。另外，可直接使用或与机械通气机连接应用湿化器或雾化器装置。

三、肾　衰　竭

1. 急性肾衰竭病因

（1）肾前性肾衰竭　严重脱水、出血，常使肾血流量及滤过率降低，尿量减少；实验证明，肾滤过率减少30%不致引起器质性肾损害；尿量减少的同时尿浓度或渗透压增加，尿钠浓度降低（钠钾比下降），血尿素氮，由于滤过的尿素逆向弥散而有所上升；肾血流恢复时这种征象可完全逆转，尿量可恢复正常；若滤过率继续降低，尿量保持在下降水平，则渗透压可减少，钠钾比增高，此时可出现部分肾小管坏死；治疗的方针是保持足够的血容量、血压及全身水分情况。如肾脏缺血加重或时间延长，则可发生弥漫性肾小管坏死及肾梗死；此种病灶若为点状散在性，则有恢复希望，若皮质坏死严重，则大都不可逆。

（2）肾性肾衰竭　引起肾实质病变的因素又可分两类：一类是肾毒素，另一类是肾缺血。肾性急性肾衰竭可由肾小管疾患所致，常以肾小管坏死最为常见，肾缺血、肾中毒（药物、重金属、蛇毒、毒造影剂等）、异型输血后、轻链肾病及高钙血症等均可引起肾小管损伤。

（3）肾后性肾衰竭　主要为尿路梗阻引起，患者多有结石病史，或由于输尿管炎性水肿引起梗阻。肾后性梗阻常出现完全无尿，而急性肾小管坏死大都为少尿。

2. 急性肾衰竭分几期，各期的临床表现是什么

（1）少尿期或无尿期

1）尿量明显减少。

2）进行性的氮质血症。

3）水电解质和酸碱平衡失调：高钾血症、代谢性酸中毒、水过多。

4）消化系统表现：为最早出现的症状，患者有恶心呕吐、食欲下降，严重者有消化道出血。

5）心血管系统表现：高血压、心力衰竭、心律失常、心包炎。

6）其他：伴有肺部感染、尿路感染。

（2）多尿期　行性尿量增多，每日尿量可到达 3000～5000ml。

（3）恢复期　尿量逐渐恢复正常，肾小球滤过功能，肾小管功能恢复或基本恢复正常。

3. 高钾血症的处理措施

（1）停止口服或静脉补钾。

（2）应用排钾利尿剂。

（3）在心电图监护下，给予 10%的葡萄糖酸钙 10ml 稀释后缓慢静脉推注。

（4）5%碳酸氢钠 100～200ml 静脉滴注或 11.2%的乳酸钠 40～200ml 静脉注射，尤其伴有代谢性酸中毒者。

（5）50%葡萄糖 50～100ml 加胰岛素 6～12U 静脉滴注。

（6）透析疗法是治疗高钾血症的最有效的方法。

4. 简述肾衰竭患者的饮食护理

（1）应限制蛋白质的摄入量，以高生物价优质蛋白为主，如鸡蛋、牛奶、瘦肉等。

（2）供给患者充足的热量，以减少体内蛋白质的消耗，主要以碳水化合物和脂肪为主。

（3）患者有高钾血症时限制含钾高的食物，如白菜、梨、桃、西瓜等。

（4）观察低血钙的症状，如出现手指麻木、易激惹、腱反射亢进、抽搐等，应摄入含钙较高的食物，如牛奶。遵医嘱使用活性维生素 D 及钙剂。

（5）采取有效的措施增进患者的食欲。

（6）肾功能和营养状况的监测，定期监测肌酐、尿素氮、血清清蛋白、血红蛋白的变化。

四、肝功能衰竭

1. 急性肝功能衰竭（AHF）的含义

急性肝功能衰竭又称暴发性肝功能衰竭（FHF），是由于各种原因引起的肝细胞大块坏死或严重的肝细胞功能损害造成的临床综合征。

2. 急性肝功能衰竭的主要特点

患者原来无慢性肝脏病，出现黄疸迅速加深、肝脏迅速缩小、肝臭、出血、脑水肿、肝性脑病、脑疝综合征；凝血酶原时间延长、胆碱酯酶降低、氨基转移酶升高、血清胆红素升高。慢性肝功能衰竭（CHF）是由于病毒性肝炎、自身免疫型肝炎、酒精性及胆汁性肝硬化等原因，造成肝细胞坏死，肝脏衰竭，出现上述症状和生化改变。肝功能衰竭病死率高达 50%～80%。

3. 引起急性肝功能衰竭的病因

引起急性肝功能衰竭的病因有很多，主要的有病毒性肝炎、药物、毒物、肝缺血、缺氧、代谢障碍、胆汁淤积等，其中前两项原因占总患者数的80%～85%。发病机制复杂，可同时共存，相互影响，根据损伤机制不同分为直接损伤和免疫介导损伤。

4. 急性肝功能衰竭的判断

（1）既往无慢性肝病患者，起病后迅速出现神经、精神症状而排除其他原因者；或急性肝病进展迅速，非特异性消化道症状随之出现黄疸、精神症状。

（2）患者肝浊音界进行性缩小，黄疸迅速加深。

（3）肝功能异常，凝血异常。血清总胆红素＞34.2μmol/L，并持续5天；血清天门冬氨酸转移酶（AST）高于正常值2倍；凝血酶原时间（PT）＞20秒，而且维生素K实验阳性；凝血酶原和因子V降至正常的50%以下；后期出现“酶胆分离”现象，支链氨基酸/芳香族氨基酸比例降低。

（4）严重病例有低血糖和代谢性酸中毒，或出现肝性脑病。

（5）病因多为急性病毒性肝炎和药物诱导性肝炎。

5. 急性肝功能衰竭患者血清肝炎病毒标志的诊断意义（表21-1）

表21-1　急性肝功能衰竭患者血清肝炎病毒标志的诊断意义

病因	HbsAg	HbcAb-IgM	HBV-DNA	HDV-IgM	Anti-HAV-IgM	Anti-HCV	HCV-RNA
急性甲肝	–	–	–	–	+	–	–
急性乙肝	+/–	+	+	–	–	–	–
急性丙肝	–	–	–	–	–	+	+/–
乙肝重叠感染丁肝	+	–	+/–	+	–	–	–
急性乙肝丁肝共同感染	+/–	–	+/–	+	–	–	–
慢性乙肝+急性甲肝	+	–	+/–	–	+	–	–
慢性乙肝+急性丙肝	+	–	+/–	–	–	+	+/–

6. 肝性脑病的临床分期（表21-2）

表21-2　肝性脑病的临床分期

分期	意识障碍程度	神经系统表现	脑电图
1期（前驱期）	轻度性格改变	可有扑翼样震颤、睡眠习惯改变	正常
2期（昏迷前期）	意识错乱、睡眠障碍	震颤、肌张力增加、腱反射亢进	有特征性异常
3期（昏睡期）	昏睡、精神错乱	震颤、肌张力增加、椎体束征阳性	有异常波形
4期（昏迷期）	昏迷、甚至神志丧失	无震颤、腱反射浅昏迷亢进、深昏迷消失	明显异常

7. 肝性脑病的防治

（1）去除诱因　如出血、感染等，限制蛋白质摄入，提供足够热量。

（2）降血氨　纠正血浆中氨基酸比例失调，可以选用的药物有减少血氨吸收的乳果糖、乳山糖、乳酸菌、新霉素、甲硝唑等，有脱氨基作用的门冬氨酸钾镁、乙酰谷氨酰胺、精氨酸、谷氨酸钠等，同时补充支链氨基酸。

（3）纠正假性神经介质　可以选用的药物有溴隐亭、左旋多巴、弗马西尼、恩丹西酮（枢复宁）等。

8. 肝功能衰竭的护理

（1）观察病情，健康指导　注意患者的意识状态、理解力、黄疸变化、记录液体出入量、血压，警惕消化道出血，指导患者建立科学生活和饮食习惯，熟悉常用药物和病情加重的早期征象。

（2）支持治疗

1）严格隔离消毒，防止交叉感染。

2）合理饮食，保证高热量、高碳水化合物、低蛋白、易消化、并补充维生素。

（3）消除诱因、防治并发症

1）减少肠道氨的吸收、通便、导泻。

2）保持水、电解质酸碱的平衡。

3）禁忌肝毒性或可能导致肝缺血的药物。

4）防止感染和压疮。

（4）药物治疗护理

1）应用纠正氨基酸代谢紊乱药物时，注意过敏现象和防止静脉炎。

2）应用抑制肠道细菌药物时，注意观察药物不良反应，包括腹胀、恶心、呕吐、腹痛等。

（5）并发症护理

1）消化道大出血：帮助患者选择体位，快速静脉穿刺补充血容量，观察病情，估计出血量和出血停止与否的判断，熟练放置胃管，压迫止血，使之有效合理，减少不良反应。

2）脑水肿：立即脱水治疗，准确记录出入量，监测电解质情况，保证大脑供氧、供能，必要时进行透析。

五、多器官功能障碍综合征

1. 多器官功能障碍综合征（MODS）的发展史

MODS 是 20 世纪 90 年代对 70 年代提出的“多器官衰竭”“多系统器官衰竭”“序贯性系统衰竭”等命名的进一步修订。此病症既不是独立疾病，也不是单一脏器的功能障碍，而是涉及多器官的病理生理变化，是一个复杂的综合征。MODS 能较准确地反映此病的动态演变全过程，而不过分强调器官衰竭的标准，有利于早期预防和治疗，因此在 1995 年全国危重病急救医学会上，中国中西医结合学会急救医学专业委员会、中华医学会急诊医学会决定将该综合征命名为 MODS。

2. MODS 的概念

MODS 主要是指机体在遭受严重创伤、感染、中毒、大面积烧伤、急诊大手术等损害 24 小时后，同时或序贯出现的两个或两个以上脏器功能失常以致衰竭的临床综合征。此综合征在概念上强调：

（1）原发致病因素是急性的。

（2）表现为多发的、进行的、动态的器官功能不全。

（3）器官功能障碍是可逆的，可在其发展的任何阶段进行干预治疗，功能可望恢复。

（4）一些病因学上互不关联的疾病，同时发生脏器功能衰竭，虽也涉及多个脏器，但不属于 MODS 的范畴。

3. MODS 的病因

引起多器官功能障碍的病因很多，往往是综合性的，多因素的。一般可归纳为以下几类：

（1）严重创伤、烧伤和大手术后　MODS 最早发现于大手术后，严重创伤、烧伤及大手术后患者，在有无感染的情况下均可发生 MODS，常引起肺、心、肾、肝、消化道和造血系统等脏器功能的衰竭。

（2）低血容量休克 各脏器常因血流不足而呈低灌流状态，组织缺血、缺氧，导致损害各器官的功能，尤其是创伤大出血和严重感染引起的休克更易发生 MODS。目前创伤或休克后器官缺血和再灌注损伤在 MODS 发病中的作用是研究的热点之一。

（3）败血症及严重感染 败血症时菌群紊乱、细菌移位及局部感染病灶是产生 MODS 的主要原因之一，临床上以腹腔脓肿、急性坏死性胰腺炎、化脓性梗阻性胆管炎、绞窄性肠梗阻等更易导致肺、肝、肾及胃肠道等脏器功能的衰竭。

（4）大量输液、输血及药物使用不当 大量输液，容易引起急性左心衰竭、肺间质水肿；大量输血后微小凝集块可导致肺功能障碍，凝血因子的缺乏能造成出血倾向；去甲肾上腺素等血管收缩药物的大剂量使用，加重了微循环障碍；长期大量使用抗生素亦能引起肝肾功能损害、菌群紊乱；大剂量激素的应用易造成免疫抑制、应激性溃疡出血、继发感染等副作用。

（5）诊疗失误 主要是对病情判断错误，特别是一些器械损伤，如内镜检查导致穿孔并发症；高浓度吸氧致使肺泡表面活性物质破坏、肺血管内皮细胞损害；在呼吸机使用时 PEEP 等使用不当造成心肺功能障碍；血液透析和床旁超滤吸附中可造成不均衡综合征，引起血小板减少和出血。

（6）毒物和中毒 急性化学性中毒通常通过呼吸道侵入人体内，急性期时可出现 SIRS 和 ARDS，主要表现在肺衰竭，最终出现其他器官的损伤而导致 MODS。

4. MODS 的诱发因素

国内外学者多年来的研究表明，诱发 MODS 的危险因素不仅与原发伤、原发病及手术有关，而且还与年龄、营养等因素有关。临床诱发 MODS 的主要危险因素见表 21-3。

表 21-3 诱发 MODS 的主要高危险因素

因素 1	因素 2
复苏不充分或延迟复苏	营养不良
持续存在感染病灶	肠道缺血性损伤
持续存在炎症病灶	外科手术意外事故
基础脏器功能失常	糖尿病
年龄≥55 岁	应用糖皮质激素
嗜酒	恶性肿瘤
大量反复输血	使用抑制胃酸药物
创伤严重度评分（ISS）≥25	高乳酸血症

5. MODS 的发病机制

MODS 的发病机制非常复杂，涉及神经、体液、内分泌和免疫等诸多方面，以前曾有“内毒素学说”、“代谢学说”、“自由基学说”等。目前我们尚不知 MODS 的确切发病机制，但现在主流的看法是失控的全身炎症反应综合征（SIRS）很可能在 MODS 发生中起主要作用，失控的全身炎症反应的发病机制如下。

（1）缺血-再灌注损伤假说 该假说认为，各种损伤导致休克引起的器官缺血和再灌注的过程是 MODS 发生的基本环节，它强调各种休克微循环障碍若持续发展，都能造成生命器官血管内皮细胞和器官实质细胞缺血、缺氧和功能障。20 世纪 80 年代，比较强调损伤过程中氧自由基和炎症介质的作用，目前随着分子生物学和细胞生物学的研究成果，人们提出了缺血再灌注过程中，内皮细胞和白细胞相互作用引起器官实质细胞损伤的观点，从而使缺血-再灌注损伤假说得到发展和完善，即血管内皮细胞（EC）能通过多种凝血因子和炎症介质，与多形核白细胞（PMN）相互作用，产生黏附连锁反应，导致器官微循环障碍和实质器官损伤。具体有组织氧代谢障碍、氧自由基损伤和白细胞和内皮细胞的相互作用。

（2）炎症失控假说　炎症是机体的重要防御反应，MODS 是由于机体受到创伤和感染刺激而发生的炎症反应过于强烈以致促炎-抗炎失衡，从而损伤自身细胞的结果。其参与 MODS 的炎症失控反应过程的基本因素分为刺激物、炎症细胞、介质、靶细胞和效应几部分。

（3）肠道细菌、毒素移位假说　严重创伤、休克、缺血-再灌注损伤、外科手术应激等均可导致肠黏膜屏障功能破坏，从而导致肠道的细菌和毒素的移位，为炎症反应提供了丰富的和不竭的刺激物质，导致炎症反应持续发展，最终导致细菌损伤和器官功能障碍。近年来，有关细菌移位和肠屏障功能衰竭的研究有长足进展，但迄今尚无临床资料说明预防肠道屏障衰竭是否能防止 MODS 发生，肠道是否确是 MODS 的始动器官，还有待于进一步材料证明。

（4）两次打击和双项预激假说　该学说把创伤、休克等早期致伤因素视为第一次打击，在该次打击时，虽然各种免疫细胞及其多种炎症介质也参与了早期的炎症反应，但其参与的程度是有限的，但是炎症细胞被激活，处于一种“激发状态”，此后如果病情进展或再次出现病损侵袭，则构成第二次打击，此期打击的突出特点是炎症和应激反应具有放大效应，即使打击的强度小于第一次打击，也能造成处于激发状态的炎症细胞更为剧烈发生反应，从而超量的释放细胞和体液介质。如此还可以导致“二级”、“三级”，甚至更多级别的新的介质产生，从而形成“瀑布样反应”。这种失控的炎症反应不断发展，最终导致组织细胞损伤和器官功能障碍。

（5）应激基因假说　应激基因反应是指一类由基因程序控制，能对环境应激作出反应的过程。应激基因通常根据它们的应激刺激物来命名，如热休克反应、急性期反应、氧化应激反应、紫外线反应等。应激基因反应是细胞基本机制的一部分，能促进创伤、休克、感染、炎症等应激打击后细胞代谢所需的蛋白合成。应激基因这种机制有助于解释两次打击导致 MODS 的现象，这种细胞反应的类型也表现在内皮细胞中，当血管内皮细胞受内毒素攻击后能导致细胞程序化死亡或凋亡。引起细胞功能改变的最终后果，是导致机体不再能对最初或以后的打击作出反应，而发生 MODS。

6. MODS 临床特征的概述

（1）衰竭的器官通常并不直接来自于原发损伤。从原发损伤到发生器官功能衰竭在时间上有一定的间隔。

（2）并非所有的患者都有细菌学证据，30%以上患者临床及尸检中没有发现感染病灶。因此，明确并治疗感染未必能提高患者的生存率。

（3）MODS 可以累及本来完全健康的器官，且来势凶猛，病情发展迅速，一旦发生几乎难以遏制，故死亡率很高。

（4）在病理学上，MODS 缺乏特征性，受累器官仅仅是急性炎症反应，如炎性细胞浸润等，这些变化与严重的临床表现很不相符，而一旦恢复，临床上可不留任何后遗症。

（5）MODS 与休克和感染的关系密切，休克、感染、损伤（包括创伤及外科手术等）是 MODS 的三大主要致病原因。

需要指出的是，虽然多数 MODS 病例出现在原发损伤之后数天至数周，但有些病例也可能早在 72 小时左右出现。有时会使与休克和原发病损伤的鉴别变得比较困难。目前一致认为：休克 24 小时内发生的器官功能损害不能被看作为 MODS。

7. MODS 的特征性临床表现

（1）循环不稳定　由于多种炎性介质对心血管系统均有作用，故循环是最易受累的系统。几乎所有病例至少在病程的早、中期会出现“高排低阻”的高动力型的循环状态。心排出量可达 10L/min 以上，外周阻力低，并可因此造成休克而需要用升压药来维持血压。但这类患者实际上普遍存在心功能损害。

（2）高代谢　全身感染和 MODS 通常伴有严重营养不良，其代谢模式有三个突出特点。

1）持续性的高代谢：代谢率可达到正常的 1.5 倍以上。

2）耗能途径异常：在饥饿状态下，机体主要通过分解脂肪获得能量。但在全身性感染，机体则通过分解蛋白质获得能量；糖的利用受到限制；脂肪利用可能早期增加，后期下降。

3）对外源性营养物质反应差：补充外源营养并不能有效地阻止自身消耗，提示高代谢对自身具有“强制性”又称“自噬代谢”。高代谢可以造成严重后果。首先，高代谢所造成的蛋白质营养不良将严重损害器官的酶系统的结构和功能；其次，支链氨基酸与芳香族氨基酸失衡可使后者形成伪神经介质进一步导致神经调节功能紊乱。

（3）组织细胞缺氧　目前多数学者认为，高代谢和循环功能紊乱往往造成氧供和氧需不匹配，因此使机体组织细胞处于缺氧状态，临床主要表现是“氧供依赖”和“乳酸性酸中毒”。

8. MODS 的诊断

目前 MODS 的诊断标准仍不统一，任何一个 MODS 的诊断标准均难以反映器官功能紊乱的全部内容，临床可根据自己的具体情况选择标准。

（1）1995 年全国危重病急救医学学术会议标准主要内容

1）呼吸衰竭：R＞28 次/分；PaO_2＜50mmHg（6.7kPa）；PCO_2＞44mmHg（5.89kPa）；PaO_2/FiO_2≤200mmHg（26.7 kPa）；$P_{(A-a)}DO_2$（$FiO_2$1.0）＞200mmHg（26.7kPa）；胸片显示肺泡实变≥1/2 肺野（具备其中 3 项或 3 项以上）。

2）肾衰竭：除肾前因素后，出现少尿或无尿，血清肌酐、尿素氮水平增高，超出正常值 1 倍以上。

3）心力衰竭：收缩压＜80mmHg（10.7kPa），持续 1 小时以上；CI＜2.6L/（min·m^2）；室性心动过速、室颤、三度房室传导阻滞，心搏骤停复苏后（具备其中 3 项或 3 项以上）。

4）肝功能衰竭：总胆红素＞34μmol/L；肝脏酶较正常升高 2 倍以上；凝血酶原时间＞20 秒；有或无肝性脑病。

5）DIC：血小板 100×10^9/L；凝血酶原时间和部分凝血酶原时间延长 1.5 倍，且纤维蛋白降解产物增加；全身出血表现。

6）脑衰竭：Glasgow 评分低于 8 分为昏迷，低于 3 分为脑死亡。

（2）1997 年修正的 Fry-MODS 诊断标准见表 21-4。

表 21-4　MODS 诊断标准

系统或器官	诊断标准
循环系统	收缩压＜90mmHg，并持续 1 小时以上，或需要药物支持才能使循环稳定
呼吸系统	急性起病，PaO_2/FiO_2≤26.7kPa（200mmHg）（无论有否应用 PEEP），胸片示双侧肺浸润，PCWP＜18mmHg 或无左心房压力升高的证据
肾脏	Cr＞2mg/100ml，伴少尿或无尿，或需要血液净化治疗
肝脏	血胆红素＞2mg/100ml，并伴 GPT、GOT 升高，大于正常值 2 倍以上，或已出现肝性脑病
胃肠	上消化道出血，24 小时出血量超过 400ml，或胃肠蠕动消失不能耐受食物，或出现消化道坏死或穿孔
血液	血小板＜50×10^9/L 或降低 25%，或出现 DIC
代谢	不能为机体提供所需能量，糖耐量降低，需要用胰岛素；或出现骨骼肌萎缩、无力等现象
中枢神经系统	GCS＜7 分

（3）Knaus 提出的 APACHEII 修正的 MODS 诊断标准见表 21-5

表 21-5　APACHE Ⅱ修正的 MODS 诊断标准（Knaus）

系统或器官	诊断标准
循环系统	P≤54 次/分；平均动脉压≤4mmHg；室性心动过速或室颤；动脉血 pH≤7.24，伴 $PaCO_2$≤40mmHg（5.3kPa）
呼吸系统	R≤5 次/分或＞49 次/分；$PaCO_2$≥50mmHg（6.7kPa）；呼吸机依赖或需用 CPAP
肾脏	尿量≤479ml/24h 或≤159ml/8h；BUN≥36mmol/L；Cr≥310μmol/L

续表

系统或器官	诊断标准
肾脏	WBC≤1×10^9/L；PLT≤20×10^9/L；Hct≤20% GCS≤6 分
血液	血胆红素＞6mg/100ml；PT 延长 4s
中枢神经系统	

注：符合一项以上，即可诊断

9. MODS 预后的主要影响因素

长期以来，MODS 的预后一直不容乐观。其主要影响因素有：

（1）功能障碍的脏器数目越多，预后越差。

（2）脑、凝血及肾功能恢复性较小，尤其以脑功能为甚，可逆性最差。

（3）原发病或原发病因素祛除或控制得越早，脏器功能恢复的可能性越大。

据国内外文献报道，MODS 的死亡率为 62.5%～85%，远远高于单个脏器功能障碍之死亡率。脏器衰竭数与死亡率的统计各地区有较大的差异，一般认为是由于诊断标准的不统一所致。据 Fry，Eiseman 和国内有关报道：两个脏器功能障碍的平均死亡率为 59%；三个脏器功能障碍的平均死亡率为 75%；四个或四个以上脏器功能障碍的平均死亡率为 100%。

10. MODS 中各脏器障碍的发生率

从 MODS 中各脏器障碍发生的频度来看，发生率最高的是肺功能障碍，其次是胃肠及肾功能障碍。其中，以肾功能障碍的死亡率最高，平均达 79%；其次为肺功能障碍 68%；胃肠功能障碍 59%；肝功能障碍 55%；凝血功能障碍 44%。若伴有严重感染，则死亡率明显增加。此外，还有一些所谓“致死性组合”：①肺功能衰竭与代谢功能衰竭；②肾衰竭与肺功能衰竭；③心力衰竭与肺功能衰竭。这些脏器衰竭组合，会大大增加死亡率

11. MODS 的治疗原则

（1）尽快进行有效的抢救、清创，防止感染，防止缺血再灌注损伤，采用各种支持治疗。

（2）减轻应激反应，减轻和缩短高代谢和糖皮质激素受体的幅度和持续时间。

（3）重视患者的呼吸和循环，及早纠正低血容量和缺氧。

（4）防止感染是预防 MODS 的重要措施。

（5）尽可能改善患者的全身营养状况。

（6）及早治疗任何一个首发的器官功能衰竭。

12. MODS 的呼吸功能监测

（1）观察呼吸的频率、节律和幅度。

（2）呼吸机械力学监测，包括潮气量（V_A）、每分通气量（V_E）、肺泡通气量、气道压力、肺顺应性、呼吸功、肺泡通气血流之比（VA/Q）等。

（3）血气分析，包括动脉血氧分压（PaO_2）、动脉二氧化碳分压（PCO_2）、HCO_3^-、pH、BE 等。

（4）氧耗量（VO_2）、氧输送量（DO_2）。

（5）呼吸末正压通气（PEEP）时监测肺毛细血管嵌压（PCWP）。

13. MODS 的循环功能监测

（1）心肌供血　心电监护、监测血氧饱和度（SaO_2）、定时行 12 导联心电图检查。

（2）前负荷　中心静脉压（CVP）、肺毛细血管嵌压（PCWP）。

（3）后负荷　肺循环的总阻力指数（PVRI）、体循环的总阻力指数（TPRI）。

（4）心肌收缩力　心排血指数（CI）、左心室每搏功能指数（LVSWI）等。

14. MODS 的肾功能监测

（1）尿液监测　包括尿量、尿比重、尿钠、尿渗透压、尿蛋白等。

（2）生化检查　尿素氮、肌酐、渗透清除量、自由水清除率等。

15. MODS 的内环境监测

（1）酸碱度　包括 pH、血乳酸 HCO_3^-、BE 等。

（2）电解质　包括钾、钠、钙、镁、磷等。

（3）血浆晶体渗透压、血浆胶体渗透压、血糖、血红蛋白、血细胞比容等。

（4）胃黏膜 pH（PHi）　胃黏膜 pH 是预测死亡的最敏感单一指标，监测胃黏膜 pH 可以指导脱机，可以早期预防应激性溃疡。

16. MODS 的肝功能监测

测定血清胆红素、丙氨酸氨基转移酶、门冬酸氨基转移酶等。

17. MODS 的凝血功能监测

血小板计数、凝血时间、纤维蛋白原Ⅶ、凝血因子Ⅴ、凝血酶原等，有利于早期发现和处理 DIC。

18. 对 MODS 的患者如何进行早期复苏

防止缺血-再灌注损伤，由于在休克及复苏过程中缺血-再灌注损伤是不可避免的现象，也是导致后续病程中发生脓毒症和 MODS 的重要诱因之一，主要措施是及时补充血容量，保持有效循环血量尤为重要，不仅要纠正显性失代偿性休克，而且要纠正隐型代偿性休克。

19. 纠正隐型代偿性休克具体措施

（1）纠正显性失代偿休克　及时补充血容量，做到“需要多少补多少”；紧急情况时，可采取“有什么补什么”的原则，不必苛求液体种类而延误复苏抢救。心源性休克要限制液体，并使用强心和扩张血管药治疗。

（2）防止隐性代偿性休克发生　早期对患者实施胃黏膜 pH 监测。研究报道显示，若监测结果 pH＜7.320，无论 MODS 发生率还是患者死亡率均有明显上升。

（3）抗氧化剂和氧自由基清除剂的使用　根据休克后自由基损伤在总体损伤中所占比例来看，抗氧化治疗在早期休克复苏中的意义较大。临床上推荐使用的有维生素 C、维生素 E、谷胱甘肽等。其用药原则是：早期和足量使用。

20. 控制感染时如何合理应用抗生素

应用抗生素是防治感染的重要手段，但要避免滥用。应注意以下几点：

（1）在创伤、大手术、休克复苏后、重症胰腺炎等必要在无感染的情况下，可预防性地使用抗生素。预防性使用原则是：①必须充分覆盖污染或感染高危期；②所选药物抗菌谱要广；③剂量要充足；④应用时间要短。

（2）一旦危重患者出现发热、白细胞计数升高等可疑感染的症状，应立即使用抗生素。因危重患者多数存在不同程度的免疫力低下，感染的诊断一时难以确定，若不及时使用抗生素，则感染发展快，死亡率高。

（3）抗生素的选择和治疗方案的制订，应根据已经明确或最为可能的感染灶和该部位感染最常见的病原菌来决定，同时考虑当时社区和该医院内部常见细菌谱及其耐药情况。

（4）一旦选用一种或一组药物，应于 72 小时后判断其疗效，一般不宜频繁更换抗生素，以免造成混乱。

（5）对严重感染经积极抗生素治疗未能取得预期效果，且疑有真菌感染者，应及时合理选用抗真菌药物。此时，原有的抗生素不宜立即全部撤除。

21. 抗生素预防性使用原则

（1）必须充分覆盖污染或感染高危期。

（2）所选药物抗菌谱要广。

（3）剂量要充足。

（4）应用时间要短。

22. 减少侵入性诊疗操作的意义

各种有创诊疗操作均增加了危重患者的感染机会。如开放式留置尿管、外周静脉留置针、机械通气等，因此应对危重患者实行保护，尽量避免不必要的侵入性诊疗操作。

23. 为了减少感染如何加强病房管理

危重患者所处的特殊环境，是感染容易发生的重要因素。工作人员的“带菌手”是接触传播的最重要因素，洗手是切断此类传播的最有效的措施。污染的医疗设备和用品是另一个重要感染源，如各种导管、麻醉机和呼吸机的管道系统，以及湿化器、超声雾化器等。加强病房管理，改善卫生状况，严格无菌操作，是降低医院感染发生率的重要措施。

24. 提高患者的免疫功能在防治感染中的作用

不同原因引起的免疫功能损害是危重患者发生感染的内因，维护、增强患者的免疫功能，是防治感染的重要一环，可采取加强营养和代谢支持，制止滥用皮质激素和免疫抑制剂进行免疫调理等。

25. 选择性消化道去污染的重要性

研究表明：基于肠源性感染对高危患者构成威胁的认识、对创伤或休克复苏后患者、急性重症胰炎患者等进行消化道去污染，以控制肠道这一人体最大的细菌库，已在一定程度上取得确定的效果。故临床上采用口服或灌服不经肠道吸收、能选择性抑制需氧菌尤其是革兰阴性需氧菌和真菌的抗生素，最常用的配伍是多黏菌素 E、妥布霉素和两性霉素 B。无论选用何种用药方案，都不包括抗厌氧菌制剂，因为研究表明，引起肠源性感染的几乎都是需氧菌或真菌，很少有厌氧菌。而作为肠道优势菌群的双歧杆菌、乳杆菌等是构成肠黏膜定植抗力的主体，能减少条件致病菌的黏附和移位，应当得到保护和扶持。

26. 外科处理在预防感染中的作用

早期清创是预防感染最关键的措施。对已有的感染，只要有适应证，外科处理也是最直接、最根本的治疗方法，如伤口的清创，脓腔的引流，坏死组织的清除，空腔脏器破裂的修补、切除或转流（如肠造口）。对 MODS 患者应当机立断，在加强脏器功能支持的同时尽快手术，以致丧失最后的机会。对危重患者，选择简单、快捷的手术方式，以迅速帮助患者摆脱困境。

27. 对 MODS 患者怎样维持有效血容量

严重创伤、烧伤、失血性休克、脓毒症都可造成循环血量绝对或相对不足，临床表现为心率加快，血压下降，尿量减少。补充血容量是最基本的措施，补液的种类应根据丢失体液的类型而定，通常原则是：先补充晶体液，后补充胶体液；速度先快后慢，严重失血时还要补充全血，使血细胞比容不低于 30%。血容量补充应根据临床监测结果及时调整，肺毛细血管楔压（PCWP）是判定血容量的较好指标，PCWP 的正常值 8～12mmHg（1.06～1.60kPa），PCWP＞20mmHg（2.66kPa）时，补液量应适当控制，防止肺水肿出现，也可根据尿量调整补液。

28. 对 MODS 患者怎样支持有效心脏功能

MODS 患者易发生急性左心功能不全，严重时表现为急性肺水肿，右心衰竭往往继发于左心衰竭，原发急性右心衰竭多系肺栓塞所致。急性左心衰竭的治疗措施包括：纠正缺氧，消除肺水肿，降低心脏前、后负荷，增强心肌收缩力，利尿，有条件时可采用机械辅助循环。

29. MODS 患者进行呼吸支持的重要性

肺是最敏感的器官，MODS 患者常常因为肺表面活性物质遭受破坏，导致动脉血氧分压下降、炎性细胞浸润、肺纤维化形成，治疗非常棘手，故要早期防治。

30. 对 MODS 患者如何进行呼吸支持

（1）保持气道通畅　是治疗急性呼吸衰竭的基础措施，常采用的方法有：用祛痰剂稀释痰液和解除支气管痉挛，推荐超声波雾化吸入法和在雾化剂中加解痉药。当上述措施无效时，则需建立人工气道。临床常用的人工气道有：气管插管和气管造口术。

（2）氧气治疗　目的在于提高血氧分压、血氧饱和度和血氧含量。氧气治疗可分高流量和低流量两种形式。

1）高流量系统供氧：患者只呼吸来自呼吸器内的气体，这个系统能稳定地提供从低浓度到高浓度的任意浓度的氧；为使患者吸氧浓度大于 60%，需采用人工气道和氧混合器。

2）低流量系统供氧：指患者不完全依赖呼吸器内的供氧系统，其中部分潮气量要由室内空气提供，这种方法供氧也可使吸氧浓度在 21%～80%的较大范围内调整。

在吸氧治疗中必须注意防止氧中毒，吸氧固然可以改善低氧血症，但较长期间吸纯氧可引起氧的毒副作用，主要表现为吸收性肺不张，其机制为肺泡内氮气被氧气所取代，氧又很容易被血液吸收，致使肺泡萎陷。

（3）机械通气　尽早使用机械通气，呼吸末正压是较理想的方法，但要要注意血流动力学方面的变化。

（4）其他

1）纠正酸碱失衡。呼吸性酸中毒代偿期的治疗应以增加通气量为主。

2）在失代偿期则考虑应用碱性药物。

3）补足血容量，输入新鲜血液以加强血液携氧能力。

4）加强营养支持。防止呼吸肌萎缩，增加呼吸泵功能，有利于脱机。

31. 对 MODS 患者进行肾功能支持的原则

临床上根据急性肾衰竭（ARF）的发病过程给予相应的措施。总原则是扩张血管，维持血压，但要避免使用缩血管药物，以保证肾脏的血流灌注。

32. 肾功能支持的相应的措施

（1）少尿期　①严格限制水分摄入；②防止高钾血症；③控制高氮质血症和酸中毒。

（2）多尿期　由于此期水和电解质大量丢失，体内出现负氮平衡以及低血钾，机体抵抗力极度下降，故治疗重点应为加强支持治疗。

（3）恢复期　以加强营养为主，也有部分患者由于肾脏不可逆性损伤而转为慢性肾功能不全。

33. 对 MODS 患者肝功能支持的措施

在临床上对肝功能衰竭尚无特殊治疗手段，只能采取一些支持措施以赢得时间，使受损的肝细胞有恢复和再生的机会。主要措施有：

（1）补充足够的热量及能量合剂（辅酶 A/ATP），维持正常血容量，纠正低蛋白血症。

（2）控制全身性感染，及时发现和去除感染灶，在抗生素的选择上应避免选择对肝脏毒性大的抗生素。

（3）肝脏支持疗法，有条件的医院可开展人工肝透析、肝脏移植等技术。

34. 对 MODS 患者如何进行营养和代谢支持

MODS 患者常出现全身炎症反应、机体处于高代谢状态，加之升血糖激素分泌亢进、肝功能受损，出现负氮平衡。治疗中加强营养更显重要。目前所普遍使用的主要是“代谢支持”，其总的原则和方法是：

（1）增加能量总供给　通常需要达到普遍患者的 1.5 倍左右，用能量测量计测量。

（2）提高氮与非氮能量的摄入比　由通常的 1∶150 提高到 1∶200。

（3）尽可能地通过胃肠道摄入营养。

35. 对 MODS 患者如何进行应激性溃疡的防治

在 MODS 监护的重症患者中，既往无胃病史而突发呕血或便血，或在胃肠减压管中出现血性或咖啡样胃液时应首先怀疑应激性溃疡。对胃肠应激性溃疡治疗在于控制脓毒血症，矫正酸碱平衡，补充营养，胃肠减压。临床上有人应用生长抑素治疗胃肠道出血，如奥曲肽和施他宁。

36. 对 MODS 患者如何进行中医药支持

我国学者从 MODS 的防治入手，对中医药进行了尝试。运用中医“活血化瘀”“清热解毒”“扶正养阴”的理论，采用以当归、黄芪、大黄、生脉等为主方的治疗取得了良好的临床效果。

37. 对 MODS 患者如何进行 DIC 的防治

MODS 患者常因各种原因引起凝血系统障碍，因此要做到早检查、早治疗，合理地使用肝素，尽量用微泵控制补液速度，病情需要时也可以用血小板悬液、新鲜全血。

38. 对 MODS 患者如何进行病情观察

（1）体温　MODS 多伴各种感染，体温常常升高，当严重感染时，体温可高达 40℃以上，而当体温低于 35℃以下，提示病情十分严重，常是危急或临终表现。

（2）脉搏　观察脉搏快慢、强弱、规则情况，注意有无交替脉、短绌脉、奇脉等表现，尤其要重视细速和缓慢脉现象，常常提示血管衰竭。

（3）呼吸　注意观察呼吸的快慢、深浅、规则等，观察有否深大 Kussmaul 呼吸、深浅快慢变化的 Cheyne-Stokes 呼吸、周期性呼吸暂停的 Biot 呼吸、胸或腹壁出现矛盾活动的反常呼吸以及点头呼吸等，这些常是危急或临终的呼吸表现。

（4）血压　血压能反应器官的灌注情况，尤其血压低时注意重要器官的保护。

（5）心电监测　能很好地观察心率、心律和 ECG 变化并及时处理。尤其心律失常的心电图表现。

（6）意识　注意观察意识状况及昏迷程度，昏迷患者每班给予格拉斯哥评分。

（7）尿　注意尿量、色、比重、酸碱度和血尿素氮、肌酐的变化，警惕非少尿性肾衰竭。

39. 对 MODS 患者进行心理护理的重要性

心理护理强调多与患者交流，了解其心理状况和需求后给予相应的护理措施，建立良好的护患关系；护士要具备过硬的业务技术水平和高度的责任心，能获得患者的信任，使患者树立战胜疾病的信心，积极配合治疗和护理。

40. 对 MODS 患者进行特殊监测的重要性

MODS 的患者多为危重患者，较一般普通患者有特殊监测手段，如动脉血压的监测、中心静脉压监测，在护理此类管道时严格无菌操作原则；保证压力传感器在零点；经常用肝素冲洗管路，保证其通畅；随时观察参数变化及时与医生取得联系。

41. 对 MODS 患者进行安全护理的重要性

MODS 患者病情危重，时有烦躁，再加上身上常常带有许多管道，所以要注意保护好管道，防止管道脱落和患者意外受伤显得非常重要。尤其在 ICU 病房，没有家属的陪伴，所以根据病情给以患者适当的约束，注意各种管道的刻度和接头情况。

42. 对 MODS 患者进行人工气道和机械通气护理的重要性

保持呼吸道通畅，及时吸取气道分泌物，掌握吸痰时机和技巧；注意呼吸道湿化，常用的方法有呼吸机雾化、气道内直接滴住、湿化器湿化等；机械通气时注意血气分析结果给以调整呼吸机参数，长期使用时，每周更换二次管道并消毒。

43. 对 MODS 患者进行各种引流管护理的重要性

MODS 患者常需安置多种管道，如鼻胃管、尿管和引流管等，护士要注意保持引流管的通畅，同时注意导管护理，严格无菌操作，防止导管相关感染。

44. 对 MODS 患者如何预防感染

MODS 时患者机体免疫功能低下，抵抗力差，易发生感染，尤其是肺部感染，应给予高度重视。压疮是发生感染的另一途径。为此，MODS 患者最好住单间房间，严格无菌操作，防止交叉感染。注意呼吸道护理，定时翻身，有利于呼吸道分泌物咳出和 ARDS 的治疗；空气要经常流通，定时消毒，医护人员注意洗手，杜绝各种可能的污染机会。

第二十二章　休　　克

一、概　　述

1. 什么是休克

休克是机体遭受强烈的致病因素侵袭后，由于有效循环血量锐减，机体失去代偿，组织缺血缺氧，神经-体液因子失调的一种临床综合征。其主要特点是：重要脏器组织中的微循环灌流不足，代谢紊乱和全身各系统的功能障碍。简言之，休克就是人体对有效循环血量减少的反应，是组织灌流不足引起的代谢和细胞受损的病理过程。多种神经-体液因子参与休克的发生和发展。

2. 有效循环血量的定义

有效循环血量是指单位时间内通过心血管系统进行循环的血量（不包括储存于肝、脾的淋巴血窦中或停留于毛细血管中的血量）。

3. 有效循环血量的因素有哪些

（1）充足的血容量。

（2）有效的心搏出量。

（3）完善的周围血管张力。

二、休克的病理生理变化

1. 休克的主要病理生理变化

休克的病理生理变化大致可分为两类：一类是以血流动力改变为主要的早期变化，为休克代偿期（休克前期）。另一类则是组织血液灌流不足、缺血缺氧引起的一系列损害，是为失代偿期—休克抑制期（休克期）。休克前期和休克期是一个连续性的病理过程。概括起来主要是微循环的变化、神经-体液因子的改变和内脏器官的继发性损害等三个方面。

2. 休克的微循环变化

（1）微循环收缩期　当循环血量锐减时，血管内压力下降，主动脉弓和颈动脉窦的压力感受器反射性使延髓心跳中枢、血管舒缩中枢和交感神经兴奋，作用于心脏、小血管和肾上腺等，使心跳加快提高心排血量，肾上腺髓质和交感神经节后纤维释放大量儿茶酚胺，使周围皮肤、骨骼肌和内脏（肝、脾等）的小血管和微血管的平滑肌（包括毛细血管前括约肌）强烈收缩，动静脉短路和直接通道开放。结果是微动脉的阻力增高，毛细血管的血流减少，静脉回心血量尚可保持，血压仍维持不变。脑和心的微血管 α 受体较少，故脑动脉和冠状动脉收缩不明显，重要生命器官仍得到较充足的血液灌流。由于毛细血管的血流减少，使血管内压力降低，血管外液进入血管内，血量得到部分补偿。微循环收缩期，就是休克的代偿期。

（2）微循环扩张期　当微循环血量继续减少，微循环的变化将进一步发展。长时间地、广泛地微动脉收缩、动静脉短路及直接通道开放、使进入毛细血管的血量继续减少。由于组织灌流不足，氧和营养不能带进组织，出现了组织代谢紊乱，乏氧代谢所产生的酸性物质（如乳酸、丙酮酸等）增多，又不能及时移除，使毛细血管前括约肌失去对儿茶酚胺的反应能力。微动脉及毛细血管前括约肌舒张。但毛细血管后小静脉对酸中毒的耐受性较大，仍处于收缩状态，以致大量血液滞留在毛细管网内，循环血量进一步减少。毛细血管网内的静水压增高，水分和小分子血浆蛋白渗至血管外，血液浓缩、血液黏稠度增加。同时，组织缺氧后，毛细血管周围的肥大细胞受缺氧的刺激而分泌出多量的组胺。促使处于关闭状态的毛细血管网扩大开放范围，甚至全部毛细血管同时开放。这样一来，毛细管容积大增，血液滞其中，使回心血量大减，心排血量进一步降低，血压下降。

以上即微循环扩张状态，表示已进入休克抑制期。

（3）微循环衰竭期　滞留在微循环内的血液，由于力血液黏稠度增加和酸性血液的高凝特性，使红细胞和血小板容易 发生凝集，在毛细血管内形成微血栓，出现弥散性血管内凝血，使血液灌流停止，加重组织细胞缺氧，使细胞内的溶酶体崩解，释放出蛋白溶解酶。蛋白溶解酶除直接消化组织蛋白外，还可催化蛋白质形成各种激肽，造成细胞自溶，并且损伤其他细胞，引起各器官的功能性和器质性损害。当毛细血管的阻塞超过 1 小时，受害细胞的代谢即停止，细胞本身也将死亡。

休克发展到出现弥散性血管内凝血，表示进入了微循环衰竭期，病情严重。弥散性血管内凝血消耗了各种凝血因子，且激活了纤维蛋白溶解系统，结果出现严重出血倾向。以上是休克失代偿期的微循环变化。此期如继续发展，各重要器官组织可发生广泛的缺氧和坏死而无法挽救。

3. 休克的体液代谢改变

（1）休克时儿茶酚胺释放　儿茶酚胺除对血管系统影响外，尚能促进胰高糖素生成，抑制胰岛素的产生及其外周作用，加速肌肉和肝内糖原分解，以及刺激垂体分泌促肾上腺皮质激素，故血糖升高。此外，细胞因受血液灌流不良的影响，葡萄糖在细胞内的代谢转向乏氧代谢，只能产生少量的高能三磷酸腺苷，丙酮酸和乳酸增多。在肝脏灌流不足情况下，乳酸不能很好地在肝内代谢，体内将发生乳酸聚积，引起酸中毒。由于蛋白质分解代谢增加，以致血中尿素、肌酐及尿酸增加。

（2）休克时醛固酮增加分泌　因血容量和肾血流量减少的刺激，引起肾上腺分泌醛固酮增加，使机体减少钠的排出，以保存液体与补偿部分血量。又因低血压，血浆渗透压的改变及左心房压力降低，可使脑垂体后叶增加抗利尿激素的分泌，以保留水分、增加血浆量。

（3）休克时三磷酸腺苷减少　由于细胞缺氧，三磷酸腺苷减少，能量不足，细胞膜的钠泵功能失常，以致细胞内钾进入细胞外的量和细胞外钠进入细胞内的量增多，细胞外液体也随钠进入细胞内，使细胞外液体减少，导致细胞肿胀，甚至死亡。

（4）氧自由基和脂质过氧化物损伤　休克时氧自由基生成增多。一为组织中大量 ATP 分解，血中次黄嘌呤增加，在黄嘌呤氧化酶作用下，在它形成尿酸过程中产生多量超氧阴离子自由基 O—2，O—2 通过链锁反应又可生成氢自由基 OH 等。自由基使细胞膜的不饱和脂肪酸发生脂质过氧化，引起细胞膜和细胞器损伤，线粒体和溶酶体受损。另外，休克时的缺氧引起血管内皮细胞损伤，血管通透性增高，血小板生成 TXA_2 增加等。以上变化过程有许多是在休克好转组织恢复供氧后引起的再灌注损伤，参与休克后 MsOF 的发生和发展。

（5）前列腺素和白三烯（LT）　除了以往的前列腺素系（PGs）外，重要的有两个系统。一个为花生四烯酸通过环氧酶生成 TXA_2 和 PGI_2。前者主要是在血小板聚集过程中合成，后者主要在血管内皮细胞合成。另一个为花生四烯酸通过脂氧酶生成白三烯类（LT）物质—包括 LTB4、LTC4、LTD4，主要在多核白细胞和肺脏合成。TXA_2 是极为强烈的血管收缩物质，并引起血小板进一步聚集导致血栓形成。LTD4 亦使血管收缩。PGI_2 作用与 TXA_2 正好相反，它引起血管扩张和抑制血小板聚集。TXA_2/PGI_2 比值的变化对休克缺血期发生血小板聚集、血栓形成以及参与 MSOF 等有重要的作用。

（6）休克严重时线粒体膜和溶酶体膜肿胀、破裂　溶酶体膜破裂后，释放出的酸性磷酸酶和脱氢酶进入细胞质，损伤细胞器，其结果是细胞自身被消化，产生自溶现象，并向周围扩散，造成组织坏死。线粒体膜的破裂，造成依赖二磷酸腺苷的细胞呼吸被抑制，三磷酸腺苷酶活力降低和依赖能量的钙转运减少。

三、休克对机体各重要器官的影响

1. 休克发生时，主要哪些器官会出现功能的改变

休克发生时，心脏、脑、肺脏、肝脏、肾脏、肠等会出现功能的改变。

2. 休克时肺的继发性损害有哪些

弥散性血管内凝血造成肺部微循环栓栓塞，缺氧使毛细血管内皮细胞和肺泡上细胞受损。血管壁通透性增加，血浆内高分子蛋白成分自血管内大量渗出，造成肺间质性水肿，继而造成肺泡内水肿。随之红细胞也能进入肺间质的肺泡内，肺泡上皮受损后，肺泡表面活性物质生成减少，使肺泡内液-气界面的表面张力升高，促使肺泡萎缩，造成肺不张，肺泡内有透明膜形成。肺部毛细血管内血液需有通气正常的肺泡，才能进行有效的气体交换，肺泡通气量与肺毛细血管血液灌流量的正常比例（通气/灌流）为 0.8，休克时，萎缩的肺泡不能通气，而一部分尚好的肺泡又可能缺少良好的血液灌流，以致通气灌流比例失调，无效腔通气和静脉混合血增加，肺内右、左分流可增至 10%～20%，使低氧血症更为严重，临床上出现进行性呼吸困难的一系列症状。这种急性呼吸衰竭称为呼吸困难综合征。当严重休克经抢救，循环稳定和情况好转后，出现逐渐加重的呼吸困难，并在以后的 48～72 小时内，达到最严重的程度。因休克而死亡的患者中约 1/3 死于此症。

3. 休克时肾的继发性损害有哪些

休克早期循环血量不足加上抗利尿激素和醛固酮分泌增多，可产生肾前性少尿。如果休克时间短，经输液治疗血压恢复后，肾功能多能恢复。若休克持续时间长，肾缺血超过 3 小时，可发生肾实质的损害，严重时并发急性肾衰竭。休克并发的急性肾衰竭，除主要由于组织血液灌流不足外，与某些物质（如血红蛋白、肌红蛋白）沉积于肾小管形成管型的机械性堵塞，以及毒性物质对肾小管上皮细胞的损害亦有关。

4. 休克时心功能的继发性损害有哪些

冠状动脉灌流量的 80%发生于舒张期。冠状动脉的平滑肌以 β 受体占优势。在休克代偿期，虽然体内有大量儿茶酚胺分泌，但冠状动脉的收缩却不明显，故心脏的血液供应无明显减少。进入休克抑制期，心排血量和主动脉压力降低，舒张期血压也下降，可使冠状动脉灌流量减少，心肌缺氧受损，造成心功能不全。此外，低氧血症、代谢性酸中毒及高血钾，也可损害心肌。心脏微循环内血栓，可引起心肌局灶性坏死，进一步发展为心力衰竭。

5. 休克时肝脏及胃肠继发性损害有哪些

休克时，内脏血管发生痉挛，肝脏血流减少，引起肝脏缺血、缺氧、血液淤滞，肝血管窦和中央静脉内微血栓形成，造成肝小叶中心坏死，甚至大块坏死，使肝脏受损。肝脏代谢和解毒功能不全，导致肝功能衰竭。胃肠道缺血、缺氧，引起黏膜糜烂出血，肠黏膜屏障碍功能受损。

6. 休克时脑的继发性损害有哪些

休克时，因动脉压过低致脑血流量降低。脑内小动脉的平滑肌的舒缩，受血液二氧化碳分压和酸碱度变化的影响。当二氧化碳分压升高或酸碱度值降低时，脑血流量增加。然而，这种调节功能要有一定的心排血量和平均动脉压才能起作用。因此，持续性低血压中引起脑的血液灌流不足，使毛细血管周围胶质细胞肿胀，同时由于毛细血管通透性升高，血浆外渗至脑细胞间隙，引起脑水肿和颅内压增高。以上内脏器官继发生损害、心、肺、肾的功能衰竭是造成休克死亡的三大原因，救治中更应重视。

四、休克的临床表现及诊断

1. 休克的主要临床表现有哪些

（1）意识混浊、表情淡漠或烦躁不安，但神志尚清楚　是大脑缺氧的表现。严重休克时，意识逐渐模糊，乃至昏迷。

（2）皮肤和黏膜苍白、潮湿，有时可发绀　肢端发凉、末梢血管充盈不良。周围静脉收缩、静脉瘪陷、重者硬如索状。

（3）血压变化　血压只能反应心输出压力和周围阻力，不能代表组织的灌流情况。血压变化有重要的参考价值但不能以血压下降作为诊断休克的唯一标准。在代偿早期，由于周围血管阻力增加，还可能有短暂的血压升高，但舒张压升高更明显，因而脉压差小（20mmHg 以下），这是休克早期较为恒定的血压变化。只有失代偿时，才出现血压下降。

（4）脉搏细弱而快　由于血容量不足，回心血量下降，心脏代偿增快，以维持组织灌流，但每次心搏出量甚少。以后更由于心肌缺氧、收缩乏力，致脉搏无力细如线状，桡动脉、足背动脉等周边动脉摸不清。

（5）呼吸快而深　是缺氧和酸中毒的代偿表现。早期尚可有呼吸性碱中毒。除胸部损伤或并发心、肺功能衰竭外，呼吸困难者少见。

（6）尿量减少　早期为肾前性，反映血容量不足、肾血液灌流不良；后期还可能是肾实质性损害。

2. 休克的早期诊断有哪些

（1）血压升高而脉压减小。

（2）心率增快。

（3）口渴。

（4）皮肤潮湿、黏膜发白、肢端发凉。

（5）皮肤静脉萎陷。

（6）尿量减少（25～30ml/h）。

3. 休克的确定诊断有哪些

存在下列征象时，则可肯定休克诊断。

（1）收缩压＜80mmHg（10.7kPa），脉压＜20mmHg（2.7kPa）。

（2）有组织血灌流不良的临床表现，如表情淡漠、烦躁不安、肢体湿冷皮肤苍白或发绀等。

（3）尿量明显减少（＜25ml/h）。

（4）出现代谢性酸中毒，AB 或 SB 低于毫当量/升或动脉血乳酸量超过 15mg/dl。

4. 休克严重程度的临床估计

临床表现：轻度、中度、重度。

休克监测中的临床观察主要是一看、二听、三摸、四测、五计量。

一看：神志、口唇、皮肤颜色、浅静脉、末梢循环充盈情况、呼吸频率、节律和深度。

二听：呼吸音、呼吸道通畅情况。

三摸：脉搏，皮肤温度（脉搏是判断早期休克的可靠依据）。

四测量：心率、心律和血压（血压作为休克的标志）动脉收缩压稍高、正常或稍低。

五记尿量：（毫升/小时）中、重度休克应放留置导尿管。

5. 休克的实验室检查

（1）常规检查　红细胞计算、血红蛋白和血细胞比容，以了解血液稀释或浓缩情况血浆电解质测定，主要是钾、钠、氯，进行血气分析，借以了解血液氧合、二氧化碳潴留和酸碱变化情况。尿常规检查。肝、肾功能检查等。其他检查如 EKG、X 线片、胸腹腔穿刺分泌物细菌学检查等视伤情和病情而定。

（2）进一步检查　如血乳酸测定，中心静脉压监测，心输出量、肺动脉压和肺动脉楔压。病情复杂并发血管内凝血可能时，要测定血液凝血功能（血小板计数，纤维蛋白原含量、凝血酶无时间及其他凝血因子测定等）。休克时间延长者应及时送血液细菌培养。

6. 休克的病因诊断有哪些

详询病史（伤因、病因）经过，抓紧时间做全面查体，甚至一边治疗一边反复观察病情和查体。

在前后对比中总是可以找出休克的病因。做好连续性的病情观察与记录则十分重要。例如，腹、胸腔的内出血，骨盆骨折致腹膜后软组织内血肿、包膜下脾破裂、手术后继发性出血等应特别警惕其延迟发生休克。

五、休克的治疗及护理

1. 休克的治疗原则

尽早去除引起休克的原因，尽快恢复有效循环量，纠正微循环障碍，增进心脏功能和恢复人体正常代谢。休克状态下病情危急，严重威胁患者的生命。医护人员救死扶伤，坚守岗位，分秒必争。抢救中，时间就是生命。平日的养成训练，物资准备，关键时刻可发挥重要的作用。

2. 休克抢救的一般措施

休克患者体位一般采取休克卧位，抬高下肢20°～30°或头和胸部抬高20°～30°，下肢抬高15°～20°的体位，以增加回心血量和减轻呼吸的负担。应及时清除呼吸道分泌物，保持呼吸道通畅。必要时可做气管插管或气管切开。并给予间断吸氧，增加动脉血氧含量，减轻组织缺氧。要立即控制活动性大出血。保持患者安静，通常不用镇静剂。必须避免过多搬动，以免加重休克，甚至造成死亡。注意保暖，但不加温，以免皮肤血管扩张而影响生命器官的血流量和增加氧的消耗。

3. 休克抢救时补充血容量的重要性

补充血容量，及时恢复血流灌注，是抗休克的基本措施。及时补充血容量，时间较短的休克，特别是低血容量休克，均可较快地纠正，不需再用其他药物。故必须迅速建立1～2条大口径的静脉输液通道，快速输入平衡盐溶液，并同时采血配血。根据受伤情况和休克程度初步估计血容量丢失多少，必要时10～30分钟内输入500～2000ml。如果检查患者血细胞比容在30%以上，则可继续输给上述溶液（补充量可达估计失血量的3倍）。输入平衡盐溶液所带来的血压回升和脉率减慢仅是暂时的，应接着输入全血，以改善贫血和组织缺氧，加速组织细胞的灌注。

输血越早，效果越好，休克期后的并发症越少。平衡盐溶液与全血的比例，平时可为2∶1或3∶1，（战争）战时4∶1。为了改善微循环和减少全血用量，可输500～1000ml低分子右旋糖酐（它从肾脏排出后可使尿比重上升）。

4. 休克抢救时快速补充血容量的注意事项

应当注意，休克时补充的血量和液量会很大，不仅要补充已丢失的血容量（全血、血浆和水电解质丢失量），还要补充扩大的毛细血管床，超过临床估计的液体损失量很多。休克时间愈长，症状愈严重，需补充血容量的液体也愈多。还必须注意：创伤、战伤休克补液治疗成功的关键在于及时、快速、足量地恢复有效循环血量，提高心房充盈压力，恢复良好的组织灌流，而不要被缺少胶体液所束缚。

5. 休克抢救时快速补充血容量的指标监测

病情初步改善后，应根据下列指标监测，调整输液速度、质与量：①尿量 40～50ml/h；②脉搏有力＜110 次/分；③收缩压＞90mmHg（12kPa）；④脉压差＞20mmHg（2.7kPa）；⑤呼吸均匀20次/分，PaO_2＞80mmHg（10.66kPa）；⑥神志清楚、安静；⑦四肢温暖，末梢循环充盈良好；⑧血细胞比容＞35%；⑨血浆电解质和酸碱平衡基本正常。

力争在救治4小时内、6～8小时内使休克病情好转。对大多数外科休克患者来说，这期间需要进行手术，以消除休克病因。一般认为外科感染休克患者术前准备不宜超过2小时。严重感染性休克患者病情复杂，又常有心肌损害和肾脏损害，过多补液将导致不良后果。因此，为了掌握血容量补充和观察心脏对输液的负荷情况，可监测中心静脉压，作为调节补液量的依据（必要时再测定肺动脉楔入压）。

6. 休克的病因治疗

外科患者休克常常需要手术处理原发病变，这同补充血容量一样重要。如内脏出血的控制，消化道穿孔的修补，坏死肠袢切除和脓液的引流等，在快速补充有效循环量后，应抓紧时机施行手术去除原发病变，才能从根本上控制休克。在紧急止血方面，可先用暂时性止血措施，待休克初步纠正后，再进行根本的止血手术。若暂时性止血措施难以控制出血，应一面补充血容量，一面进行手术止血。

外科感染性休克中，原发病灶的存在是引起休克的重要原因。应尽量手术处理，才能纠正休克和巩固疗效。经过 1～2 小时积极治疗休克未见好转，亦应进行手术处理原发感染灶；并根据感染的种类和性质，和强有力有抗生素在围手术期大剂量静脉滴注。

7. 休克护理措施

（1）执行内科一般护理及原发病护理常规。

（2）有条件时安排患者于单人房间，保持环境安静，避免不必要的搬动。需要时专人护理，记护理记录单。

（3）患者取去枕平卧位，头偏向一侧或头腿抬高 30°。

（4）吸氧，根据病情调节氧流量，一般 4～6L/min。呼吸衰竭时遵医嘱给予呼吸兴奋剂。

（5）建立静脉通道，立即静脉穿刺输液，必要时进行深静脉置管术或静脉切开。

（6）保持呼吸道通畅，及时吸痰，必要时行气管切开。取掉义齿，以防误入气管。

（7）每 15～30 分钟测脉搏、呼吸、血压各 1 次，注意心率、心律变化，并记录。

（8）每 4 小时测 1 次体温，39℃以上给物理降温，但应避免体温骤降而加重休克。体温不升时给予保暖。

（9）准确执行医嘱，用升压药时，注意药物浓度和滴速，血压稳定后逐渐撤去升压药物。

（10）烦躁不安者，适当约束。注意观察病情变化，如有无意识障碍，面色苍白；口唇、指甲发绀，胸腹部出血点等。

（11）记录 24 小时出入水量，观察尿量、颜色、尿相对密度（比重）。尿少者，可留置导尿管，观察记录每小时尿量。必要时测中心静脉压。

（12）加强口腔护理和皮肤护理。

（13）备齐抢救药品及器械。

六、休克的类型

1. 休克的分类

（1）低血容量性休克。

（2）感染性休克（又称中毒性休克）。

（3）心源性休克。

（4）神经源性休克。

（5）过敏性休克。

2. 低血容量性休克的病因

（1）急性大量出血（如上消化道出血，肝脾破裂、异位妊娠及外伤性大出血等）引起，临床上称为失血性休克。有时可伴其他因素，如单纯的胃出血，机体还可因重吸收其分解毒素而引起肝脏等器官的损害。

（2）大量血浆丧失（如严重烧伤时）引起，临床上称烧伤休克，主要由于大量血浆样体液丧失所致。

（3）脱水（如急性肠梗阻、高位空肠瘘等）引起。由于剧烈呕吐，大量体液丢失所致。

（4）严重创伤（如骨折、挤压伤、大手术等）引起，常称为创伤性休克，除主要原因出血外，组织损伤后大量体液渗出，分解毒素的释放以及细菌污染，神经因素等，均是发病的原因。

3. 低血容量性休克中失学性休克的临床表现及分级

1 级：失血 10%～15%（750ml），有心动过速，血压和呼吸不改变，肾灌注正常。

2 级：失血 20%～30%（1000～1500ml）伴有心动过速，收缩压降低，脉压减小，肾小球滤过虑减少不明显。

3 级：失血 30%～40%（1500～2000ml）末梢灌注减少和酸中毒，呼吸急促，脉压减小，低血压和肾小球滤过虑减小。

4 级：40%～45%（2～3L）不急救会立即心跳停止，肾脏无滤过。

4. 感染性休克（又称中毒性休克）的病因

由严重的细菌感染（如败血症、阻塞性胆管炎及腹膜炎等）引起，多见于严重的革兰阴性杆菌感染，也可见于革兰阳性菌以及霉菌、病毒和立克次体的感染。临床上按其血流动力学改变分为低排高阻型（低动力型、心输出量减少、周围血管收缩）和高排低阻型（高动力型、心输出量增加，周围血管扩张）两类型。低排高阻型休克在血流动力学方面的改变，与一般低血容量休克相似，高排低阻型休克的主要特点是血压接近正常或略低，心输出量接近正常或略高，外周总阻力降低，中心静脉压接近正常或增高，动静脉血氧分压差缩小等。

5. 感染性休克的病理生理变化

一般认为和低血容量休克基本相同，但由于感染和细菌毒素等作用，机体的细胞损害常很早发生，不能利用氧，以致动静脉氧差缩小。此外，感染性休克的微循环的不同阶段常同时存在，并且很快即进入弥散性血管内凝血阶段；不像低血容量性休克的循环具有收缩期、扩张期、弥散性血管内凝血和内脏器官功能衰竭等典型经过。动-静脉氧差缩小的另一原因是毛细血管前的动脉短路大量开放。因此，感染性休克的微循环变化和内脏继发损害比较严重。

6. 感染性休克可分为哪几种

从血流动力学改变看，感染性休克可表现为低排高阻型和高排低阻型两种。

（1）低排高阻型　往往发生在已有液体丢失，血容量较欠缺，继发感染的患者中。细菌内毒素直接作用于交感神经末梢，释放大量儿茶酚胺；内毒素又可破坏血小板和白细胞等，释放 5-羟色胺、组胺、缓激肽等，使肺等脏器小静脉收缩，返回左心的血量减少和动脉压下降；感染灶的毛细血管通透性增加，血浆渗入组织间隙，也可使血容量进一步减少，引起休克。这种高阻力型休克的特征为周围血管阻力增加而心排出量降低。

（2）高排低阻型休克　是因感染灶释放出某些扩血管物质，而使微循环扩张，外周阻力降低，血容量相对不足，机体代偿性地增加心排血量，以维持组织的血液灌流，其特征是周围血管阻力降低，心排血量增加。革兰阴性细菌感染可引起低排高阻型或高排低阻型休克，但以低排高阻型休克为多，革兰阳性细菌则引起高阻型休克居多。

7. 感染性休克的全身反应综合指征

（1）体温＞38℃或＜36℃。

（2）心率＞90 次/分。

（3）呼吸急促＞20 次/分或过度通气，$PaCO_2$＜32mmHg（4.3kPa）。

（4）白细胞计数＞12×10^9/L 或＜4×10^9/L。

8. 感染性休克的临床表现

（1）冷休克　躁动、淡漠或嗜睡，皮肤苍白发绀，出冷汗，脉搏细速，尿量＜25ml/h。

（2）暖休克　清醒、皮肤淡红或潮红，皮温暖并干燥，脉搏慢，搏动清楚，尿量＞30ml/h。

9. 感染性休克的治疗

（1）补充血容量（平衡盐）。

（2）控制感染（抗菌药物的应用和处理原发感染灶）。

（3）纠正酸碱失衡（5%碳酸氢钠）。

（4）心血管药物的应用。

（5）皮质激素的治疗。

（6）其他治疗（包括营养支持，对并发的 DIC 重要器官功能不全的处理）。

10. 心源性休克的治疗目的及常见病因

（1）治疗目的 减少前负荷进行血容量调节。

（2）病因

1）心肌收缩力减弱：急性心肌梗死、扩张型心肌病、重症心肌炎，各种心脏病晚期及感染性休克时的心肌抑制等。

2）心脏机械结构异常：心脏压塞、严重二尖瓣关闭不全、室间隔缺损、腱索断裂、瓣膜穿孔、室壁瘤及各种原因造成的严重左心室流出道梗阻等。

3）严重心律失常：室性心律失常。

11. 心源性休克的诊断依据

休克症状+心脏病变。作为循环动力中心的心脏，尤其是左心室发生心力衰竭造成的休克，其诊断的主要依据是 CL＜2.2/（min · m^2）、PCWP＞18mmHg（2.39kPa）、SBP＜80mmHg（10.6kPa）、尿量＜20ml/h，周围循环衰竭症状和组织灌注不足的症状，心脏酶学或心电图的改变。

12. 心源性休克的治疗原则及治疗措施

（1）治疗原则 迅速改善心肺功能，恢复和维持心脏的泵血功能。

（2）治疗措施 给氧，补充血容量，纠正酸中毒，合理应用血管活性药物，正确应用强心利尿剂，选择性应用机械辅助循环及手术治疗。

13. 神经源性休克的病因

神经源性休克由剧烈的刺激（如疼痛、外伤等），引起强烈的神经反射性血管扩张，周围阻力锐减，有效循环量相对不足所致。

14. 什么是创伤性休克

创伤性休克指机体受外界有害致病因素或机械性致伤因子的侵袭，而引起的人体组织结构连续性破坏及神经-体液因子失调与急性微循环障碍，导致细胞急性缺血 缺氧为特征的综合征。

15. 创伤性休克的治疗原则

创伤性休克的治疗原则是尽早控制出血和快速恢复血管内的有效循环血量，将前负荷调整至最佳水平；纠正微循环障碍、增强心脏功能、恢复人体的正常代谢。快速的补液是治疗创伤性失血性休克的基础。

16. 创伤性休克的临床表现“5P”指什么

“5P”指皮肤苍白（pallor）、冷汗（prespiration）、虚脱（prostration）、脉搏细弱（pulselessness）和呼吸困难（apulmonary dificiency）。

17. 过敏性休克的病因

某些物质和药物、异体蛋白等，可使人体发生过敏反应致全身血管骤然扩张，引起休克。外科常见的休克多为低血容量性休克，尤其是创伤性休克，其次为感染性休克，在外科患者中多由于化脓性胆管炎、弥漫性腹膜炎、绞窄性肠梗阻及烧伤败血症等引起。本章重点为创伤性休克。

18. 过敏性休克的临床表现

皮肤、呼吸系统、心血管、胃肠道为易受累器官。轻度表现为皮肤潮红或苍白、荨麻疹、鼻炎、结膜炎、腹痛呕吐、腹泻；严重的出现上呼吸道水肿、下呼吸道水肿或两者同时发生心血管系统的衰竭，濒死感等。

19. 过敏性休克的治疗

（1）体位　就地平卧或中凹卧位。

（2）吸氧　高流量高浓度氧治疗。

（3）输液　等渗溶液（正常生理盐水）。

（4）肾上腺素皮下或肌内注射。

（5）抗过敏药物苯海拉明 25mg 肌内注射。

（6）胰高血糖素。

（7）心搏骤停的抢救。

20. 过敏性休克心搏骤停期的抢救措施

（1）开放呼吸道、供氧、通气、环甲膜穿刺或切开。

（2）循环支持　快速扩容（应用肾上腺素，短期内输入等渗溶液）。

（3）延长复苏时间。

第二十三章　急性心肌梗死患者的护理

1. 急性心肌梗死（AMI）的定义

AMI 是在冠状动脉粥样硬化的基础上，由持久的严重的急性心肌缺血所引起的部分心肌坏死。

2. AMI 的临床表现

剧烈而较持久的胸骨后疼痛、发热、白细胞增多、血清酶活性增高及心电图系列演变等表现，可伴有心律失常、休克或心力衰竭。

3. AMI 的基本病因

AMI 的基本病因是冠状动脉粥样硬化造成管腔狭窄，而侧支循环未充分建立。在此基础上，若出现粥样斑块破裂、出血、血栓形成或持续痉挛，使管腔完全闭塞即导致心肌梗死。另外，休克、失血、脱水、严重心律失常、重体力活动，情绪激动或血压剧升也可促使心肌细胞急性缺血缺氧甚至坏死。

4. AMI 的诱因

AMI 在春冬季发病较多，与气候寒冷，气温变化大有关。发病时大多无明显诱因，常在安静或睡眠时发病。部分患者发病于剧烈体力劳动、精神紧张或饱餐之后。此外，休克、出血与心动过速、用力大小便亦可诱发。

5. AMI 的先兆表现

AMI 患者 15%～65%有前驱症状，凡 40 岁以上，遇有下列情况应及早疑及 AMI，及时住院并按梗死处理，同时动态观察心电图及血清酶变化。

（1）首次心绞痛发作，持续 15～30 分钟或更久，硝酸甘油效果不佳者。

（2）原为稳定型劳累性心绞痛，近日疼痛次数、持续时间及程度均明显加重者。

（3）疼痛伴有恶心呕吐、面色苍白、大汗、头晕、心悸者。

（4）发作时伴有血压剧增或骤降，或伴有心律失常、左心功能不全者。

（5）疼痛伴 ST 段明显抬高或压低，T 波高尖或冠状倒置者。

发现上述梗死先兆，如及时处理，有可能使部分患者避免发生心肌梗死。

6. AMI 的病情判断

判断患者是否发生 AMI，主要依靠三个方面：

（1）典型的临床表现，即胸骨后持久而剧烈的疼痛，呈压榨性、窒息或濒死感。

（2）特征性的心电图改变，即异常 Q 波及持续、进行性的 ST 段弓背向上抬高。

（3）血清心肌酶显著增高。

上述 3 条中具备 2 条即可认为患者已发生 AMI。

7. AMI 患者入院前的紧急处理

死于 AMI 的患者 75%是在到达医院之前。所以，对确诊或可疑的 AMI 患者，无论是在发病现场还是在急诊室、诊所均应及时就地处理，可显著改善患者的预后。现在已经证明就地抢救可以明显地降低病死率，紧急措施包括：

（1）就地平卧，绝对休息，用最短的时间检测患者的生命体征，包括血压、脉搏、呼吸、初步判断有无心律失常、心力衰竭或休克。

（2）高流量吸氧。

（3）切实迅速止痛，常用吗啡 5～10mg，皮下注射或哌替啶（杜冷丁）50～100mg 肌内注射，必要时 2～4 小时重复一次。

（4）防治心律失常　若心率＞70 次/分，有室性早搏或短阵室速，则立即用利多卡因 50～100mg 加葡萄糖液 20ml 静脉注射，然后按 1～4mg/min 滴速静脉滴注；如无室性早搏，则一开始即按 1～4mg/min 滴速静脉滴注，再护送入院，如心率＜50 次/分，且有低血糖或室性早搏，可静脉或肌内注射阿托品 0.5～1.0mg，再护送入院。

（5）低血压或休克者，给予多巴胺 5～10μg/（kg · min），静脉滴注。

（6）如心搏骤停，则立即就地心肺复苏。措施得当成功率很高。待心律、血压、呼吸稳定后再转送入院。

（7）转送途中应连续心电监护，备好抢救药品及除颤装置，争取在发病后 1～3 小时迅速送入急诊室、心脏监护室或心导管室，以便及早进行冠状动脉造影或容栓治疗。

8. AMI 患者的监护内容

（1）心电监护　AMI 患者心律失常以发病的最初 24 小时内发病率最高，以后则逐渐减少。故一般 AMI 患者在冠心病监护病房监测 3 天。

（2）血压监测　疼痛期中 AMI 患者常见血压下降，未必是休克，护士应注意分析判断。

（3）血流动力学监测　通过血流动力学监测，以估价左右心功能，并及时指导治疗。

（4）心肌酶监测　AMI 时血清酶均成倍增高，峰值可高达正常的几十倍，其中肌酸磷酸激酶（CPK）的同工酶 CPK-MB 和乳酸脱氢酶（LDH）的同工酶 LDH1 诊断特异性最高，其增高程度能较准确地反应梗死的范围。

（5）其他实验室检查　如电解质、肾功能、出凝血时间、血糖、血脂、血气分析及血尿便常规等。

9. AMI 的监护分级

（1）一级监护

1）对象：AMI 发病 24 小时内，或发病 24 小时以上但合并有心源性休克、急性左心衰竭、严重心律失常，应用血管扩张剂或进行漂浮导管血流动力学监测者。

2）要求：连续心电示波，必要时及时描记心电图保存，每半小时记录一次心率、血压、脉搏、呼吸及病情变化。夜间入睡后，如无低血压或休克，可酌情延长测血压时间。记录 24 小时出入量及每次尿比重。

（2）二级监护

1）对象：AMI 发病 24 小时后，无明显合并症或不稳定型心绞痛怀疑 AMI 患者。

2）要求：每 1～2 小时心电示波 15～30 分钟，并记录心率、血压、脉搏、呼吸及病情变化。患者入睡后，如血压平稳可酌情减少测量次数。按医师要求描记心电图。记录 24 小时液体出入量和尿比重。

（3）三级监护

1）对象：AMI 后 3～5 天无并发症者。

2）要求：每 2～4 小时心电示波 10～15 分钟，同时测量心率、血压、脉搏、呼吸次数，记录 24 小时液体出入量及尿比重。

10. AMI 的治疗目的

急性 AMI 的治疗目的在于维持心脏功能，防治以心律失常和泵衰竭为主的并发症，改善供血，挽救缺血心肌，防止梗死范围扩大，以平稳渡过急性期，提高康复后的生活质量。

11. AMI 的心电图演变（表 23-1）

表 23-1　AMI 的心电图演变

分期	发病时间	心电图表现
超急性期	梗死后数分钟到数小时	心电图可无异常，或在面向心外膜损伤区的导联出现异常高大的 T 波
急性期	梗死后数小时至数天	面向梗死区的导联出现异常 Q 波或 ST 段明显抬高（弓背向上与 T 波连接成单向曲线），R 波减弱或消失
亚急性期	梗死后数天至数周	ST 段逐渐恢复到等电位水平，T 波变平坦或显著倒置
陈旧期	梗死后数周到数月	T 波呈对称性倒置，多数患者残留有异常 Q 波或 QRS 波

12. AMI 患者缩小梗死范围最有效的一种积极治疗方法是什么

早期溶栓是缩小梗死范围最有效的一种积极治疗方法。

13. AMI 患者进行溶栓治疗时常用溶栓药物有哪些

尿激酶、链激酶、重组织型纤溶酶原激活剂（tPA），其中 tPA 对血栓的选择性较强。

14. 溶栓治疗期间应注意哪些问题

（1）按要求输注溶栓治疗　护理人员应熟悉各种溶栓剂的使用方法，保证按要求输注。使用链激酶前，应按要求使用肾上腺皮质激素类药物以减少过敏反应。用药期间应注意观察有无过敏反应，如发热、荨麻疹、皮肤潮红、关节痛及脉管炎等。

（2）密切观察病情变化。

（3）出血倾向　出血是溶栓治疗最主要的并发症，应注意观察有无皮肤、黏膜、消化道、泌尿道、呼吸道及颅内出血征象，监测凝血功能。溶栓次日应复查血小板、纤维蛋白原和凝血酶原时间，3 天内每天查尿常规、便潜血，用肝素者需监测凝血时间、APTT。

（4）低血压状态　出现低血压状态时，应暂停溶栓治疗。对一般状况好的患者，可采用抗休克体位，加快输液速度，情况严重者应使用血管活性药物，首选多巴胺。

（5）再灌注性心律失常　为冠状动脉再通的间接征象之一，多表现为胸痛明显缓解后出现短暂的加速性自主心律，下壁 AMI 出现一过性窦性心动过缓、窦房阻滞等，也可发生致死性室性心律失常。

（6）再通指标的观察和判定　冠状动脉再通的直接指标为冠状动脉造影显示冠状动脉远端血流达 TIMI 的Ⅱ～Ⅲ级。

（7）梗死后心绞痛的观察　发生梗死后心绞痛提示患者病情不稳定，有再次发生 AMI 的可能，应注意观察记录患者再发生心绞痛的时间、部位、性质以及心律失常和心电图表现等。

15. AMI 患者氧疗的目的

（1）纠正低氧血症，增加组织氧利用度。

（2）缓解心肌缺氧，缩小或控制梗死面积。

（3）改善心肌工作效应。

（4）改善其他重要重要脏器的氧供，防治多脏器衰竭。

（5）精神心理作用，给氧对于减轻焦虑、恐惧同样有效。

16. AMI 患者缓解疼痛的方法

发病早期由于可逆性心肌缺血疼痛和 AMI 所致的疼痛常混在一起不易鉴别，所以常先予含服硝酸甘油，随即静脉滴注硝酸甘油，如疼痛不能迅速缓解，应立即肌内或静脉注射强效镇痛剂，必要时重复应用，其中吗啡和哌替啶最为常用，吗啡的不良反应为恶心、呕吐、低血压和呼吸抑制，合并有慢性阻塞性肺疾病患者禁用。哌替啶镇痛作用较吗啡稍弱，但不良反应较少，可与吗啡交替使用。急性下壁梗死增加迷走神经张力，选用哌替啶更为合适，为防止迷走神经过度增强，可给予阿托品合用。

17. AMI 患者进行排便护理的措施有哪些

解除患者的紧张情绪，训练患者床上排便，避免过度用力或屏气。饮食易消化，含适量纤维素和维生素，避免辛辣等刺激性食物。若 2 天以上未解大便，应给予缓泻剂如番泻叶、大黄苏打片，便干时可用开塞露（甘油栓）或 50%甘油 60ml 灌肠，以不让患者费力排便为原则，排便过程中仍应加强心电监测，一旦出现早搏等心律失常，应及时停止排便动作，并做出相应处理。

18. AMI 患者的心理变化

患者心理易恐惧、焦虑、抑郁、轻视。

第二十四章　大咯血患者的护理

1. 咯血的定义

咯血是指喉、气管、支气管或肺部出血，经口排出者。

2. 对咯血患者如何询问病史

（1）首先应问清是咯出的还是呕出的，以明确是咯血还是呕血。

（2）详细询问咯血发作的过程、前驱症状、咯血量、次数、性状及伴随症状和原发病等。

（3）注意发病年龄，如青壮年咯血多见于肺结核、支气管扩张症；40 岁以上有长期大量吸烟史应高度警惕支气管肺癌。引起咯血的原因很多，以呼吸系统和心血管疾病最为常见。①气管疾病：常见的有支气管扩张症、支气管肺癌、支气管结核和慢性支气管炎等；②肺部疾病：常见的有肺结核、肺炎、肺脓肿，较少见的有肺淤血、肺梗死、肺吸虫病等；③心血管疾病：较常见的是二尖瓣狭窄。

（4）询问有无发热、胸痛、呼吸困难及其程度和与咯血之间的关系。

（5）询问有无全身出血倾向与黄疸表现等。如血小板减少性紫癜、白血病、血友病、再生障碍性贫血、流行性出血热、系统性红斑狼疮等均可引起咯血。

3. 对咯血患者如何进行身体评估

（1）危急状况的评估。如患者因咯血量大而出现面色苍白、呼吸急促、脉搏细速、血压下降时，应立即使患者平卧位或半坐卧位，头偏向一侧，及时清除呼吸道分泌物保持呼吸道通畅，给氧、建立静脉通路等抢救措施。

（2）护士应排除口腔、鼻咽部出血和呕血以明确咯血。认真检查口腔及鼻咽部，观察局部有无出血灶。鼻出血多自鼻孔流出，常在鼻中隔下方发现出血灶；鼻腔后部出血，经后鼻孔沿软腭与咽后壁下流，患者感到咽部有异物感，用鼻咽镜检查，即可确定。口腔内出血可用生理盐水漱口，观察出血灶。明确咯血与呕血的鉴别。

（3）护士应仔细观察咯血的颜色和性状。

（4）正确评估咯血的量。临床上根据每日或每次咯血量分成小、中、大量咯血。

（5）辅助检查。对怀疑有出血性疾病者，应检查出血时间、凝血时间、血小板计数及凝血酶原时间等。对咯血原因不明者协助医师行纤维支气管镜检查，常规痰检查等。

4. 如何观察咯血的颜色和性状?

（1）颜色鲜红　见于肺结核、支气管扩张症、肺脓肿、支气管结核。

（2）铁锈色痰　见于大叶性肺炎、肺吸虫病。

（3）砖红色胶冻样痰　见于肺炎杆菌肺炎。

（4）暗红色痰　见于二尖瓣狭窄、肺淤血咯血。

（5）粉红色泡沫样痰　见于左心衰竭。

（6）黏稠暗红色血痰　见于肺梗死。

5. 按咯血量分咯血的分类

（1）小量咯血　24 小时咯血量＜100ml。

（2）中等量咯血　24 小时咯血量 100～600ml。

（3）大咯血　1 次咯血量＞100ml 或 24 小时咯血量＞600ml。

6. 大咯血的常见原因主要有哪些

（1）气管、支气管疾病。

（2）肺部疾病。

（3）心血管疾病。

（4）全身性疾病。

7. 引起大咯血的常见疾病

（1）支气管扩张（约占 30%）。

（2）肺癌（约占 20%）。

（3）肺结核（占 15%～36%）。

除此之外，二尖瓣狭窄、肺水肿、肺梗死、血液病、自身免疫性疾病并肺损伤等均可引起不同程度的咯血。

8. 大咯血的先驱症状

大咯血出现前 24 小时内，多有先驱症状表现为：出血侧胸内“发热”感、喉痒、胸部或喉部痰鸣声，以及咳嗽、心悸、头晕等。

9. 咯血与呕血的区别（表 24-1）

表 24-1　咯血与呕血的区别

项目	咯血	呕血
病史	肺结核、支气管扩张、肺癌、心脏病	消化性溃疡、肝硬化
出血前症状	喉痒感、胸闷感、咳嗽	上腹部不适、恶心、呕吐
出血方式	咳出	呕吐，可为喷射状
血液性状	鲜红色、泡沫状伴有痰液呈碱性	暗红色，伴有食物残渣呈酸性
演变	大咯血后常持续痰血数天，除非咽入多量的血液，否则少见黑便	呕血停止后无持续痰血，但常有黑便甚至便血

第二十五章　重症支气管哮喘患者的护理

1. 重症支气管哮喘的含义

重症支气管哮喘，简称重症哮喘，是指哮喘急性哮喘急性发作，经常规治疗症状不能改善或继续恶化、或哮喘呈暴发性发作，发作开始后短时间内进入危重状态者，也称为难治性急性重症哮喘。

2. 重症支气管哮喘的病因

（1）变应原或其他致喘因素持续存在。

（2）已存在的呼吸道感染。

（3）β_2受体激动剂的应用不当和（或）抗感染治疗不充分。

（4）脱水，电解质紊乱和酸中毒。

（5）突然停用激素，引起“反跳现象”。

（6）情绪过分紧张。

（7）理化因素和因子的影响。

（8）有严重并发症或伴发症。

3. 重症哮喘的处理

（1）氧疗　重症哮喘患者由于存在气道炎症、痰液黏稠及支气管收缩等导致气道阻塞的因素，可引起肺内通气、血流（V/Q）比例失调和不同程度的低氧血症患者应持续低浓度吸氧，以使呼吸衰竭的患者既解除致命的低氧血症，又保持着一定的缺氧刺激。

（2）解除支气管痉挛，降低气道阻力，改善通气功能　在治疗的过程中，我们可以应用 β_2 受体激动剂、茶碱类药物、抗胆碱能药、糖皮质激素等药物。糖皮质激素是危重型哮喘抢救中不可缺少的药物，一旦确诊为危重型哮喘，就应在应用支气管解痉剂的同时，及时足量地从静脉快速给予糖皮质激素，在给予危重型哮喘的第 1 瓶液体中往往同时加入支气管解痉剂和糖皮质激素。在应用激素时应注意早期、足量、短程静脉给药，并注意防止激素的不良反应。

（3）纠正脱水、酸碱失衡和电解质紊乱。

（4）去除病因　仔细分析和发现哮喘病情加重或持续不缓解的原因并去除之，这是重症哮喘治疗的重要环节，也是容易忽视的环节。

（5）控制感染　一般而言，触发哮喘呼吸道感染的主要病原体是病毒，如患者痰量增多合并肺部细菌感染，则必须应用抗生素。抗生素的选择依病情而定，参考血常规、痰细菌培养及药敏试验结果。

（6）促进排痰　痰液阻塞是急重症哮喘病情难以缓解的重要原因之一。因此，加强排痰，保持气道通畅甚为必要。具体措施如下：

1）补液，纠正脱水。

2）药物祛痰，酌情选用以下药物：沐舒坦、溴己新、氯化铵、α-糜蛋白酶。

3）雾化吸入，可选用生理盐水加入 α-糜蛋白酶或乙酰半胱氨酸。

4）机械性排痰，翻身拍背、经气管插管或气管切开处吸痰。

（7）机械通气　重度哮喘患者经支气管扩张剂、激素、氧疗，充分补液和碱剂等积极治疗，大多数患者可得到缓解，但仍有部分患者治疗无效。对这类患者应及时建立人工气道，保持呼吸道通畅并进行机械通气，以取得满意疗效。但即使使用机械通气，危重哮喘仍有 10%～15%的死亡率。

4. 重症支气管哮喘患者的病情观察

（1）密切观察发作的先兆症状，如咽痒、流泪、流涕、喷嚏、胸部闷胀、干咳等。若出现上述症状，应立即通知医生并协助处理。

（2）密切观察有无自发性气胸、脱水、酸中毒、肺不张、呼吸衰竭。

（3）观察药物不良反应，应用氨茶碱药物时，注意观察有无恶心、呕吐、心律失常等反应。应用β受体激动剂时注意心律、心率的变化。

（4）密切观察患者血压、脉搏、呼吸、神志等变化，及时采血做动脉血气分析，以掌握病情进展情况。

5. 重症支气管哮喘患者的病室安排

（1）哮喘患者由于气道炎症导致气道高反应性，因为对正常人"无明显影响"的各种刺激物均可导致哮喘患者气道阻塞。所以病室内应保持空气新鲜、流通，没有刺激性气味。

（2）尽量减少病室内过敏原的种类和数量

1）病室内物品应简单、不铺地毯、不放花草。

2）避免使用陈旧的被褥。

3）不用羽绒、丝织品。

4）湿式扫除最好使用吸尘器，以免扫地和整理床铺时尘土飞扬。

5）空气流通、降低湿度、可抑制室内螨虫的繁殖和真菌生长。

6）有条件者应用能防止螨虫繁殖的新型合成材料做床单和被套，定期洒杀螨剂等。

（3）保持室内温暖、干燥，因哮喘患者对冷空气刺激较敏感，易导致气道收缩、哮喘发作。

（4）必备物品，床边备有β受体激动剂类气雾剂，如特布他林（喘康速）；备有配套使用的雾化吸入装置；病史内备有氧气瓶，有条件者最好有高压氧或压缩空气为动力的雾化吸入装置，以便哮喘发作时应急使用。

（5）同一病室不宜同时居住多个哮喘患者，因为哮喘的发作常与精神因素有一定的关系。由于哮喘病常常在夜间发作，为避免妨碍其他患者，不宜将病情较重、发作较频繁的哮喘患者安排在大房间内。

6. 重症支气管哮喘患者的饮食护理

大约20%的成年和50%的哮喘患儿可因不适当的饮食而激发或加重哮喘。这类食物种类很多，因人而异，其中以牛奶、蛋类、花生、芝麻及鱼类等为常见。如患者确实对其中某种食物过敏，则应劝其忌食，但不过分强调"忌嘴"，以免造成营养不良，抵抗力低下。因此，护理人员应指导这类患者找出与哮喘发作的有关食物，有选择地"忌嘴"。哮喘患者的饮食要清淡、易于消化。饮食过饱、太甜、太咸、过于油腻等都不利于哮喘病情的控制。应避免晚饭进食过多，晚餐不宜过迟，进食后至少3小时方可睡觉。哮喘患者不宜进食具有刺激性的食物如辣椒、大蒜、洋葱、薄荷等，不宜饮用具有刺激性的饮料如浓茶、酒、咖啡、可口可乐等。值得注意的是许多食物添加剂如亚硝酸盐及加入到橘子汁和汽水内的酒石黄等，可能诱发部分患者的哮喘发作。

第二十六章　急性肺损伤与急性呼吸窘迫综合征患者的护理

1. 什么是急性呼吸窘迫综合征（ARDS）

ARDS 是由多种原因所致的一种急性临床综合征。主要病例特点为由于肺微血管通透性增高而导致的富含蛋白质的肺水肿及透明膜形成，可伴有肺间质纤维化。

2. 如何诊断 ARDS

（1）急性起病。

（2）氧合指数≤300mmHg。

（3）正位胸片示双侧肺部浸润影。

（4）肺动脉压≤18mmHg 或临床上左心房高压的证据。

3. ARDS 急性期的特点是什么

肺泡-毛细血管膜通透性增加，肺间质和肺泡充血、水肿、肺泡上皮广泛坏死，基底膜暴露，嗜酸性透明膜形成。

4. 典型 ARDS 的临床表现是什么

典型 ARDS 是以进行性呼吸困难和顽固性低氧血症为主要特征的急性呼吸衰竭。

5. ARDS 机械通气的目的是什么

ARDS 机械通气目的在于减少肺不张和分流，减轻肺水肿，同时保证高浓度吸氧和减少呼吸功耗以改善换气和组织氧合，减少和防止肺损伤。

6. 机械通气的应用指征是什么

（1）FiO_2＞50%，PaO_2＜60mmHg。

（2）虽然 PaO_2＞60mmHg，但 $PaCO_2$＞45mmHg 或 pH＜7.3。

（3）虽然 PaO_2＞60mmHg，但在氧疗过程中 PaO_2 急剧下降，对增加 FiO_2 反应不佳者，表明病情进展很快，应尽早开始机械通气。

7. 有效通气和无创通气的选择

对于早期、轻度或非感染因素所致的 ARDS 可以先试用无创通气。对于重症 ARDS 和短期应用无创通气无效者，应尽早气管插管改用有创通气。

8. 呼气末正压（PEEP）的生理意义是什么

（1）使部分萎陷的肺泡复张，并防止肺泡在呼气相再萎陷，使功能残气量增加，分流减少，V/Q 改善，氧合改善；同时使肺顺应性增加，呼吸功耗减少。

（2）使肺泡内压增加，减少了毛细血管内液的渗出，促进血管外液体的吸收，减轻了肺间质和肺泡水肿。

（3）促进肺泡表面活性物质生成。

（4）减少肺损伤。

9. 呼吸末正压（PEEP）过大的副作用是什么

（1）肺泡过度扩张致肺损伤的发生。

（2）胸腔压增加，肺血管受压，静脉回流减少，心输出量下降。

10. 实施肺复张（RM）需要注意的问题有哪些

（1）在 ARDS 早期，肺水肿较明显，应用 RM 的效果较好。

（2）胸壁顺应性较差（如肥胖、胸廓畸形、腹胀等），对肺泡复张有限制作用，使 RM 的效果下降。

（3）如果吸氧浓度过高，复张的肺泡可能会因为氧气吸收过快，而在短时间内再次萎陷。

第二十七章　肺水肿患者的护理

1. 肺水肿的定义

液体过多积聚于肺内，首先是肺间质，进一步发展聚集于肺泡内，肺水肿系指肺间质水肿或合并肺泡水肿而言。

2. 肺水肿发生机制

（1）肺毛细血管静水压增高。

（2）肺毛细血管胶体渗透压降低。

（3）肺毛细血管通透性增强。

（4）肺淋巴回流障碍。

四种因素，任何一种发生障碍均可导致间质水肿或合并肺泡水肿。

3. 肺水肿的分期

肺水肿Ⅰ期：液体集聚在细支气管和小血管周围的结缔组织形成“袖口征”。

肺水肿Ⅱ期：肺泡间隔肿胀。

肺水肿Ⅲ期：液体集聚在肺泡角。

肺水肿Ⅳ期：肺泡水肿。

4. 肺水肿的病因

（1）肺毛细血管通透性增加

1）感染性肺水肿如细菌或病毒性肺炎。

2）吸入毒性气体，如光气、臭气、氮氧化物等。

3）血液循环毒素，如四氧嘧啶、蛇毒等。

4）血管活性物质增加如组胺、激肽和前列腺素等。

5）弥散性毛细血管渗漏综合征如内毒素血症、特发毛细血管漏综合征、有机磷农药中毒。

6）弥散性血管内凝血，如休克、脓毒血症、严重烧伤等。

7）免疫反应如药物特异反应、某些过敏性肺泡炎、移植肺等。

8）放射性肺炎。

9）尿毒症。

10）淹溺。

11）吸入性肺炎。

12）烟雾吸入。

13）成人呼吸窘迫综合征。

（2）肺毛细血管压力增加

1）心源性左心衰竭和二尖瓣狭窄。

2）非心源性肺静脉闭塞症，先天性或后天性肺静脉狭窄。

3）输入液体过量。

（3）血浆胶体渗透压降低

1）肝硬化。

2）肾脏疾病。

3）各种原因引起的低蛋白血症。

（4）淋巴循环障碍

1）淋巴管的受压。

2）淋巴管的破坏。

（5）组织间隙负压增高　胸腔高负压抽吸，如胸腔积液或气胸治疗不当，肺表面活性物质减少。

（6）综合因素或原因未明的水肿

1）高原性肺水肿。

2）神经源性肺水肿。

3）麻醉剂过量、肺栓塞。

4）子痫。

5）麻醉后心肺分流术。

5. 肺水肿的临床表现

肺水肿是多种疾病均能引起的综合征，虽然病因不同，但临床表现类似，主要表现为两期。

（1）间质水肿期以呼吸困难或反复夜间阵发性呼间质水肿吸困难为特征，而肺部体征多不明显。呼吸困难的发生主要由于间质水肿将间质胶原纤维束分离，从而刺激了邻近的神经末梢J感受器，反射性引起通气过度。但这种呼吸困难往往易被原发病所掩盖，易于忽视对肺水肿的早期诊断。

（2）肺泡水肿期一旦发生，患者即迅速出现严重的呼吸困难，阵阵剧咳伴有大量泡沫样或粉红泡沫样痰液，严重者痰液可自鼻腔溢出。

6. 肺水肿的体征

强迫体位、端坐呼吸、精神紧张、不安、大汗、面色苍白、呼吸深快。肺部听诊：早期可于两肺底听到湿啰音并可随体位的改变而变化。如进一步发展，两肺布满大、中水泡音，有时可伴有哮鸣音。严重者可出现休克。

7. 肺水肿对肺功能的影响

（1）肺水肿时主要使肺容量降低，肺顺应性下降，其与血管充血、肺间质和肺泡水肿密切相关。当急性肺水肿发生时，肺顺应性即刻下降，同时重量也增加。

（2）在肺血管压力增高的情况下，呼吸道阻力增加，但对中心气道影响不大，对周缘小气道的影响最为明显，可能与血管充血和周缘支气管及气道水肿有关。闭合气量测定异常，亦说明与小气道压力增高与肺间质水肿有关。

8. 肺水肿的处理方法

肺水肿患者应吸入乙醇湿化的氧气，乙醇可降低器官内分泌物或渗出液的表面张力，减轻肺水肿，控制输血输液量及速度，防止肺静脉高压；给予强心利尿药物排除多余水分，减轻肺水肿。躁动不安者给予吗啡镇静以减少氧耗。严重者需紧急气管插管，采用呼吸末正压通气模式。

9. 心源性水肿和非心源性水肿的鉴别（表27-1）

表27-1　心源性水肿和非心源性水肿的鉴别

项目	心源性水肿	非心源性水肿
病史	有心脏病史	无心脏病史，而有其他基础疾病病史无心脏病异常体征
体征	有心脏病体征	无心脏病异常体征
X线表现	自肺门向周围蝶状浸润，肺上野血管影增深，心影扩大	肺门不大，双肺周围弥漫性小斑片阴影
水肿液性表现	蛋白含量低	蛋白含量高
水肿液交替渗透压/血液胶体渗透压	＜60%	＞75%
肺毛细血管楔压	＞9.7mmHg（1.3kPa）	＜9.7mmHg（1.3kPa）
肺动脉舒张压-肺毛细血管楔压差	＜4.5mmHg（0.6kPa）	＞4.5mmHg（0.6kPa）

第二十八章　肺栓塞患者的护理

1. 什么是肺栓塞

以各种栓子阻塞肺动脉系统为其发病原因的一组疾病或临床综合征的总称。包括肺血栓栓塞病、脂肪栓塞综合征、羊水栓塞、空气栓塞等。

2. 肺栓塞的病因

栓子通常来源于深静脉，静脉血栓形成的原因可能与血流淤滞、血液高凝状态和静脉内皮损伤等因素有关。

3. 肺栓塞对循环功能的影响

（1）肺动脉高压。

（2）心功能不全。

（3）体循环低血压或休克。

（4）右心室内膜下心肌处于低灌注状态。

4. 肺栓塞对呼吸功能的影响

（1）通气血流比例失调。

（2）支气管痉挛。

（3）肺泡表面活性物质减少。

（4）毛细血管通透性增高。

（5）胸腔积液。

（6）心内右向左分流。

5. 肺栓塞的临床分型及表现

（1）大面积肺栓塞　以低血压和休克为主要表现。

（2）非大面积肺栓塞　以右心功能不全的表现或超声心电图表现有右心室运动功能减弱。

6. 肺栓塞的临床症状

（1）呼吸困难。

（2）胸痛。

（3）咳嗽。

（4）咯血。

（5）晕厥。

7. 肺栓塞患者的体征有哪些

（1）一般体征　出现发热，多为低热，可持续 1 周左右。

（2）呼吸系统　一侧肺栓塞时可出现气管向患侧移位，叩诊浊音，听诊哮鸣音和干湿性啰音以及肺血管杂音。

（3）心脏血管系统　可出现肺动脉高压及右心功能不全的相应体征。

8. 临床疑诊检查有哪些

（1）心电图。

（2）胸部 X 检查。

（3）血气检查。

（4）D-二聚体。

（5）超声心电图检查。

9. 临床确诊的手段有哪些

（1）放射性核素肺扫描。

（2）CT 及 MRI 检查。

（3）肺动脉造影。

10. 肺栓塞的治疗

（1）一般处理　①监测呼吸、心率、血压、静脉血及血气的变化；②绝对卧床，保持大便通畅，避免用力；③适当应用镇静剂；④对发热、咳嗽可给予相应的治疗。

（2）呼吸循环支持治疗　可采用经鼻导管或面罩吸氧，若呼吸衰竭时可经气管插管行机械通气或无创机械通气，对出现右心功能不全、心排血量下降但血压正常的患者，可给予具体一定肺血管扩张作用的多巴酚丁胺和多巴胺。

（3）溶栓治疗。

（4）抗凝治疗。

11. 什么是溶栓治疗

溶栓治疗是使用药物将纤维蛋白溶酶原转变为纤维蛋白溶酶，从而使血管腔内纤维蛋白溶解，达到缩小或消除血栓，恢复栓塞肺血管的血液循环的目的。

12. 目前常用的溶栓药物有哪些

（1）链激酶。

（2）尿激酶。

（3）重组织型纤维蛋白溶酶原激活剂。

13. 所有的肺栓塞患者都可以溶栓吗

并不是所有的肺栓塞患者都可以溶栓。溶栓治疗主要适用于大面积肺栓塞病例，即出现因栓塞所致休克和低血压的病例；对于次大面积的肺栓塞，即血压正常，但超声心动图显示右心室运动功能减退的病例，若无禁忌可进行溶栓；对于血压和右心室运动均正常的病例，不推荐进行溶栓。

14. 溶栓的治疗方案

（1）尿激酶　负荷量为 4400U/kg，静脉注射 10 分钟，随后以 2200IU/（kg · h）持续静脉滴注 12 小时；另可考虑 2 小时溶栓方案：以 20 000U/kg 量持续静脉滴注 2 小时。

（2）链激酶　负荷量为 250 000U/kg，静脉注射 30 分钟，随后以 100 000U/h 持续静脉滴注 24h。链激酶具有抗原性，故用药前需肌内注射本海拉明或地塞米松以防止过敏反应。

（3）rtPA　50～100mg 持续静脉滴注 2 小时。

15. 溶栓的并发症

（1）出血　常发生于穿刺部位，另外也可能发生自发性出血，如消化道出血、腹膜后出血和鞘内出血。

（2）其他溶栓的合并症　有发热、过敏反应和一些副作用，如恶心、呕吐、腹痛和头痛。

16. 常用的抗凝药物

常用抗凝药物有肝素、低分子肝素和华法林。

17. 肺栓塞患者的护理要点有哪些

（1）生命体征的监测。

（2）做好心理护理，消除患者恐惧的心理。

（3）溶栓前要留置外周静脉套管针，以方便溶栓中取血监测，治疗期间应避免皮内、皮下、肌内注射及动静脉穿刺以防出血。

（4）出血并发症的监测：①脑出血，观察神志、瞳孔的变化；②消化道出血，观察胃肠道反应、呕吐物及大便颜色变化；③腹膜后出血，如腹痛、腹胀、贫血；④泌尿系统出血，如尿液的颜色；⑤呼吸道的出血，注意痰的颜色；⑥皮肤出血，注意穿刺点有无渗血、血肿。

第二十九章　弥散性血管内凝血患者的护理

1. 什么是弥散性血管内凝血（DIC）

DIC是由多种病理原因所致的全身凝血系统异常激活和循环中纤维蛋白沉积、微血栓形成的一种综合征，严重时常可导致多器官功能障碍乃至衰竭。

2. DIC的病因

（1）感染　细菌、病毒、其他如立克次体、真菌等。

（2）创伤　外科大手术、烧伤、脑外伤、挤压伤、脂肪栓塞等。

（3）产科　胎盘早剥、羊水栓塞、胎死宫内、暴发性先兆子痫等。

（4）休克　各种原因所致的休克，尤其是低血容量性休克。

（5）肿瘤　转移癌、黏液腺癌等。

（6）肝病　肝硬化、急性重型肝炎、淤胆。

（7）免疫　ABO血型不合输血。

（8）其他　蛇虫咬伤、疟疾。

3. DIC的病理生理机制

（1）凝血功能紊乱　血小板和凝血因子产生减少，消耗增加，如出血。①血管内皮损伤；②促凝物质的作用，包括组织凝血因子，红细胞及血小板大量破坏及其他促凝物质，类似凝血酶的毒素；③微血栓形成；④消耗性低凝；⑤继发性纤溶亢进期。

（2）纤维蛋白沉积——微血管血栓形成；组织缺血坏死——MODS。

4. DIC的临床分期

（1）早期（高凝血期）　血液呈高凝状态，临床上可没有典型的DIC表现，只在抽血时血液凝固性增高，甚至抽出即凝固。

（2）中期（消耗低凝血期）　由于广泛的血管内凝血，凝血因子及血小板被大量消耗，血液凝固性降低，出血症状逐渐明显。

（3）完全（继发性纤溶期）　由于血管内凝血，纤溶系统被激活，造成继发性纤溶，出血更明显。

5. DIC的临床表现

（1）出血　广泛性自发性出血是DIC最突出的症状，出血部位可遍及全身，其中以皮肤黏膜最多见，表现为淤点或淤斑，或手术伤口渗血。

（2）栓塞　广泛的微循环血栓形成所致，坏死范围超过一定程度就会引起功能衰竭。如肾小管毛细血管栓塞可致少尿、血尿、无尿及肾衰竭。

（3）休克：休克与DIC关系密切，可以互为因果形成恶性循环。休克发展为DIC，表示已进入微循环衰竭期。

6. DIC的治疗

（1）积极治疗或去除引起DIC的原发疾病是首要的治疗措施，常常可迅速终止或明显减弱血管内凝血的进展，也可使抗凝等其他治疗易于奏效。

（2）抗凝治疗的目的在于阻断血管内凝血的病理过程，目前广泛应用的仍为肝素；低消耗凝血期和纤溶亢进期应慎用肝素。

（3）补充凝血因子和血小板尤其是与肝素合用是安全的，有助于凝血和抗凝平衡的恢复。对于血小板减少宜输注血小板悬液；纤维蛋白原缺乏时可输注纤维蛋白原；输注新鲜血浆或新鲜冰冻血浆也是很好的选择，它不但可补充所有凝血因子，而且还可补充 AT-Ⅲ等天然抗凝物，还有扩充血容量的作用。

（4）纤溶抑制剂只适用于纤溶亢进期。对于进展中的 DIC，即血管内凝血过程仍未终止者应慎用。出血严重者必须合用肝素，以免加重血管内凝血，使病情恶化。有肉眼血尿者，应慎用纤溶抑制剂。

（5）其他治疗　抗血小板药物适用于慢性 DIC，急性 DIC 不宜使用。

（6）肾上腺皮质激素在 DIC 治疗中的地位未确定。对于败血症诱发的 DIC，由于激素可抑制单核巨噬细胞的吞噬作用，故不宜采用。

第三十章　重症急性胰腺炎患者的监护

1. 病因

（1）梗阻　①胆石症；②壶腹或胰腺肿瘤；③暴饮暴食引起十二指肠乳头水肿；④由逆行胰腺管造影术（ERCP）引起乳头创伤性水肿或十二指肠液反流；⑤各种原因引起的肝胰壶腹括约肌功能异常。在我国最常见的原因是胆石症。

（2）药物与中毒　研究发现硫酸嘌呤、6-硫基嘌呤和雌激素类药物与胰腺炎发生直接有关，乙醇、甲醇、蝎毒以及有机磷农药中毒可引起急性胰腺炎。其中，乙醇中毒时我国胰腺炎最常见的病因。

（3）代谢异常　当血三酰甘油水平大于 11mmol/l（1000mg/dl）时，可引起急性胰腺炎。高脂血症可引起急性胰腺炎，但较罕见。

（4）损伤　腹部钝伤或穿透伤累及胰腺时可引起胰腺炎，医源性损伤也可引起胰腺炎。

（5）遗传。

（6）感染。

（7）血管性异常　低灌注状态（如休克或左心衰竭）、动脉粥样斑块栓塞及血管炎性疾病等可通过减少胰腺的血流量而引起或加重胰腺炎。

（8）其他。

2. 诊断标准

突发上腹部剧烈疼痛、恶心、呕吐伴腹胀及抚摸刺激征，除外胃肠穿孔、绞窄性肠梗阻等其他急腹症，并且具备以下 2 项者可诊断为胰腺炎。①血、尿淀粉酶升高（分别大于 128、256 温氏单位或 500 苏氏单位），或突然下降至正常但病情恶化；②血性腹水，其中血清淀粉酶大于 1500 苏氏单位；③难治性休克（经抗休克治疗病情未好转）；④B 超或 CT 检查提示胰腺肿大，质不均匀及胰外有浸润。

3. 重症急性胰腺炎的临床表现

（1）症状

1）腹痛：急性腹痛疼痛常突然发作，呈持续性刀割样剧痛，一般镇痛剂不能缓解。

2）胃肠道症状：患者出现持续反射性恶心和呕吐，呕吐后腹痛、腹胀并不减轻。

3）黄疸。

4）全身症状：多数患者可有发热，大多为继发性感染（如胰周感染、胰腺浓重或肺部感染）所致，体温常超过 39℃。个别患者发病后很快进入休克，出现胰性脑病，出现为脉搏细速、血压下降、呼吸急促、面色苍白、四肢湿冷、尿少、意识障碍、谵妄等，多在 12 小时内死亡。

（2）体征

1）腹膜炎体征。

2）皮下出血：在起病数天内出现。外溢的胰液沿组织间隙达到皮下，溶解皮下脂肪，使毛细血管破裂出血，出现皮下淤斑，出现腰部蓝棕色斑（Grey-Turner 征）或脐周围蓝色改变（Cullen 征）。

4. 重症急性胰腺炎的治疗

（1）非手术治疗

1）禁食和胃肠减压。

2）补充血容量。

3）纠正水、电解质和酸碱平衡紊乱。

4）防止感染。

5）营养支持。

6）解痉止痛。

7）抑制胰酶分泌。

8）腹腔灌洗疗法。

（2）手术治疗 重症急性胰腺炎诊断明确，经过积极的非手术治疗，并通过腹腔灌洗或内镜肝胰壶腹括约肌切开解除胆道梗阻等措施处理后，出现以下情况者应考虑手术治疗：①出现不能纠正的休克、明显的重要器官功能不全、严重的弥漫性腹膜炎，或麻痹性肠梗阻持续性加重；②经非手术治疗后出现脓毒血症，并证实坏死胰腺组织继发感染，形成胰腺和（或）胰周脓肿。

5. 重症急性胰腺炎的监护原则及监护内容

（1）监护原则 重症急性胰腺炎患者应送入有重症监护设施的病房进行治疗，监护原则是使胰腺休息（禁食、胃肠减压、抑制或减少胰腺分泌）、补充体液、维持水和电解质平衡、能量支持、防止局部及全身并发症。

（2）监护内容 ①心血管功能，监测项目包括中心静脉压、心电图检查。②呼吸功能，监测项目包括摄胸片、血气分析。③肾功能，应记尿量，查血尿素氮、肌酐。④血液功能，检测项目包括血常规、血小板、凝血酶原时间、纤维蛋白原及3P试验等。⑤代谢功能，监测项目包括血清钙、镁、钠、氯等浓度及酸碱平衡状况。⑥胸、腹水检查，如有胸、腹水，可穿刺抽液测胸、腹水查常规和淀粉酶。

6. 重症急性胰腺炎的护理评估及措施

（1）护理评估应从以下几方面进行 ①发病的诱因；②腹部的情况；③心理状态；④生命体征；⑤营养状况；⑥血液检查值；⑦引流管理；⑧有无局部或全身并发症。

（2）护理措施

1）休息。

2）禁食护理。

3）病情观察：在非手术治疗中应密切观察体温、脉搏、呼吸、血压、神志、皮肤黏膜状况和腹部体征的变化，准备记录24小时出入液量，必要时留置导尿，记录每小时尿量。对实施腹腔灌洗术的患者要详细观察和记录腹腔灌洗液的量和性质，并注意倾听患者腹胀主诉，每天监测腹液淀粉酶的含量，送腹液行常规和细菌学检查。若患者病情加重，非手术治疗效果不佳时，应积极做好手术前的准备工作。

4）饮食和营养支持：急性胰腺炎发作后需禁食、行胃肠减压以利胰腺休息。对长期不能进食的患者要及时行深静脉营养支持。在肠道功能恢复、病情稳定的情况下，逐步转向肠内营养。

5）维持水、电解质和酸碱平衡：手术前后均应密切监测，按时测定尿量、尿糖、血生化、血钙、血尿淀粉酶、肝功能和血气分析等。

6）并发症的防治：①出血，H_2受体拮抗剂和抗酸药物预防和治疗，同时可应用冰盐水加血管收缩剂配置的溶液进行胃内降温灌注治疗。手术止血，将周围的感染、坏死组织彻底清除，并安置三腔引流管，进行有效的灌洗和引流。②胰瘘，多数患者在3～6个月内自行愈合。6～8个月后仍不愈合者，需再做手术治疗。③肠瘘，治疗肠瘘一般先选用非手术方法，将瘘口与敞开的创口隔开，局部可用0.3%乳酸溶液持续灌洗，瘘口可愈合。对于经久不愈的肠瘘，在患者病情较稳定后再进行手术。

7）防止多系统器官功能衰竭：①休克和心力衰竭，低血压、周围循环不良、平均动脉压小于9.3kPa（70mmHg）、心率增快等循环衰竭症状，应在补充血容量的基础上，正确使用血管活性药物，维持血流动力学平稳。②呼吸功能衰竭，80%重症急性胰腺炎患者可出现急性呼吸窘迫综合征。患者出现呼吸困难，动脉血氧分压小于 9.3kPa（70mmHg）时，应给予吸氧，必要时使用呼吸机辅助呼吸。③肾衰竭，患者可少尿甚至无尿，并出现尿毒症的症状，血肌酐大于 120μmol/L，此时应按急性肾衰竭抢救，必要时进行血液透析治疗。

8）保持各引流管的有效引流：重症急性胰腺炎患者手术后留置多根导管，包括胃管、导尿管、腹腔双套管、“T”形管、空肠造瘘管、胰引流管等。护理人员应掌握每根导管的名称、放置部位及其作用。在导管上贴上标签后与引流装置正确连接、固定、防止滑脱，对狂躁或昏迷患者尤应注意。防止引流管扭曲、堵塞和受压，定时更换引流瓶、袋，观察记录各引流液的色、质、量。①双套管的护理：腹腔冲洗双套管引流可以及时排出腹腔内炎性渗出液及其他毒性物质。使用时，经细硅管注入生理盐水稀释腹腔内分泌物，出水管用双腔负压管引流，内管接负压吸引，外套管露出皮肤，用棉垫覆盖。保持引流管腔内常有坏死脱落组织、稠厚脓液或血块、可堵塞管腔，此时可用 20ml 无菌生理盐水缓慢冲洗，无法疏通时应在无菌条件下更换内套管。观察并准确记录 24 小时引流液的色、质、量，严格无菌操作，每天更换引流瓶，冲洗液现配现用。动态监测引流液的胰淀粉酶值，进行细菌培养。引流管周围皮肤局部应涂氧化锌软膏，防止胰液腐蚀管周皮肤。②三造瘘管、胰床引流管：保持引流管通畅；观察引流液的量、颜色、性质并分别记录；更换引流瓶、引流袋时需注意无菌操作，防止逆行感染；肠蠕动恢复后可经胃、肠造瘘管给予要素饮食，恢复饮食后可拔除胃、肠造瘘管；胰床引流管引流转为无色透明，量逐日减少，胰液培养无细菌生长，腹部无阳性体征时，可拔出胰床引流管。

第三十一章　上消化道大出血患者的护理

1. 上消化道出血的含义

上消化道出血是指屈氏韧带以上的消化道出血，包括食管、胃、十二指肠、胰腺、胆道或胃空肠吻合术后的空肠等病变引起的出血。

2. 上消化道出血的病因

引起上消化道出血的病因大多数是消化道疾病，少数是全身疾病的局部表现。消化道疾病包括消化性溃疡、肝硬化所致的食管胃底静脉曲张破裂、急性胃黏膜病变、食管贲门黏膜撕裂、急性胃扩张、十二指肠憩室或十二指肠炎，以及食管的炎症、溃疡和肿瘤，胆道或胰腺疾病也属此范围。全身性疾病如应激性溃疡、血液病、尿毒症、急性感染等也可引起上消化道出血。

3. 上消化道出血的主要表现

上消化道出血主要表现为呕血、黑便、低血容量循环表现、发热和氮质血症等。

4. 上消化道出血的诊治的关键

诊治的关键是早期发现、明确出血部位与病因，准确估计出血量和有无再出血危险，严密观察，积极治疗。

5. 上消化道出血的护理评估

（1）粪便隐血试验呈阳性者提示每日出血量在 5ml 以上，黑粪的出现说明出血量为 50～70ml，柏油样便提示出血量为 500～1000ml，胃内积血达 250～300ml 可引起呕血。

（2）根据休克指数估计失血量，休克指数=脉搏/收缩压（mmHg），正常为 0.54：休克指数=1，提示失血量约为 1000ml：休克指数=1.5，提示失血量约为 1500ml：休克指数=2.0，提示失血量约为 2000ml。

（3）一次出血不大于 400ml 时，一般不会引起全身的症状，有口渴烦躁者可能大于 1000ml，有休克症状者出血大于 2000ml。

6. 对于哪些迹象的患者应怀疑有继续出血或再出血可能

（1）出血量大及呕血为主者易再出血。

（2）黑粪呈暗红色，有肠鸣音亢进，次数增多、粪质稀薄、呕血转至鲜红色。

（3）持续存在心慌、出汗、神志恍惚、烦躁等症状者提示有活动性出血。

（4）门静脉高压症原有脾大者，出血后脾脏缩小，如脾大不恢复可能出血未止。

（5）周围循环衰竭表现经补液输血后，血容量未见明显改善或虽有好转而又恶化。

（6）红细胞计数、血红蛋白测定或血细胞比容持续下降，补液或尿量足够的情况下，血尿素氮持续或再次升高者。

7. 呕血的颜色判定意义

上消化道急性大量出血多数表现为呕血，幽门以下的病变如十二指肠的病变出血量较大、速度快，血液反流入胃也可有呕血。呕吐物可以是鲜红色或咖啡色，其颜色取决于出血时胃内容物的量以及血液在胃内与分泌物接触的时间，胃酸将鲜红色的血红蛋白转化成棕色的正铁血红素，故呕血常呈咖啡样或棕褐色的液状物或块状物。紫酱色和鲜红色呕血是由于短时间内大量出血而极少与胃酸接触。

8. 上消化道不同程度出血的临床指标（表 31-1）

表 31-1 上消化道不同程度出血的临床指标

分类	出血量（ml）	临床指标
重度出血	1000～1500（6～8 小时）	有周围循环衰竭表现；收缩压＜60～80mmHg（8～10.7kPa）或血压降低 25%以上；心率＞120 次/分；红细胞＜3000×10^9/L，血红蛋白＜70g/L，血细胞比容＜30%容积，中心静脉压降低
中度出血	500～1000	周围循环不良表现；收缩压＜90mmHg（12kPa），脉搏＜100 次/分，血红蛋白＜100g/L
轻度出血	＜500	多数患者可无症状或轻度头晕；血压、脉搏可以正常，红细胞、血红蛋白多无变化。

9. 上消化道出血对粪便的影响

当患者胃内积有 500ml 血液就会持续出现柏油样便。但仅有血液进入肠道才会有柏油样便。一旦上消化道大量、快速出血，由于肠蠕动增快，就会在粪中出现鲜血。从出血停止到黑便消失需 3～4 天。

10. 上消化道出血程度的判定

为防止和纠正急性出血患者的低血容量性休克，护士应经常评估出血的严重程度。

（1）出血量＜800ml，患者仅表现为虚弱、焦虑和出汗，由于肠道对血液的敏感会出现肠蠕动亢进，还会有体温升高，一般在 38.4～39℃。

（2）失血量＞800ml，会使交感神经系统反应释放儿茶酚胺、肾上腺素和去甲肾上腺素，这些激素在开始时使心率增快、外周血管收缩而维持血压。此时如果失血得不到及时控制，就会出现休克的症状和体征。随着休克的进展，儿茶酚胺释放使皮肤、肺、肠、肝和肾的血管收缩，从而增加大脑和心脏的血流量。皮肤由于血流减少表现为苍白、寒冷。随着肺血流量的减少，患者出现通气过度以维持足够的气体交换。

（3）当流经肝脏的血液减少时，代谢产物在血液中积聚，加上大量血液进入肠道，其蛋白消化产物尿素氮吸收增加，而肾血流量减少，则血清尿素氮（BUN）水平升高。表现为氮质血症，但一般 BUN 不超过 6.7mmol/l，且在 3～4 天后降至正常。

（4）尿量是非常敏感的血容量指标，应该每日监测，当血容量减少，尿量也减少，因为肾脏对水的重吸收受垂体后叶素抗利尿激素释放的影响。

11. 上消化道出血的诊断检查

（1）纤维内镜检查是上消化道出血定位、定性诊断的首选方法，因为通过内镜可直接观察黏膜的病变。对不明原因的急性消化道出血者，在 24 小时内进行检查可明确出血部位和性质。诊断准确率达到 90%以上。

（2）实验室检查包括凝血功能、肝功能、血尿素氮和电解质检查，并反复检查血红蛋白和血细胞比容。急性失血后几小时内，由于代偿机制以及液体的输入，血细胞比容可能无变化；其后由于机体的应激反应，白细胞数和血糖可升高；由于呕吐而丢失钾离子；凝血时间延长表明肝功能受损；呼吸性碱中毒常常由于失血使内脏神经兴奋引起；如大量失血，会由于无氧代谢引起代谢性酸中毒；低氧血症常由于血液循环中血红蛋白浓度下降、血液运氧能力降低所致。

12. 上消化道出血建立输液通道的重要性

急性消化道出血患者需立即建立大口径的静脉通路，首先快速输入晶体物质，进行扩容。输液时经常观察生命体征的变化。失血量＞150ml 时，在补液同时还应补充血液，有时还需输入红细胞以重建血液的运氧能力。另外，根据实验检查结果及病情补给其他血制品如血小板、凝血因子等。

13. 胃腔灌注意义

急性出血期可做洗胃处理，临床常用 1000～2000ml 室温的生理盐水加去甲肾上腺素分次口服或做胃管内灌注，可收缩局部黏膜血管而起止血作用。护理时应注意由于胃管的存在以及胃内出血或洗胃液的灌注引起患者胃内压力增高，极易发生异物吸入。因此必须加强监测腹胀情况，并置患者于头高脚低位，防止胃内容物反流，或取右侧卧位促使胃内容物通过幽门。

14. 垂体加压素的应用

垂体加压素对食管、胃底静脉曲张破裂出血有止血效果。用法为 20U 加入 5%葡萄糖溶液 200ml 中静脉滴注。垂体加压素是血管收缩剂，必须从中心静脉输入，并观察血压及尿量的变化。

15. 上消化道出血时降低胃酸的重要性

因为在上消化道出血中，胃酸会严重刺激出血部位，故需降低胃酸的分泌。可用 H_2 受体阻滞剂如西咪替丁、雷尼替丁、氢氧化铝和法莫替丁，这些药物通过抑制组胺活性降低胃酸分泌。最理想的治疗效果是胃酸 pH 稳定在 4。另外还可使用酸碱缓冲剂如制酸药来控制胃液 pH。硫糖铝片可保护局部黏膜并可预防应激性出血。

16. 上消化道出血时纠正低凝状态的重要性

严重消化道出血患者常伴有因各种凝血因子缺乏而出现的低凝状态。主要问题之一是由于肝脏不能制造凝血因子。另一种是临床问题，由于长期静脉高营养及复合抗生素的应用导致维生素 K 的缺乏。治疗可用维生素 K10mg 肌内注射，使凝血酶原时间恢复到正常。如果还有其他主要凝血因子缺乏的可能，即给输入新鲜冷冻血浆。

17. 三腔二囊受压迫止血方法

肝硬化门静脉高压，食管、胃底静脉曲张破裂出血的患者应及时采用三腔二囊管进行食管、胃底气囊填塞术，压迫贲门部破裂的曲张静脉以控制出血。插管前仔细检查气囊有无漏气，将气囊表面涂以润滑油，经鼻腔插入胃内 60cm，抽出胃内容物即可。先向胃气囊内注入空气或盐水 150～200ml，将三腔二囊管轻轻往外拉，如有阻力表明胃内气囊已压迫胃底、贲门部，牵拉三腔二囊管与皮肤呈 45°角，拉力为 0.5kg，然后向食管气囊内注入空气或盐水 100～150ml，压迫食管下段。一般放置时间为 24～72 小时，每隔 12 小时应将气囊放空 10～20 分钟，防止食管及胃黏膜因长时间压迫而糜烂。拔管前先放空食管气囊，再放空胃气囊，继续观察 10～24 小时，无出血再拔管。

18. 患者使用三腔二囊管压迫期间的护理

（1）使患者处于完全休息状态，因为活动、咳嗽和紧张均可增加腹压，造成进一步出血。

（2）抬高床头以减少血液流入门静脉系统并防止反流入食管。

（3）由于置管的刺激使鼻咽部分泌物增加，患者又不能吞咽，应经常用吸引器吸尽口腔及鼻咽部的分泌物和结痂，防止吸入肺中。

（4）胃管每 2 小时冲洗 1 次，以保持通畅及胃内无滞留物。

（5）经常检查鼻腔，保持清洁湿润，防止长期受压引起鼻咽黏膜坏死。

（6）肝脏功能损害的患者不能耐受肠道内血液的分解产物，所以不使血液潴留于胃内是非常重要的。因为血液进入肠道被肠道内细菌作用产生氨，氨被吸收进入血液，由于肝脏不能将氨转化为尿素，因而血氨浓度升高，易发生肝性脑病。

19. 上消化道出血的外科治疗

非手术疗法不能止血的患者，要早期手术止血。对于消化性溃疡或应激性溃疡的患者的手术方法包括胃窦部切除术、胃切除术、胃肠吻合术。迷走神经切断术可减少胃酸分泌，可去掉胃中的泌酸细胞，Billroth 一式是迷走神经切断、胃窦部切除胃窦部切除并吻合胃与十二指肠的手术方法。Billroth 二式是式是一种迷走神经切断、胃窦部切除并胃与空肠吻合术。

20. 上消化道出血的一般护理

对于急性消化道出血患者的护理要点是准确评估，监测患者的各种反应，及时执行抢救措施，尤其要重视出血期患者的心理表现，包括恐惧和焦虑，并将这些表现列入护理计划。另外要及时向患者提供信息，加强沟通，以增强患者的安全感。

第三十二章　临床常见各种危象护理

一、概　述

1. 危象的含义

危象是指某一疾病在病程进展过程中由于某些诱因所致原发疾病突然加重，甚至威胁生命的一组临床综合征。

2. 临床上常见的危象有哪些

临床上常见疾病的危象有超高热危象、高血压危象、高血糖危象、低血糖危象、甲状腺功能亢进危象，危象的发生多在原疾病基础上，由机体内、外环境等因素诱发所导致。

3. 常见的导致危象的诱因有哪些

常见的导致危象的诱因是机体抵抗力差、过度疲劳、情绪激动、感染、创伤、手术、分娩、不恰当的用药等。如果能够及早发现、早确诊、早治疗、护理得当，一般来说可控制危象，使患者转危为安。

二、超高热危象

1. 超高热的含义

超高热是指体温升高超过 41℃。

2. 超高热危象的含义

超高热危象是指高热同时伴有抽搐、昏迷、休克、出血等危急征象。

3. 超高热危象的危险性

体温的升高可引起新陈代谢增强，使物质分解代谢加强，产热更多，体温再次升高，造成恶性循环。体温超过 41℃时，可造成全身实质性器官的细胞，特别是脑细胞变性，可引起惊厥、抽搐、昏迷，发生心力衰竭、呼吸衰竭，当体温超过 42℃时，可使一些酶的活性丧失，脑细胞不可逆性损害，导致死亡。

4. 感染性发热病因

寄生虫、支原体、螺旋体、立克次体等病原体引起的全身各系统器官的感染。

5. 非感染性发热的病因

凡是病原体以外的各种物质引起的发热均属于非感染性发热。常见病因如下：

（1）变态反应　变态反应时形成抗原抗体复合物，激活白细胞释放内源性致热源而引起发热，如血清病、输液反应、药物热及某些恶性肿瘤等。

（2）体温调节中枢功能异常　体温调节中枢受到损害，使体温调定点上移，造成发热。常见于：

1）物理性因素，如中暑。

2）化学性因素，如安眠药、农药等药物中毒。

3）机械因素，如颅脑外伤、脑出血。

（3）内分泌与代谢疾病，如甲亢。

6. 超高热危象患者的健康史询问

应向患者及其家属或相关的人员详细询问患者既往健康状况，有无什么原发疾病，发病前的环境情况，是否去过流行病区，居住环境有无传染病的存在，有无注射疫苗。

7. 超高热危象患者的症状评估

应详细询问患者、家属及其相关人员，患者出现高热之前有无先兆，有无感染的征象，有无寒战和大汗，有无剧烈的头痛、呕吐，有无肢体的瘫痪，有无食欲亢进，无出血现象，了解患者此次发热是急骤的还是缓慢的，持续有多长时间，如何演变，是否进行治疗，使用什么药物，疗效如何，有无其他伴随症状。

8. 超高热危象患者的护理体检

应进行全面的体格检查，重点的检查患者体温、脉搏、呼吸、血压；患者的面容、皮肤黏膜有无皮疹、淤点；全身浅表淋巴结、肝脾有无肿大、有无压痛；检查神志、瞳孔情况；重视具有定位意义的局部体征，以便确定主要病变在哪个系统。

9. 超高热危象患者的心理社会状况

患者由于过高热，情绪不稳定，烦躁不安，加之退热不佳、意识不清，可引起患者、家属的焦虑，甚至恐惧，担心病情恶化、危及生命。

10. 超高热危象患者的辅助检查

（1）功能性检查　X 线检查、心电图检查，根据情况做 B 超、CT 检查等。

（2）实验室检查　应根据患者的临床表现、体格检查针对性地选择，如血常规、尿常规、大便常规、脑脊液常规，病原体显微镜检查、细菌学检查、血清学检查、血沉、类风湿因子、自身抗体的检查，活体组织病理检查。

11. 超高热危象患者的护理诊断

（1）体温过高　与感染、组织细胞新陈代谢旺盛、环境改变、脱水或出汗能力减低、体温调节中枢功能障碍等因素有关。

（2）潜在并发症　抽搐、惊厥甚至休克，与高热有关。

（3）焦虑　与体温过高有关。

12. 超高热危象患者的护理目标

（1）患者的体温下降或恢复正常。

（2）患者无并发症发生。

（3）患者情绪稳定。

13. 超高热危象患者降温的重要性

迅速而有效地将体温降至 38.5℃是治疗超高热危象的关键。根据病情的不同，选择适当的降温措施，及时降低体温，防止体温过高导致患者机体严重损害，甚至死亡或遗留后遗症。

14. 物理降温的方法

（1）冷敷、冰敷　当体温超过 39℃，可在头部、腋下、腹股沟等大动脉处用冷毛巾或冰袋敷。

（2）乙醇拭浴　当体温超过 39.5℃，可用 30%～50%、27～37℃的乙醇拭浴。

（3）温水擦浴　当体温超过 39℃，患者有寒战、四肢厥冷可用 32～35℃温水擦浴。

（4）冰水擦浴：当体温超过 39.5℃，患者烦躁、四肢末梢灼热可用冰水擦浴降温。

15. 物理降温的注意事项

（1）乙醇拭浴以拍拭的方式进行，不用摩擦方式，因摩擦方式易产热，在腋窝、腘窝、腹股沟等血管丰富处应适当延长时间，以利于散热；禁拭后颈、胸前区、腹部和足底。

（2）不宜在短时间内将体温降得过低，以防虚脱。

（3）伴皮肤感染或有出血倾向者不宜皮肤擦浴。

（4）降温效果不佳者可适当配合通风或服药等措施。

（5）遵循热者冷降，冷者温降的原则。

16. 药物降温的适应证

当物理降温效果不佳者，根据医嘱选择药物降温。药物降温后 30 分钟应复测体温并记录，一般体温应逐步下降，不宜骤降至 37℃以下，以防虚脱。

17. 药物降温的注意事项

在应用药物降温时，应注意避免引起患者体温骤然下降出现大汗淋漓，加重患者血液浓缩，可再次使患者的体温升高。如患者用药后脉搏细速、面色苍白、口唇发绀、四肢厥冷，应注意保暖，可给予热水袋或热饮料以防体温继续下降。

18. 冬眠降温的适应证

使用以上措施体温仍高，尤其是烦躁、惊厥的患者，可在物理降温的基础上静脉滴注冬眠药物，达到抑制体温调节中枢、扩张血管、加速散热、松弛肌肉、减少震颤、降低组织器官的代谢和耗氧量，防止产热过多。

19. 冬眠降温的注意事项

在使用中，应将患者安置于安静的病房，专人护理；要密切注意体温、脉搏、呼吸、血压的变化，注意评估患者的神志、瞳孔大小、对光反射、肢体运动和各种反射，以了解冬眠的深度，每隔 30 分钟评估一次；体温应以测量肛温为观察指标；如患者的血压下降过快、呼吸低于 12 次/分，提示过度所致，应立即减慢冬眠药物的进入速度或停止；如血压降至 90mmHg（12.0kPa）以下时，应加用升压药或采取其他升压措施；如患者有寒战或烦躁不安，提示冬眠药物量不足；如体温降至 38℃时应停止滴入冬眠药。

20. 对超高热危象患者如何严密观察病情

（1）注意患者的神志、体温、脉搏、呼吸、血压、末梢循环等生命体征的变化，特别应注意体温的变化，一般每 4 小时测一次体温，观察物理、药物降温的效果，应在 30 分钟后复测体温一次，并记录在护理病历上。

（2）注意患者的伴随症状的变化，如面色、神志、寒战、大汗等，及时提供给医生，以协助诊断、配合抢救。

（3）记录出入量，特别是大汗的患者，要留意尿量、尿色，开辟静脉通路注意补足液体。

21. 对超高热危象患者对因治疗及护理

（1）感染者应及时、足量、选择敏感的抗生素，必要时可加用肾上腺皮质激素；抗生素使用后应注意疗效的观察，2～3 天后疗效不佳，可考虑改用其他药物。

（2）甲亢危象者应迅速使用抗甲状腺药物。

（3）对高度怀疑的疾病，可做诊断性治疗（试验性治疗），诊断性治疗的用药要有目的、有步骤、按计划进行，做到“用药有指针，停药有依据，”切忌盲目滥用。

（4）对原因不明的发热，应进一步观察检查。若患者情况良好，热度不过高，可暂不做退热处理而给予支持疗法，以便仔细观察热型并进一步做其他检查，待明确诊断后积极进行病因治疗。

22. 超高热危象患者的饮食护理

由于过高热患者消耗大，补充营养、水分有利于机体抵抗力的恢复。给予充足的水分、清淡、营养、富含维生素易消化的饮食。

23. 超高热危象患者的对症护理

（1）物理降温的患者要及时更换敷布、冰袋、经常拭浴降温。

（2）皮肤护理　降温过程中大汗的患者应及时更换衣服、被褥，保持皮肤的清洁、舒适。卧床的患者，要定时翻身，防止压疮。

（3）口腔护理　注意口腔护理，每日 1～2 次，保持口腔清洁、防止口腔感染及黏膜破溃。

（4）烦躁、惊厥的患者　可根据医嘱使用镇静剂并注意安全，必要时使用保护具、约束具，防止坠床或自伤。

（5）加强基础护理　患者卧床休息，病室保持安静、通风、温湿度适宜；保护心、脑、肾等重要器官的功能；呼吸困难者可给氧气吸入，必要时可气管切开，机械通气。

24. 超高热危象患者的心理护理

患者体温过高、体力消耗大，易产生焦虑的情绪。这对稳定病情、减少体力消耗不利，应安慰患者、采取有效的降温措施，稳定患者情绪、使体温下降或恢复正常。

25. 超高热危象患者的健康教育

了解患者高热发生的原因，向患者及家属介绍预防的措施，指导患者及家属正确判断体温的升、降及降温的有效方法。高热期间应卧床休息，多饮水进食富含营养、清淡的半流质；告诫他们不随意用退热药，以防掩盖患者疾病的真相或由于出汗过多，造成虚脱。

三、高血压危象

1. 高血压危象的含义

高血压危象是发生在原发性或继发性高血压过程中的一种特殊临床危象，是指在高血压病程中，由于某些诱因，外周小动脉发生暂时的强烈收缩，血压急剧升高，舒张压可达 140mmHg（18.7kPa）或更高，收缩压相应上升至 250mmHg（33.3kPa）或更高，可伴有重要器官的功能障碍和不可逆的损害。

2. 高血压危象的病因

（1）缓进型或急进型高血压。

（2）多种肾性高血压　包括肾动脉狭窄、急性和慢性肾小球肾炎、慢性肾盂肾炎、肾脏结缔组织病变所致高血压。

（3）内分泌性高血压　如嗜铬细胞瘤。

（4）妊娠高血压综合征。

（5）急性主动脉夹层动脉瘤和脑出血。

（6）头颅外伤。

3. 高血压危象的诱因

在上述高血压疾病基础上，如有下列因素存在，高血压患者极易发生高血压危象。

（1）寒冷刺激、精神创伤、外界不良刺激、情绪波动和过度疲劳等。

（2）应用单胺氧化酶抑制剂治疗高血压，并同时食用干酪、扁豆、腌鱼、啤酒和红葡萄酒等一些富含酪胺酸的食物。

（3）应用拟交感神经药物后发生节后交感神经末梢的儿茶酚胺释放。

（4）高血压患者突然停用可乐定等降压药物。

（5）经期和绝经期的内分泌功能紊乱。

4. 高血压危象的发病机制

有关高血压危象发生的机制，目前大多数学者认为是由于高血压患者在诱发因素的作用下，血液循环中肾素、血管紧张素Ⅱ、去甲基肾上腺素和精胺酸加压素等收缩血管活性物质突然急骤的升高，引起心脑肾等靶器官小动脉纤维素样坏死，尤其引起肾脏出、入球小动脉收缩或扩张。这种情况若持续存在，除了血压急剧增高外，还可导致压力性多尿，继而发生循环血容量减少，血容量的减少又反射性引起血管紧张素Ⅱ、去甲基肾上腺素和精胺酸加压素生成和释放增加，使循环血中血管活性物质和血管毒性物质达到危险水平，从而加重小动脉收缩。引起小动脉内膜损伤和血小板聚集，导致血栓素等有害物质进一步释放，形成血小板血栓，引起组织缺血、缺氧，毛细血管通透性增加，并伴有微血管内凝血、点状出血及坏死性小动脉炎。以脑和肾脏损害最为明显，有动脉硬化的血管特别易引起痉挛，并加剧小动脉内膜增生，于是形成病理性恶性循环。此外，交感神经兴奋性亢进和血管加压性活性物质过量分泌，不仅引起肾小动脉收缩，而且也会引起全身周围小动脉痉挛，导致外周血管阻力骤然增高，则使血压进一步升高，此时发生高血压危象。

5. 高血压危象的健康史评估

应询问患者既往有无高血压病史，有无寒冷、过冷、精神刺激及内分泌功能紊乱，是否服用抗高血压药物或其他药物，详细了解服药情况。此外，还应了解患者有无高血压病的家族史。

6. 高血压危象的症状评估

（1）突然性血压急剧升高　在原有高血压基础上，血压快速、显著地升高，舒张压可达140mmHg（18.7kPa）或更高，收缩压相应上升至250mmHg（33.3kPa）或更高。

（2）具有急性靶器官损伤的表现　血压急剧升高的同时，心、肾、脑及腹部内脏由于供血不足处于缺血状态，继而导致急性靶器官的损害。当冠状动脉缺血时，可发生严重的心绞痛甚至心肌梗死；脑血管痉挛时可有一过性脑缺血，出现半身感觉障碍，一侧肢体活动失灵，一侧面部、唇、舌麻木，失语、流口水、说话困难、视物不清、喝水呛咳等；脑小动脉痉挛时在持续而严重的痉挛后可出现被动性、强制性扩张，脑循环急性障碍，导致脑水肿和颅内压升高，即高血压脑病。肾动脉痉挛时出现少尿；肠系膜动脉痉挛时出现阵发性腹部绞痛等。此外，患者还可出现交感神经兴奋的症状，如剧烈的头痛、头晕、恶心呕吐、心慌、面色苍白、大量出汗，同时患者血压继续升高。

（3）病变具有可逆性　高血压危象患者的症状发作历时短暂，一般持续几分钟到几小时，最长可达几天。多数患者经及时有效的降压抢救后症状可缓解或消失。但症状也可再复发。

7. 高血压危象的护理体检

测血压、体温、脉搏、呼吸；观察意识、瞳孔；心肺的听诊。

8. 高血压危象的心理社会状况

因病情严重，患者常出现焦虑不安、恐惧，担心疾病的预后而影响日后的生活、工作，这些心理负担又会使血压产生波动从而影响治疗效果。

9. 高血压危象的辅助检查

（1）尿常规　是否有尿蛋白、红细胞或管型尿，以了解有无肾脏的损害。

（2）肾功能检查　当合并肾衰竭时，尿素氮、肌酐升高。

（3）VNA（香草基杏仁酸）对疑为嗜铬细胞瘤所致的高血压应进行尿 VMA 检查。

（4）脑脊液的检查　脑脊液压力常增高。

（5）X 线胸片　观察有无充血性心力衰竭、肺水肿征象。

（6）肾上腺 CT　怀疑为嗜铬细胞瘤者可行肾上腺 CT 检查。

（7）动态血压（ABPM）监测　应用动态血压监测可了解患者 24 小时血压变化，伴有明显靶器官损害者或严重高血压时昼夜血压节律可消失。

10. 高血压危象的护理诊断

（1）舒适的改变　与血压急剧升高、颅内压升高有关。

（2）有受伤的危险　与血压升高头晕、视力模糊、意识障碍等有关。

（3）焦虑、恐惧　与血压升高及担心疾病预后有关。

（4）知识缺乏　与不了解相关的检查、药物治疗、饮食及自我保健知识有关。

11. 高血压危象的护理目标

（1）患者血压稳定，头痛、头晕、恶心、呕吐等自觉症状消失。

（2）患者有安全感和归属感，接受并能配合治疗及护理。

（3）患者情绪稳定。

（4）患者初步了解高血压危象发生的诱因，能遵医嘱服用抗高血压的药物、避免诱因。

12. 高血压危象的急救护理

（1）休息和体位　患者需绝对卧床休息，将患者的头抬高 30°，使颅内压减低，以达到所需的体位性降压的作用。抽搐者应防坠床。

（2）患者置于安静、避光的环境，减少对患者的精神刺激。

（3）吸氧、吸痰　一般采用鼻导管吸氧，以减轻缺氧、呼吸困难的症状。已出现昏迷的患者应及时吸痰，保持呼吸道通畅。可置其侧卧，将其下颌前拉，以利于呼吸。

（4）迅速开辟静脉通路　以保证降压药物的顺利输入，达到迅速、安全、有效地降压。

（5）严密观察病情　监测血压、脉搏、呼吸、神志、瞳孔及心肾功能的变化。对于持续抽搐或神志改变的患者应严格监视，取出义齿并安放牙垫，以防舌咬伤或误吸；头晕、意识障碍者，应加用床栏以防坠床。

13. 高血压危象患者的降压注意事项

（1）降压的药物选择　遵医嘱给予正确、有效、作用迅速的降压药物。选用的药物应既适用于高血压急症又适合慢性高血压的长期维持治疗，所选药物应对外周血管有扩张作用，并对心肌收缩、窦房结和房室结无明显抑制作用。硝普钠是快速降低血压的最有效药物，能直接作用于血管平滑肌、扩张动脉和静脉。其他还有二氮嗪、利舍平、肼苯达嗪、喷托铵、压宁定等，必要时可联合用药，既可提高疗效、减少药量及不良反应，又能延长作用时间。

（2）降压速度　降压速度宜快，迅速将血压降至安全范围，否则预后较差。待血压降至安全的范围后，应放慢滴速，老年人尤其应注意。

（3）降压幅度　降压幅度应因人而异。如果肾功能正常，无脑血管或冠状动脉疾病史，亦非急性主动脉瘤或嗜铬细胞瘤伴急性血压增高的患者，血压可降至正常水平。否则因降压幅度过大，可能会导致心、脑、肾的功能进一步恶化。一般认为将血压控制在 160～180/（100～110）mmHg（21.3～23.9/13.3～14.6kPa）较安全。

14. 高血压危象的饮食护理

意识不清、抽搐者暂禁食以防窒息、吸入性肺炎，待病情稳定后昏迷者可鼻饲。饮食可给予低盐、低脂、低胆固醇富含维生素、钾、镁的饮食。

15. 高血压危象的对症治疗及护理

（1）高血压脑病　迅速静脉滴注甘露醇、山梨醇（250ml 应在半小时内滴完，以保证高渗性脱水作用）或快速利尿剂（呋噻米等）注射，以减轻脑水肿，降低颅内压。

（2）制止抽搐　躁动、抽搐者遵医嘱给地西泮、巴比妥钠等肌内注射或给予水合氯醛保留灌肠。

（3）保持大便通畅，必要时遵医嘱给予缓泄剂。

16. 高血压危象的心理护理

焦虑、恐惧不利于血压的稳定甚至加重病情，注意保持患者情绪稳定，增加心理支持，使患者积极配合治疗，使血压控制在一定的范围内，防止并发症。

17. 高血压危象患者的健康教育

（1）指导患者坚持低盐、低脂、低胆固醇饮食，戒烟、戒酒，养成良好的生活习惯。

（2）根据病情合理地安排工作、休息，保持心情舒畅，避免寒冷、过度劳累等诱因。

（3）遵医嘱按时服降压药物，保持血压稳定在安全范围内，定期门诊复查。如为嗜铬细胞瘤所致的高血压危象，在患者身体能耐受的情况下，应劝导患者尽早手术治疗。

四、高血糖危象

1. 高血糖危象的含义

高血糖危象指的是糖尿病昏迷，包括糖尿病酮症酸中毒、糖尿病高渗性非酮症昏迷。

2. 糖尿病的基本病理生理

糖尿病的基本病理生理为绝对或相对性胰岛素分泌不足所引起的糖代谢紊乱，严重时常导致酸碱平衡失调。特征性的病理改变为高血糖、高酮血症及代谢性酸中毒，发展到严重时为酮症酸中毒昏迷和高渗性非酮症昏迷。

3. 糖尿病酮症酸中毒的含义

糖尿病酮症酸中毒是糖尿病患者在应激状态下，由于体内胰岛素缺乏，胰岛素拮抗激素增加，引起糖和脂肪代谢紊乱，以高血糖、高酮血症和代谢性酸中毒为主要改变的临床综合征。多发生在胰岛素依赖型患者，是糖尿病的急性合并症，也是内科常见急症之一，严重者可致昏迷，危及生命。

4. 糖尿病高渗性非酮症昏迷的特点

糖尿病高渗性非酮症昏迷是糖尿病高渗性非酮症昏迷是糖尿病急性代谢紊乱的另一临床类型，特点是血糖高，没有明显酮症酸中毒，因高血糖引起血浆高渗性脱水和进行性意识障碍的临床综合征。多见老年患者，部分病例发病前无糖尿病史或仅有轻度症状。

5. 糖尿病酮症酸中毒的诱因

任何可以引起或加重胰岛素绝对或相对不足的因素均可成为诱因，多数患者的发病诱因不是单一的，但也有的患者无明显诱因。

（1）感染　是最常见的诱因，以泌尿道和肺部感染最多见，其他还有皮肤感染、败血症、胆囊炎、真菌感染等。

（2）胰岛素治疗中断或不适当减量。

（3）应激状态　如心肌梗死、外伤、手术、妊娠分娩、精神刺激等。

（4）饮食失调或胃肠疾患　过多进食高糖或高脂食物、酗酒、呕吐、腹泻、高热等导致严重脱水。

6. 糖尿病酮症酸中毒的发病机制

糖尿病酮症酸中毒发病的基本环节是由于胰岛素缺乏和胰岛素拮抗激素增加，导致糖代谢障碍，血糖不能正常利用，结果血糖增高；脂肪的动员和分解加速，生成大量的酮体，当酮体生成超过组织利用和排泄的速度时，将发展至酮症以致酮症酸中毒。

7. 糖尿病高渗性非酮症昏迷的诱因

（1）引起血糖增高的因素

1）各种感染合并症和应激因素，如手术、外伤、脑血管以外等，其中感染性合并症占糖尿病高渗性非酮症昏迷诱因的首位，也是影响患者预后的主要原因。

2）各种能引起血糖增高的药物，如糖皮质激素、各种利尿剂、苯妥英钠、普萘洛尔（心得安）等。

3）糖摄入过多，如静脉大量输入葡萄糖，静脉高营养。

4）合并影响糖代谢的内分泌疾病，如甲亢、肢端肥大症、皮质醇增多症等。

（2）引起失水、脱水的因素

1）使用利尿药，如神经科进行脱水治疗的患者。

2）入水量不足，如饥饿、限制饮水或呕吐、腹泻等。

3）透析治疗（包括血液透析和腹膜透析）的患者。

4）大面积烧伤的患者。

（3）肾功能不全　如急慢性肾衰竭、糖尿病肾病等，由于肾小球滤过率下降，对血糖的清除亦下降。

8. 糖尿病高渗性非酮症昏迷的发病机制

患者原有不同程度的糖代谢障碍，再加上某种诱因，加重原有的糖代谢障碍，胰岛对糖刺激的反应减低，胰岛素分泌减少，结果组织对糖的利用减少，肝糖原增加，因而引起严重的高血糖，但由于患者的胰岛还能分泌一定量的胰岛素，而机体抑制脂肪分解所需的胰岛素远比糖代谢所需的胰岛素量小，因此糖尿病高渗性非酮症昏迷患者自身的胰岛素量虽不能满足应激状态下对糖代谢的需要，却足以抑制脂肪的分解，因而表现出严重的高血糖，而血酮增加不明显。严重的高血糖使血液渗透压升高，造成细胞内脱水，渗透性利尿，同时伴随电解质的丢失。

9. 糖尿病酮症酸中毒健康史评估

应询问患者近期有无呼吸道、胃肠道、泌尿系等感染现象，询问降糖药服用情况，有无饮食不当、精神刺激、创伤、手术、等诱因。

10. 糖尿病酮症酸中毒的身体状况评估

（1）症状　原有糖尿病症状加重，极度软弱无力、烦渴、多饮、多尿、饮食减少、恶心、呕吐、腹痛、嗜睡、意识模糊、昏迷。

（2）体征　皮肤干燥无弹性、眼球下陷等失水征，呼吸深而速（即 Kussmaul 呼吸），呼气时有烂苹果味（酮味），血压下降、休克。

（3）护理体检　测体温、脉搏、呼吸、血压，检查意识、皮肤情况。

11. 糖尿病酮症酸中毒患者的心理社会状况评估

近期有无精神压力过重，如工作、学习、家庭负担过重、人际关系紧张等。

12. 糖尿病酮症酸中毒的辅助检查

（1）功能性检查　测体温、脉搏、呼吸、血压、意识、心电图、X 线胸透。

（2）实验室检查血　血糖明显升高，常高至 16.7～33.3mmol/L；血酮体升高；多在 4.8mmol/L 以上，二氧化碳结合力降低；血 pH 下降，呈代谢性酸中毒；血钾早期可正常或偏低，少尿时可升高，治疗后如补钾不足可下降。

（3）尿　尿糖、尿酮体呈阳性。

13. 糖尿病酮症酸中毒护理诊断

（1）知识缺乏　与缺乏对糖尿病危害性的认识有关。

（2）有感染的危险。

（3）糖尿病酮症酸中毒（医护合作性问题）。

14. 糖尿病酮症酸中毒护理目标

（1）患者血糖、血酮体、尿糖、尿酮体下降或接近正常。

（2）糖尿病酮症酸中毒症状改善。

（3）患者对糖尿病的危害性有明确认识。

15. 糖尿病酮症酸中毒如何严密观察病情

（1）严密观察体温、脉搏、呼吸、血压、神志的变化，低血钾的患者应做心电图监测，为病情的转归、疗效的判断提供依据。

（2）及时准确地采集血、尿标本，以便观察血糖、血酮体、尿糖、尿酮体及血电解质、血气的指标。

（3）准确记录 24 小时出入量。

16. 糖尿病酮症酸中毒如何纠正水、电解质及酸碱失衡

（1）补液　迅速纠正失水以改善循环血容量与肾功能。立即静脉输入生理盐水，补液量及速度须视失水程度而定。失水较重者，可在入院第 1 小时内滴入 1000ml，以后 6 小时内每 1～2 小时滴入 500～1000ml，视末梢血循环、血压、尿量而定。如血糖已降至 13.9mmol/L 以下，改用 5%葡萄糖溶液或葡萄糖盐水。治疗过程中必须避免血糖下降过快、过低，以免发生脑水肿，对老年、心血管疾病患者，输液尤应注意不宜太多、太快，以免发生肺水肿。

（2）纠正电解质及酸碱失衡：轻症患者经补液及胰岛素治疗后，酸中毒可逐渐得到纠正，不必补碱。重症酸中毒，二氧化碳结合力＜8.92mmol/L，pH＜7.1，应根据血 pH 和二氧化碳结合力变化，给予适量碳酸氢钠溶液静脉输入。酸中毒时细胞内缺钾，治疗前血钾水平不能真实反映体内缺钾程度，治疗后 4～6 小时血钾常明显下降，故在静脉输注胰岛素及补液同时应补钾，最好在心电监护下，结合尿量和血钾水平，调整补钾量和速度。

17. 糖尿病酮症酸中毒胰岛素如何应用

多采用小剂量胰岛素治疗，给药途径以静脉滴注和静脉推注为首选。静脉滴注每小时 5～15U；若采用间歇静脉滴注，每小时 1 次，剂量为 5～10U。当血糖降至 13.9mmol/L 时胰岛素可改为皮下注射，每 4～6 小时 1 次，根据血糖、尿糖调整剂量。临床实践证明，小剂量胰岛素治疗的方法较安全、有效，减少发生低血钾、脑水肿及后期低血糖对严重不良反应。

18. 糖尿病酮症酸中毒的饮食护理

糖尿病患者饮食控制是基本治疗原则之一，做好饮食护理可控制血糖升高，对疾病的控制有益。应根据患者的体重、血糖计算碳水化合物、蛋白质、脂肪的摄入量，补充水分和维生素。

19. 糖尿病酮症酸中毒的心理护理

患者可产生紧张、焦虑心理，对血糖的控制不利，应安慰患者，迅速纠正水电解质及酸碱失衡、高血糖的状况，使患者病情趋于稳定。

20. 糖尿病酮症酸中毒的健康教育

加强患者对糖尿病防治知识的宣教，使患者有正确的认识，坚持饮食、药物的正规治疗，学会自我监测血糖、尿糖，定期门诊，避免感染、劳累、精神刺激等诱发因素，戒烟、戒酒，给予足够的营养和水分，保持全身皮肤及局部的清洁卫生。

21. 糖尿病高渗性非酮症昏迷健康史的评估

应询问患者既往有无糖尿病病史；近期有无呼吸道、胃肠道、泌尿系等感染现象；有无手术、外伤、脑血管意外等，是否服用糖皮质激素、利尿剂等；是否有糖摄入过多如静脉输注大量葡萄糖、静脉高营养；是否合并甲亢、肢端肥大症、皮质醇增多症等。

22. 糖尿病酮症酸中毒的身体状况评估

起病时患者常先有多尿、多饮，多食可不明显，失水逐渐加重，随后出现精神症状，表现为嗜睡、幻觉、淡漠迟钝，最后陷入昏迷。就诊时常已有显著失水甚至休克。

23. 糖尿病酮症酸中毒的心理社会状况评估

有无过重的精神压力，如工作、学习、人际关系、家庭负担的突然变化。

24. 糖尿病酮症酸中毒的辅助检查

实验室检查，特征性改变为高血糖、高血酮、高血浆渗透压，多数伴有高血钠和氮质血症。血糖常高至 33.3mmol/L 以上，血钠可高达 155mmol/L 以上，血浆渗透压一般在 350mosm/L 以上。无或有轻的酮症，血尿素氮、肌酐可升高。

25. 糖尿病酮症酸中毒的护理诊断

（1）有体液不足的危险　与糖尿病高渗性非酮症昏迷有关。

（2）知识缺乏　与对疾病的认识有关。

（3）潜在并发症　糖尿病高渗性非酮症昏迷（医护合作性问题）。

26. 糖尿病酮症酸中毒的护理目标

（1）患者血糖、血酮体、水电解质及血浆渗透压近正常。

（2）糖尿病高渗性非酮症昏迷的症状改善。

（3）患者对糖尿病的危害性有明确认识。

27. 糖尿病酮症酸中毒的急救护理

（1）严密观察病情　除与糖尿病酮症酸中毒病情的观察类似外，尚需注意以下情况。迅速大量输液不当时，可发生肺水肿等并发症。补充大量低渗溶液，有发生溶血、脑水肿及低血容量休克的危险。故应随时观察患者的呼吸、脉搏、血压和神志变化，观察尿色和尿量，如发现患者咳嗽、呼吸困难、烦躁不安、脉搏加快，特别是在昏迷好转过程中出现上述情况，提示输液过量的可能，应立即减慢输液速度并及时报告医师。尿色变粉红提示发生溶血，也应及时报告医师并停止输入低渗溶液。

（2）补液　静脉输入等渗盐水，以便较快扩张微循环而补充血容量，迅速纠正血压，待循环血容量稳定后酌情以低渗盐水（0.45%～0.6%氯化钠液）缓慢静脉滴注，补液量应视失水程度而定，静脉滴注速度须视全身及心血管、脑血管情况，尿量及有关的血化验指标而定，防止因输液过多、过速而发生脑水肿、肺水肿等并发症。

（3）纠正电解质紊乱　主要补充钾盐。若有低血钙、低血镁或低血磷时，可酌情给予葡萄糖酸钙、硫酸镁或磷酸钾缓冲液。

（4）胰岛素　一般用胰岛素，用量较酮症酸中毒昏迷为小，也可一开始采用上述小剂量胰岛素治疗方法，每 2～4 小时测定血糖，血糖降至 13.9mmol/L 时停止注射胰岛素，改用 5%葡萄糖溶液静脉滴注，防止因血糖下降太快、太低而发生脑水肿。

（5）积极治疗诱因及伴随症状　包括控制感染，纠正休克，防止心力衰竭、肾衰竭、脑水肿的发生等。

28. 糖尿病酮症酸中毒的一般护理

饮食护理、对症护理、心理护理同糖尿病酮症酸中毒护理。

29. 糖尿病酮症酸中毒的健康教育

教育患者坚持正规治疗，避免过度疲劳、精神紧张，增强抵抗力，预防感染，注意补充水电解质。

五、低血糖危象

1. 低血糖危象的概念

当某些病理和生理原因使血糖降低，引起交感神经兴奋和中枢神经异常的症状及体征时称为低血糖危象。

2. 血糖内环境稳定性的含义

正常情况下，通过神经内分泌等调节，糖的分解代谢与合成代谢保持动态平衡，血糖浓度亦相对稳定。正常人血糖虽受进食、饥饿、劳动、运动、精神因素、生长发育等因素影响，但波动范围较窄，一般血糖浓度饱餐后很少超过 8.89mmol/L（160mg/dl），饥饿时很少低于 3.33 mmol/L

（60mg/dl），此为血糖内环境稳定性。

3. 低血糖危象的分类

根据低血糖发作的特点可分为空腹低血糖、餐后低血糖、药物引起的低血糖。

4. 空腹低血糖的病因

（1）内分泌性　胰岛素或胰岛素样物质过多，如胰岛素瘤、胰外肿瘤；对抗胰岛素的内分泌激素不足，如垂体功能减退、肾上腺皮质功能低下、甲状腺功能减退。

（2）肝源性　肝炎、肝硬化、肝淤血，先天性糖原代谢酶缺乏。

（3）营养障碍　尿毒症，严重营养不良。

5. 餐后低血糖的病因

（1）胃切除术后饮食性反应性低血糖　与胃排空加速，葡萄糖迅速吸收，刺激胰岛素过量分泌有关。

（2）功能性餐后低血糖　多在餐后 2～4 小时发作，特点是低血糖症状不经治疗可自行恢复，临床多见于伴有神经质的中年女性患者，这些人体内肾上腺素分泌较多或肾上腺的餐后反应异常，特别是含糖饮食会刺激交感神经引起过强反应。

（3）晚期或迟发性餐后低血糖　为糖尿病早期表现之一，由于进食后引起迟发胰岛素释放所致。

6. 药物引起的低血糖的病因

（1）胰岛素　糖尿病患者因胰岛素应用不当而致低血糖是临床最常见的原因。如延迟进餐、剧烈运动、胰岛素用量过大等。

（2）口服降糖药　如对初用降糖药的老年人，若用量不当容易发生低血糖，由于格列本脲代谢产物仍有部分活性，特别是当患者有肝、肾功能不良时，格列本脲引起的低血糖严重而持久，临床医师应特别注意。另外像磺丙脲，由于其半衰期长达 36 小时，容易累积而引起低血糖。

（3）其他药物　如乙醇、水杨酸、磺胺类、β 受体阻滞剂等。

7. 低血糖危象的发病机制

人体通过神经体液调节机制来维持血糖的稳定，当血糖下降时，重要的反应是体内胰岛素分泌减少，而胰岛素的反调节激素如肾上腺素、胰高血糖素、皮质醇分泌增加。使肝糖原产生增加，糖的利用减少，以保持血糖稳定，其主要生理意义在于保证对大脑细胞的供能，脑细胞所需的能量几乎完全直接来自血糖，而且本身没有糖原储备，当血糖降到≤2.8mmol/L 时，一方面引起交感神经兴奋，大量儿茶酚胺释放，另一方面由于能量供应不足使大脑皮质功能抑制，皮质下功能异常，即脑缺糖和兴奋两组症状。

8. 低血糖危象的健康史评估

询问患者有无内分泌系疾病及家族史；进食情况；用药史，特别是否使用胰岛素、口服其他降糖药或水杨酸、磺胺类、β 受体阻滞剂等。

9. 低血糖危象的身体状况评估

血糖过低对机体的影响以神经系统为主，有两大类：一类是交感神经兴奋的表现，患者心动过速、心悸、烦躁、震颤、面色苍白、出冷汗等；另一类是中枢神经功能障碍的表现，患者表现为意识模糊、头晕、头痛、焦虑、精神不安以致错乱、癫痫发作，甚至昏迷、休克而死亡。这些症状的严重性与低血糖的程度、持续时间以及血糖下降速度有关。

10. 低血糖危象的心理社会状况评估

患者低血糖危象发生时，情绪紧张、有焦虑、恐惧感，唯恐病情恶化、影响预后。

11. 低血糖危象的辅助检查

实验检查：空腹和餐后血糖测定。

12. 低血糖危象的护理诊断

（1）血糖过低　与低血糖危象发作有关。

（2）焦虑、恐惧　与低血糖危象发生有关。

（3）知识缺乏　与对疾病的认识有关。

13. 低血糖危象的护理目标

（1）患者血糖恢复至正常水平，低血糖危象的症状得到控制。

（2）患者情绪稳定，能配合治疗和护理。

（3）患者能正确地认识疾病。

14. 对低血糖危象患者如何严密观察病情

（1）密切观察生命体征及神志的变化。

（2）观察大小便情况，准确记录出入液量。

（3）观察治疗前后的病情变化，评估治疗效果。

15. 低血糖危象的急救措施

（1）血糖测定　凡怀疑低血糖危象的患者，应立即做血糖测定，并在治疗过程中动态观察血糖水平。

（2）升高血糖　如患者尚清醒，有吞咽运动时，可喂服糖水；如患者昏迷或抽搐时，立即静脉注射 50%葡萄糖溶液 50ml，并继以 10%葡萄糖溶液 500～1000ml 静脉滴注，视病情调整滴速和输入液量，患者清醒后，应进早进食果汁及食物。必要时可静脉滴注氢化可的松和（或）肌内注射胰高血糖素。

16. 低血糖危象的饮食护理

低血糖危象时，可喂服糖水，如患者昏迷或抽搐时，立即静脉注射 50%葡萄糖溶液 50ml；病情稳定后按糖尿病饮食护理。

17. 低血糖危象的对症、对因治疗与护理

当患者出现其他症状时，根据其症状做好相应护理；当明确病因，应积极对因治疗，如胰岛 β 细胞瘤应尽早手术治疗，肝脏疾病所致者亦应积极治疗肝脏疾病。昏迷患者按昏迷常规护理。意识恢复后应注意观察是否有出汗、嗜睡、意识蒙胧等再度低血糖状态，以便及时处理。抽搐者除补糖外，可酌情应用适量镇静剂，并注意保护患者，防止外伤。

18. 低血糖危象的心理护理

安慰患者，积极配合抢救，迅速纠正低血糖，稳定患者情绪。

19. 低血糖危象的健康教育

教会糖尿病患者自我监测血糖、尿糖，按时应用降糖药、按时进食，一旦发生心慌、冷汗、饥饿感等低血糖现象时，应及时处理，如自服糖水或进食含糖食物，及时就医、提升血糖，如静脉注射葡萄糖液，缓解病情，定期门诊随访。

六、甲状腺功能亢进危象

1. 甲状腺功能亢进危象的含义

甲状腺功能亢进危象（简称甲亢危象）是甲状腺功能亢进症。患者因急性感染、精神创伤、高热、妊娠、甲状腺手术或放射碘治疗等诱因刺激下，病情突然恶化而发生的最严重的并发症。

2. 甲状腺功能亢进危象的主要表现

高热、大汗、心动过速、呕吐、腹泻、烦躁不安、谵妄甚至昏迷。必须及时抢救，否则往往死于高热、心力衰竭、肺水肿及水电解质紊乱。

3. 甲状腺功能亢进危象的病因

本病病因受尚未完全阐明，目前认为主要和自身免疫反应密切有关。

4. 甲状腺功能亢进危象的诱因

（1）严重感染　是临床上最常见的危象诱因，约占全部诱因的 40%危象发生一般与感染的严重程度成正比，且多发生于感染的高峰阶段，其中以呼吸道感染最为常见，其次为胃肠道、胆道及泌尿道。少数为败血症、腹膜炎、皮肤感染等。原虫、真菌、立克次体等全身性感染亦可诱发。

（2）应激　过度紧张、高温环境、过度疲劳、情绪激动等应激可导致甲状腺素突然大量释放。

（3）精神刺激　精神刺激对诱发本症有明显作用。甲亢患者受精神刺激时，交感神经-肾上腺兴奋性增强，机体对儿茶酚胺敏感性增加，很容易诱发危象的发生。

（4）突然停用抗甲状腺药物　致使甲状腺素大量释放，甲亢症状迅速加重。

（5）其他　手术前准备不充分及 ^{131}碘治疗以及过度挤压甲状腺，使大量甲状腺素释放入血。

5. 甲状腺功能亢进危象的发病机制

甲状腺危象患者血中甲状腺素增加，尤其是具有较强活性的游离的激素增多，临床上使用抗甲状腺药物和碘制剂，并配合足量的 β 受体阻滞剂，利血平和肾上腺皮质激素治疗，可获得较好的疗效。证明甲状腺危象的发病机制不是单一的，而是综合性的。其中血中甲状腺素含量的急骤增多，是本危象的发病的基本条件和中心环节，由此进一步加重了已经受损的肾上腺皮质及肝脏、心脏功能。再加上应激因素引起的血中儿茶酚胺增加，在甲状腺激素增加的基础上，机体对儿茶酚胺的敏感性增强，最终导致机体丧失对甲状腺激素反应的调节能力，从而出现甲亢危象的各症状和体征。

6. 甲状腺功能亢进危象的健康史评估

甲亢危象多由于甲亢患者血中甲状腺素骤然升高所致，因此，必须详细询问患者危象发生以前的服药情况（服药的名称、剂量、方法、时间等）；近期有无外科手术史；在进行甲状腺手术及放射性碘治疗前的准备情况。发病前是否有较强的精神刺激；又无过度挤压甲状腺等。对伴有严重心动过速的患者应了解既往心脏情况。此外，还应了解患者发病前的一般状况及家族史。

7. 甲状腺功能亢进危象的症状评估

（1）高热　体温骤然升高可达 39℃以上，甚至在 24～48 小时内高达 42℃，一般降温措施无效，患者面色潮红、大汗淋漓、呼吸急促，继而汗闭、皮肤黏膜干燥、苍白、明显脱水甚至休克。

（2）神经精神改变　患者可出现精神改变，烦躁不安、谵妄和（或）表情淡漠、嗜睡甚至昏迷。

（3）心血管系统　心动过速，心率可达 140～240 次/分，心率越快，病情越危重，心率的增快与体温的升高的程度不成比例，心脏搏动强烈、心音亢进，可闻及收缩期杂音，易出现一过性心律失常，常见的有房性及室性期前收缩、房颤等，血压升高，以收缩压升高明显，脉压增大，可有相应的周围血管体征，继而出现心功能急剧恶化，诱发心力衰竭。

（4）消化系统　患者可出现厌食、恶心、频繁呕吐、腹痛、腹泻、体重锐减，严重者可致水电解质紊乱；肝功能损害明显者，可有肝脏肿大、黄疸，少数患者可发生腹水、肝性脑病。

（5）小部分患者也可不出现以上典型症状，仅表现为表情淡漠、嗜睡、反射减弱、低热、乏力、心率减慢、血压下降、急性心力衰竭等，最后陷入昏迷而致死。临床上将此型称为“淡漠型甲亢危象”，多见于老年甲亢患者。

8. 甲状腺功能亢进危象的护理体检

测体温、脉搏、呼吸、血压、体重，检查颈部甲状腺大小、质地、有无结节等。

9. 甲状腺功能亢进危象的心理社会状况

几乎所有患者都有情绪改变，患者因在原有甲亢基础上病情突然加重，表现为敏感、急躁易怒、焦虑，处理日常生活事件能力下降，家庭人际关系紧张。患者也可因甲亢致突眼、甲状腺肿大等外形改变，产生自卑心理。部分老年患者可表现为抑郁、淡漠，重者可有自杀行为。患者及家属常出现焦虑不安、恐惧、消极悲观的情绪。

10. 甲状腺功能亢进危象的辅助检查

（1）血清游离 TT 甲状腺激素测定（FT_3、FT_4） 甲亢患者血清中这两项水平明显增高，可直接反映甲状腺功能状态。其敏感性明显高于总 T_3（TT_3）和总 T_4（TT_4）。

（2）血清总甲状腺素测定（TT_3、TT_4） 应注意老年淡漠型甲亢患者或久病者血清 TT_3 可不升高。

（3）血象 由感染诱发的甲亢危象患者血中白细胞升高，有时可达 5.0×10^9/L 特别是中性粒细胞升高。

11. 甲状腺功能亢进危象的护理诊断及问题

（1）体温过高 与血中甲状腺激素明显增高引起的高代谢综合征有关。

（2）有体液不足的危险 与甲状腺激素增高引起的水、电解质紊乱有关。

（3）焦虑 与甲状腺激素明显增高引起的中枢神经系统功能紊乱有关。

（4）知识缺乏 与对疾病的认识有关。

12. 甲状腺功能亢进危象的护理目标

（1）患者体温恢复正常，生命体征平稳。

（2）患者水电解质平衡，微循环良好。

（3）患者营养充足，厌食、恶心、呕吐、腹泻等症状消失。

（4）患者意识清楚、情绪稳定，能积极配合治疗和护理。

13. 甲状腺功能亢进危象的急救护理

（1）严密观察病情变化 监测患者生命体征、神志等变化，发现异常情况及时通知医生、配合抢救。

（2）降温 以物理降温加镇静剂或物理降温加人工冬眠，使体温控制在 34～36℃，持续数日或更长，直至患者情况稳定为止。在应用人工冬眠时，注意体温的变化并以测肛温为准。

（3）用药护理 对于心动过速的患者应遵医嘱给予普萘洛尔等，但支气管哮喘或心功能不全的患者慎用。遵医嘱给予硫脲类药物、碘制剂用以抑制甲状腺素的合成与释放从而降低血中甲状腺激素浓度。及早静脉滴注或静脉推注糖皮质激素，改善机体反应性，提高应激能力。对于精神极度紧张、烦躁不安、失眠者可遵医嘱给予镇静药。药物的使用中应注意不良反应。

14. 甲状腺功能亢进危象的饮食护理

给予高热量、高蛋白、高维生素、忌碘饮食、适量补充钙、磷等（即“三高一禁一适量”饮食）。鼓励患者多饮水，每日饮水量不少于 2000ml。忌用咖啡、浓茶等兴奋性饮料；避免患者过饱以防心脏负担加重；昏迷患者给予鼻饲；极度消瘦、进食困难或厌食者遵医嘱予以静脉补充营养。

15. 甲状腺功能亢进危象的对症护理

（1）患者应绝对卧床休息，保持病房环境安静、舒适、通风良好、温湿度适宜，室温控制在 18℃左右。

（2）纠正水电解质、酸碱平衡紊乱，及时补充液体、钾、钙、镁、钠、碳酸氢钠等。

（3）心功能不全及心律失常者做好心电监护。

（4）有感染者及时应用抗生素并观察疗效。

（5）吸氧：一般采用鼻导管给氧，流量为 2～4L/min。

（6）加强基础护理：给患者定时翻身、拍背、吸痰，防止压疮、坠积性肺炎、吸入性肺炎，做好口腔、皮肤的护理防止感染。昏迷者按昏迷常规护理。

16. 甲状腺功能亢进危象的心理护理

安慰患者及家属，稳定情绪，以熟练的抢救技术运用、积极、镇静的态度、配合医生抢救，给予心理支持。

17. 甲状腺功能亢进危象的健康教育

（1）教育患者按时、正规服药，不适随时就诊。

（2）教育患者及家属知道感染、严重精神刺激、创伤、感染等是诱发甲亢危险的因素，应学会避免诱因，学会进行自我调节，增强应对能力，家属、病友要理解患者现状，多关心、多爱护患者。

（3）教育患者有关甲亢的临床表现、诊断性试验、治疗原则和要求以及突眼的防护方法。上衣宜宽松，严禁用手挤压甲状腺以免甲状腺受压后甲状腺素分泌增多，加重病情。强调抗甲状腺药物长期服用的重要性，服用抗甲状腺药物者应每周查血象一次。每日清晨卧床时自测脉搏，定期测量体征。脉搏减慢、体重增加是治疗有效的重要标志。每个 1～2 个月门诊随访做甲状腺功能测定。

七、重症肌无力危象

1. 重症肌无力危象的概念

重症肌无力是指一种影响神经-肌肉接头传递的，由乙酰胆碱受体抗体介导，细胞免疫和补体参与的自身免疫性疾病。

2. 重症肌无力危象的特征性的临床表现

重症肌无力晨轻暮重，活动后加重，休息后减轻的骨骼肌无力。当呼吸肌及全身肌肉的无力进行性加重，出现喉肌和呼吸肌麻痹，通气和换气功能障碍，不能维持正常生理功能的危象状态时，称重症肌无力危象。

3. 重症肌无力危象的发病诱因

（1）感染。

（2）创伤、分娩、胸腺切除手术或放射治疗易诱发。

（3）治疗不当或突然停药。

（4）药物影响。

4. 重症肌无力危象的病情评估

（1）肌无力危象。

（2）胆碱能危象。

（3）反拗性危象。

5. 重症肌无力危象的急救护理

（1）严密观察病情

（2）急救措施　①维持呼吸。②肌无力危象。③胆碱能危象。④反拗性危象。⑤激素和免疫抑制剂应用。⑥纠正水电解质失衡。

（3）一般护理　①卧床休息。②加强营养。③预防感染。

（4）病因治疗。

第三十三章　麻醉后监护

1. 什么是麻醉后监护治疗室（PACU）

PACU 也称麻醉苏醒室，是为加强手术后患者的护理而设置的。是由一名或几名经过专业训练的护士同时护理数名手术后患者，帮助患者从麻醉状态恢复到意识清醒状态，能够大大降低术后早期残废率和并发症发生率。在麻醉患者的恢复、麻醉并发症的防治等方面，日益发挥着重要作用，是现代化麻醉科室的重要组成部分，它的建立和完善与否，是衡量现代化医院先进性的重要标志之一。

2. PACU 的基本任务是什么

（1）监测和治疗手术室中当日全麻患者未苏醒，部位麻醉术后未清醒者和意外部位麻醉可能影响生命者，直至患者清醒且无生命危险。

（2）监护和治疗在苏醒过程中出现的生理紊乱。

（3）患者苏醒后无异常，送入病房，如病情危重需要进一步加强监测和治疗则进入 ICU。

3. PACU 常用的仪器、设备与物品包括哪些

（1）病床　应装有车轮，床体舒适坚固，能调节高度和体位，床底坚实适于心脏按压，床边有护栏，有静脉输液架插口。

（2）监护仪器　每张病床需配备一套基本生命体征监测系统，包括心电图监测、直接有创血压测量、自动测量的间接动脉压监测、血氧饱和度、呼气末二氧化碳和中心静脉压监测等，同时还要配备肺动脉压、心排量的监测设备。

（3）基本急救设备　包括氧气导管、无菌吸痰管、各种面罩和口咽通气道、咽喉镜、气管内导管、气管切开用具、简易呼吸器、注射器、起搏器、除颤器和心肺复苏设备等。

（4）呼吸治疗仪器　需配备呼吸机，以容量切换、具有完善报警系统、调控简单的机型为好。

（5）常用药物　包括静脉麻醉药、肌肉松弛药、血管活性药和抗心律失常药等，还应有激素、脱水药和利尿药、镇痛药、中枢兴奋药、抗胆碱药、凝血药和抗凝药。

4. PACU 常备的急救药品包括哪些

（1）升压药　肾上腺素、去甲肾上腺素、去氧肾上腺素、麻黄碱、多巴胺、间羟胺、甲氧明、异丙肾上腺素等。

（2）降压药　酚妥拉明、硝酸甘油注射液、硝普钠、压宁定、柳胺苄心定等。

（3）抗心律失常药　利多卡因、普罗帕酮（心律平）、普鲁卡因胺、苯妥英钠、氯化钾、维拉帕米（异搏定）、溴苄胺、硫酸镁等。

（4）强心药　地高辛、去甲酰毛苷、多巴酚丁胺、安力农、米力农等。

（5）抗胆碱药　阿托品、东莨菪碱、山莨菪碱等。

（6）抗胆碱酯酶药　毒扁豆碱、新斯的明等。

（7）利尿脱水药　呋塞米、甘露醇、甘油果糖等。

（8）中枢神经兴奋药及平喘药　尼可刹米（可拉明）、氨茶碱、沙丁胺醇、异丙托溴铵等。

（9）镇静、镇痛药及拮抗药　地西泮、咪达唑仑、丙泊酚、硫喷妥钠、氯丙嗪、哌替啶、芬太尼、吗啡、曲马朵、可待因、烯丙吗啡、纳洛酮、氟马泽尼等。

（10）肌肉松弛药　琥珀胆碱、阿曲库铵、维库溴铵、哌库溴铵等。

（11）凝血药及抗凝药　维生素 K、凝血质、止血敏、纤维蛋白原、凝血酸、肝素等。

（12）激素　琥珀酸氢化可的松、氢化可的松、地塞米松、甲泼尼龙等。

（13）作用于子宫的药物 缩宫素（催产素）。

（14）抗组胺药 苯海拉明、异丙嗪、氯苯那敏（扑尔敏）等。

（15）其他 50%葡萄糖、10%氯化钠、10%氯化钙、10%葡萄糖酸钙、5%碳酸氢钠、生理盐水、平衡液、5%葡萄糖、10%葡萄糖及各种人工胶体液等。

5. PACU 的人员配备是怎样的

医师 由麻醉医师管理、对于手术方面的处理由外科负责。最后由麻醉医师决定转入原病房或重症监测治疗病房。

护士 应具备麻醉后监护治疗方面的专业知识，必须具备气道处理和心肺复苏的经验，还应有伤口处理、引流管和术后出血处理的专业知识。护士人数与病床数比例一般为（1∶2）～（1∶3）。

另外还应有一定数量的勤杂人员负责清洁卫生工作，全面工作由护士长统一协调安排。

6. PACU 的收治指征是什么

（1）凡麻醉后患者未清醒，自主呼吸未完全恢复或肌肉张力差或因某些原因气管导管未拔除者，均应送恢复室。

（2）凡各种神经阻滞发生意外情况，手术后需要继续监测治疗者。

7. PACU 的交接班内容包括哪几个方面

（1）患者姓名年龄、性别、麻醉方法、麻醉中的并发症，麻醉药物种类和剂量、肌肉松弛剂的种类和剂量、肌肉松弛剂药拮抗剂的用法和用药时间。

（2）手术部位和手术名称、术中出血量、输液的种类和输液量、输血总量、尿量和患者生命体征状态。

（3）术中异常情况、麻药不良反应和处理经过、手术异常情况和处理、生命体征变化趋势和处理结果。

（4）患者转入仍需重点注意的问题、目前存在的问题和治疗措施、应用输液泵输注血管活性药物必须介绍药物的种类和输注速度。

（5）术前病史、现病史、用药史和有无药物过敏反应，以及需要检查的项目（动脉血气分析、血常规、电解质和特殊检查等）。

（6）可能发生的问题和计划，如氧疗、体液治疗，疼痛治疗计划等。

8. PACU 患者拔管指征包括哪些

（1）PaO_2 或 SpO_2 正常。

（2）呼吸方式正常 患者能自主呼吸，呼吸不费力，呼吸频率＜30 次/分，潮气量＞300ml。

（3）意识恢复 可以合作和保护气道。

（4）肌力完全恢复。

（5）拔管前 PACU 的麻醉医师应警惕原已经存在的气道情况，并可能需要再次气管内插管。给予吸氧，吸引气管导管内、口腔内和咽部异物；拔管前正压通气、面罩给氧，监测 SpO_2，估计是否有气道梗阻或通气不足的征象。

9. PACU 患者的离室指征包括哪些

（1）循环功能 血压心率稳定，其波动范围不超过术前值的–20%～20%，心电监测显示无明显心率失常和 ST 段改变。

（2）呼吸系统 自主呼吸完全恢复，咳嗽反射活跃，能自行咳痰和保持呼吸道通畅，呼吸平稳，无呼吸困难的表现，咳嗽频率 12～30 次/分，吸空气条件下血氧饱和度维持在 95%以上者可转入病房；保留气管插管需机械辅助呼吸治疗或不能自行保持呼吸道通畅者应转入 ICU 继续呼吸支持疗法。

（3）神志状态　全麻术后患者已完全清醒，有定向能力，能正确接受指令性动作，肌张力完全恢复者可转回病房。使用大剂量麻醉性镇痛药者，虽然患者有呼唤反应，至少应观察30分钟后才可以转入病房。

（4）胸、肺X线片无特殊异常，尿量＞25ml/小时，电解质及血细胞比容在正常范围内。

（5）椎管内阻滞麻醉患者　应根据麻醉药的种类以及镇静镇痛药的使用时间决定是否转入病房。

（6）门诊中小手术　患者完全清醒，一般情况稳定，可在家人的陪伴下回家，并由护士向家人解释注意事项。

10. PACU患者的转运过程中的注意事项有哪些

转运途中，应由值班护士护送患者返回原病房。危重患者转运至ICU途中，应由麻醉医师和手术医师共同护送。并向病房值班护士或ICU医师与护士详细交代病情，并移交病历，包括监护与治疗记录。在转运途中经常发生患者躁动、恶心呕吐、呼吸抑制、患者坠床等，另外有可能出现电梯停电或出现故障、转运车损坏等意外情况。护送人员均应考虑到并及时处理，安慰患者，保持患者安静十分重要；保证患者在运送途中的安全是护送人员的重中之重。

11. 麻醉术后常见的并发症有哪些

（1）循环系统并发症　术后低血压、术后高血压、心律失常。

（2）呼吸系统并发症　上呼吸道梗阻、通气不足、低氧血症。

（3）苏醒延迟。

（4）术后恶心、呕吐。

（5）肾脏并发症。

（6）其他　喉痉挛、麻醉后寒战、术后躁动、疼痛、出血、尿路感染。

12. 术后低血压的常见原因有哪些

（1）血容量不足　术中失血、补液不足第三间隙形成导致细胞外液明显减少，应用利尿药物使尿量增多等都可以使血管内容量减少，心排血量下降，血压降低。

（2）外周血管阻力下降　多数麻醉药物均有血管扩张作用，可以导致低血压，蛛网膜下腔阻滞或硬膜外阻滞麻醉患者最常见

（3）心脏抑制　全身麻醉药物可以抑制心肌收缩力，如患者原来已经存在心力衰竭、心肌缺氧、心律失常等情况则会加重低血压的程度。

（4）其他　气胸、心脏压塞及低氧血症等都可以引起严重低血压。

13. 术后易出现高血压的常见原因有哪些

（1）原有高血压病史。

（2）伤口疼痛。

（3）低氧血症和高碳酸血症。

（4）吸痰刺激。

（5）低温寒战。

（6）术后恶心、呕吐。

（7）其他　如使用升压药不当，焦虑不安等。

14. 如何预防术后高血压的发生

（1）全麻加硬膜外麻醉　不但可以镇痛还能减少全麻药的用量，而且能抑制应激反应，有助于血流动力学稳定。

（2）充分镇静镇痛　可以在吸痰和拔管前5分钟及3分钟分别注射镇静镇痛药如地西泮0.1mg/kg

和2%利多卡因1.5mg/kg，不仅可消除气管内吸痰和拔管时的心血管反应，使循环相对稳定，而且避免咳嗽反射，降低耗氧量。

（3）减少吸痰刺激，尽早拔出气管插管　吸痰时动作应轻柔，时间不宜过长，一旦呼吸功能恢复正常，循环稳定应考虑尽早拔管。

（4）防治术后躁动。

（5）其他　如使用硝酸甘油滴鼻可预防气管拔管刺激引起的高血压反应。

15. 术后高血压应如何处理

（1）去除病因。

（2）如去除可能的原因后血压仍持续升高若呼吸循环稳定、无低氧血症可用心血管扩张药物。

（3）硝酸甘油可扩张冠状血管，使心排血量增加，而且较少发生反跳性高血压，因此对年老体弱、心功能不良的患者可用硝酸甘油降低血压。

（4）对于顽固性高血压患者可使用硝普钠，其降压作用迅速，药效强。

（5）另外还可以采用多种药物，维持全麻恢复期循环相对稳定。

16. 引起术后心律失常的常见原因有哪些

引起术后心率失常的常见原因有：电解质代谢紊乱，低氧血症，高碳酸血症，酸碱平衡失调，疼痛寒战，还有术前心脏疾病等因素，其中以低钾血症、低氧血症和高碳酸血症多见。

17. 术后呼吸系统最常见的并发症有哪些

上呼吸道梗阻，通气不足，低氧血症。

18. 简述术后出现上呼吸道梗阻的常见原因及处理方法

（1）舌后坠　常见原因为全麻和（或）神经肌肉阻滞恢复不完全，气道本身和外部肌肉张力降低和不协调引起舌后坠及气道梗阻。最简单有效的处理方法是使患者头部尽量往后过伸，托起下颌，如此法不行，则需行经鼻或经口放置通气道，必要时行气管插管。

（2）喉痉挛　多发生于术前有上呼吸道感染而未完全愈合者，这类患者气道应激性增高，咽喉部充血，在麻醉变浅时，分泌物过多刺激声门引起；有时在吸痰或放置口咽通气道时也可诱发。其次是长期大量吸烟患者；小儿手术也常常发生喉痉挛。处理除使头后仰外，还要去除口咽部放置物，利用麻醉机呼吸囊和面罩加压给予纯氧。如喉痉挛症状轻者，采用此法多能缓解，但如发生重度喉痉挛导致上呼吸道完全梗阻，应快速静脉内注射琥珀胆碱（0.15～0.3mg/kg），同时尽快建立人工气道。

（3）喉头水肿　可因气管插管、手术牵拉或刺激喉头引起，轻者可雾化吸入混悬麻黄碱或肾上腺素，静脉注射皮质激素，严重者气管内插管或气管切开。

（4）手术切口血肿　甲状腺术后可因切口内出血压迫气管导致塌陷引起急性上呼吸道梗阻，主要表现为进行性呼吸困难、烦躁、发绀甚至窒息。疑为出血者立即拆开缝线，迅速清除血肿。血肿清除后患者呼吸无改善应立即气管内插管或气管切开。如手术引起两侧喉返神经损伤除引起两侧声带麻痹、失音外也可引起严重的呼吸困难，需立即气管切开。

19. 简述术后出现低氧血症的常见原因和处理措施

（1）肺膨胀不全　由于全肺、肺叶或肺段萎陷导致，小面积肺泡萎陷经深呼吸和咳嗽即可迅速再扩张，胸部物理治疗和纤维支气管镜检查和治疗，使不张的肺泡再复张；胸部X线片显示肺段或肺叶萎陷。偶尔低氧血症可能持续存在，此时应转入ICU继续治疗。

（2）部分气道梗阻　分泌物或血液阻塞部分气道，形成通气不足导致低氧血症。处理方法是给予充分湿润的气体吸入，充分给氧，鼓励患者咳嗽，使萎陷的肺脏膨胀，咳出分泌物或进行体位引流帮助患者咳痰。

（3）气胸　常见于肋骨骨折，也可见于经锁骨下静脉穿刺所致的气胸和由人工机械通气导致的气胸。处理方法是立即行胸腔闭式引流术，并加强监测。

（4）N_2O 麻醉术后　N_2O 可弥散到肺泡，肺泡内的氧浓度被稀释，氧分压降低。处理方法是停止吸入 N_2O 后应用 100%纯氧通气 5～10 分钟，以防止 N_2O 所致的低氧血症。

（5）ARDS　如患者术前已经存在严重感染、DIC 等加之手术创伤。易诱发 ARDS。表现为肺通气和肺换气障碍。处理方法有机械通气，原发病治疗，保持水电解质平衡和营养支持。

（6）急性肺水肿　由于肺泡内充满液体，严重影响气体的交换，导致低氧血症。处理方法包括使用药物增加心肌收缩力，增加心排血量，支持左心功能；采取有效措施降低心脏容量负荷，如减少回心血量，应用血管扩张剂、利尿剂以及吗啡：改善通气与换气功能，保持呼吸道通畅，充分供氧；对严重低氧血症经面罩吸氧无明显改善时应气管内插管后进行正压通气。

（7）肺栓塞　在深部静脉血栓形成、癌症、多发外伤和长期卧床的患者发生原因不明的低氧血症时，在鉴别诊断时应考虑肺栓塞的可能。

20. 什么是苏醒延迟

全麻术后超过预期苏醒的时间仍未苏醒者称为苏醒延迟。如全麻后超过 2 小时仍不恢复，即可认为麻醉苏醒延迟。

21. 影响麻醉后苏醒和恢复的因素有哪些

（1）麻醉药物过量　单位时间内过量或总剂量过大都可以引起术后苏醒延迟。患者因肝功能障碍致使药物不能正常酵解或因肾功能障碍 排泄能力下降，使药物在体内堆积。患者对麻药的高敏反应，以及对药物的耐受性差也可导致苏醒延迟。

（2）麻醉中低氧

1）低血压：若血压低于 60mmHg 表现为烦躁不安，低于 50mmHg 即可引起识障碍，都可引起苏醒延迟。

2）低氧血症：吸入低浓度氧、呼吸抑制、呼吸道部分梗阻或慢性低氧，使动脉血氧分压低于 60mmHg，或血氧饱和浓度降至 20～50g/L，即可出现意识障碍。

（3）糖代谢紊乱

1）低血糖：当小儿血糖值低于 2.8mmol/L，成人低于 2.2mmol/L 时可出现意识不清。

2）糖尿病酮性昏迷：一般发生在重症糖尿病患者胰岛素用量不足的情况，患者血糖高于 17～28mmol/L，尿糖和酮体阳性，血酮体增高，二氧化碳结合力下降，即可出现昏迷。

3）高渗性昏迷：昏迷的原因是脑细胞脱水，多发生在利尿过多、脱水或大量高渗糖溶液的输入的患者。如术后发现苏醒慢、多尿、瞳孔散大、反射迟钝、肢体抽搐的症状，且血糖显著升高、血浆渗透浓度达 350mmol/L 以上，则应考虑高渗性昏迷。

（4）严重的水电解质紊乱　当血钠浓度高至 160mmol/L 或低于 100mmol/L 时都可引起意识不清。此外血钾浓度低于 2mmol/L 时可并发心律失常：当血清镁浓度低于 2mmol/L 时亦可导致意识障碍。

（5）脑疾患　因各种原因导致的脑水肿和脑血管意外如脑出血、脑栓塞等均可导致苏醒延迟。

（6）其他　如尿毒症、酸中毒或碱中毒、血氨升高、低温等都可引起苏醒延迟。

22. 术后肾脏并发症主要有哪些

（1）少尿　其定义为尿量少于 0.5ml/（kg·h），低血容量是术后少尿最常见的原因。即使其他可能的原因未排除，也可以快速输注晶体液 250～500ml。如仍无效，应考虑进一步检查和进行有创监测。按顺序分析肾前性、肾性、肾后性肾衰竭的原因有助于术后少尿患者的诊治。

1）肾前性少尿包括肾灌注压降低的情况。除低血容量外，应考虑引起心排血量降低的其他原因。分析尿中的电解质有帮助：尿钠浓度降低（＜10mmol/L）提示肾前性少尿。

2）肾性少尿的原因包括由于低灌注（如休克、脓毒症）、毒素（如肾毒性药物、肌红蛋白尿）和创伤引起的急性肾小管坏死。尿检查发现颗粒管型有助于诊断。

3）肾后性少尿原因包括导尿管堵塞、创伤、尿道医源性损伤和腹腔内压增高引起的间隔综合征（如腹腔内出血、大量腹水）。

（2）多尿　即尿量不成比例地多于液体输入量，较少见。对症治疗包括补充液体以维持血流动力学稳定和液体平衡。

（3）电解质紊乱　由于无尿，可在几小时内发生高钾血症和酸中毒，必须立即纠正以避免发生室性心律失常及导致死亡。多尿可导致严重脱水，大量钾丢失，碱血症。补钾必须注意避免过量。补镁可有效地治疗房性和室性心律失常。

23. 术后低温与寒战对患者的不利影响有哪些

低温通常由于手术室环境温度低、手术时间长、大量输入未加温血或液体，手术创面用大量低温液体冲洗时发生，另外患者年龄、性别、手术部位、原有疾病、麻醉方法也与体温下降有一定关系。它的主要不利影响是患者强烈的不适感、血管收缩、寒战、组织低灌注和代谢性酸中毒等；损害血小板功能和心脏复极并降低许多药物的代谢。严重时可导致窦房结抑制，心肌细胞对缺氧的反应敏感，降低心室纤颤阈值，导致各种心律失常。寒战可增加代谢率，使代谢率增加达300%，由此引起的心输出量和通气需要量增加，对原有心肺疾病的患者非常危险。

24. 术后出血的预防是什么

（1）手术时严格止血，关腹前确认手术野无活动性出血点。

（2）术中渗血较多者，必要时术后应用止血药物。

（3）凝血机制异常者，可于围手术期输注新鲜全血、凝血因子或凝血酶复合物。

25. 术后出血的护理措施

一旦确诊为术后出血，迅速建立静脉通道，及时通知医生，完善术前准备，再次手术止血。

26. 怎样预防术后切口感染

（1）完善术前准备和肠道准备。

（2）术中严格止血，避免渗血、血肿。

（3）改善患者营养状况，增强抗感染能力。

（4）保持切口敷料清洁干燥。

（5）正确应用抗生素

（6）医护人员在接触患者前后，严格执行洗手制度，更换敷料时严格遵守无菌制度，防止医源性交叉感染。

27. 怎样处理术后切口感染

早期感染时，采取有效措施如勤换敷料、局部理疗、有效应用抗生素等；已经形成脓肿者及时切开引流。必要时可拆除部分缝线或放置引流管引流脓液，并观察引流液的量和性状。

28. 术后尿路感染的预防是什么

术后指导患者尽量自主排尿，预防和及时处理尿潴留是预防尿路感染的主要措施。

29. 术后尿路感染的处理措施

（1）鼓励患者多饮水，保持尿量在每天1500ml以上。

（2）合理使用抗生素。

（3）残余尿在500ml以上时应留置导尿管，并严格无菌操作，防止发生医源性感染。

30. 术后出现恶心、呕吐应如何处理

应密切观察患者出现恶心呕吐的时间及呕吐物的量、颜色、性状并做好记录，以利于诊断和鉴别诊断；稳定患者情绪，协助患者取舒适的卧位，头偏向一侧，防止发生吸入性肺炎和窒息；遵医嘱应用镇静、镇吐药物如阿托品，氯丙嗪等。

第三十四章　普通胸外科重症监护

1. 普通胸外科重症监护的定义是什么

普通胸外科重症监护主要是针对胸部手术后早期或手术前后生命体征不平稳，病情危重患者的监测、治疗和护理；主要对肺、气管、支气管、食管、纵隔肿块手术及胸部外伤后的监护。

2. 开胸手术对机体各系统的影响有哪些

（1）对呼吸系统的影响　术后早期由于麻醉药物对呼吸中枢的抑制，呼吸肌及膈肌无力，造成通气功能受限；而创伤、胸部切开，迷走神经损伤均导致呼吸模式的改变（呼吸变浅，频率加快）；手术切口长，疼痛剧烈，患者不敢用力呼吸造成通气不足；患者因疼痛或咳嗽无力，痰液潴留，易阻塞小气道，引起肺不张。

（2）对循环系统的影响　术中出血较多，术后出血和渗血未及时补充，易出现低血压；术中对心脏、血管的牵拉刺激，易引起血管张力异常、高血压及心律异常。

3. 胸外科危重症监测的指标

（1）心电图　选择P波明显的导联，如Ⅱ、Ⅲ导联，注意心率、节律、ST段、QRS波的异常。患者术后心率大多变快，与术中失血，术后焦虑、疼痛、缺氧有关。也可出现心率变慢，与受麻醉影响和患者基础心率有关。

（2）血压　普胸术后患者一般采用无创血压，病情危重可同时采用持续有创动脉测压。血压升高，与术前血压高，开胸术中血管神经受牵拉，术中术后补液过多，术后疼痛、焦虑有关。血压低与心功能下降或出血量大，补液不足有关。

（3）体温　一般每4小时测体温一次，术后24小时内低热，常由于代谢性或内分泌异常、低血压、肺不张和输血反应有关。3天后体温升高警惕感染的发生。

（4）呼吸　术后4小时内每小时观察一次呼吸的深度、频率、节律，呼吸道是否通畅，听诊肺部呼吸音。

（5）血氧饱和度和血气监测　吸氧状态下，SpO_2低于94%常提示供氧不足。

（6）电解质和酸碱平衡　患者由于禁食、胃液丢失和供氧不足，易引起电解质和酸碱平衡紊乱，注意结合心电图、血气分析、患者症状检测。

（7）出入量　食管疾病术后因禁食需要保证每天足够的液体输入，全肺切除术后、年老体弱、心功能不全应控制输液速度在60～80ml/h。监测尿量，观察尿的量、颜色、比重。

（8）切口和引流管　切口敷料是否干燥，伤口是否红肿、溢脓；引流液的颜色、性状及量，按时挤压胸管，保持通畅。

4. 胸外科手术常见并发症

胸腔大出血、心律失常、心力衰竭、肺水肿、呼吸衰竭、肺不张、肺部感染、胸腔积液、脓胸、支气管胸膜瘘、吻合口瘘。

5. 普通胸外科手术术后胸腔大出血表现是什么

胸腔引流液每小时大于200ml。持续3小时以上无减少趋势，可判断有活动性出血，患者多同时伴心率增快。出血量大时出现失血性休克，患者面色苍白、冷汗、皮肤湿冷，血压下降、脉搏细速，引流管内有大量鲜红色血液流出。

6. 普通胸外科手术术前护理要点是什么

（1）身体准备　改善心肺功能；加强呼吸道管理，术前戒烟至少2周以上，控制感染，教会患者有效咳嗽的方法；保证足够的蛋白和能量摄入，纠正营养不良。

（2）心理准备　建立良好护患关系，保证良好的治疗休息环境，减轻患者焦虑；加强健康教育，使患者了解疾病，取得患者配合；睡眠不佳者给予镇静药，保证患者睡眠。

7. 普通胸外科手术术后护理要点包括哪些

（1）严密监测生命体征。

（2）呼吸道管理。

（3）输液管理。

（4）伤口护理。

（5）胸腔引流管的护理。

（6）营养护理。

（7）舒适护理。

（8）康复护理。

8. 胸腔引流管的护理要点是什么

（1）确保引流管妥善固定、密闭、通畅　①保持适当的体位，患者回到病房后即将胸腔引流管和引流瓶置于床边。拔出气管插管后采取半卧位，使胸膜腔内积液能顺利从下方引流管排出。②定时用双手向下挤压引流管，防止引流管被阻塞。

（2）严密观察引流液色、量和黏度　一般情况下，术后当天胸液较多，淡红色、质稀薄，以后每日递减。若每小时胸液逐渐增加且颜色鲜红、质黏稠时，应警惕有出血可能。

（3）适当胸膜腔负压吸引　对肺段切除术，肺断面持续漏气较多或气胸者，为使气体及时排出，促进肺的复张，胸膜腔可以$-15\sim-10cmH_2O$的负压吸引。但对于在平静状态下仅有少量气泡溢出且已扩张者，则不宜使用过大的负压，以免影响支气管残端创面的愈合，

（4）预防上行胸腔感染　①严格遵守灭菌和无菌操作原则，不做负压吸引者，尽量选用一次性无菌闭式引流袋为宜，若用水封瓶引流，瓶内应盛无菌液体。②保证引流管出口到液面的垂直距离＞60cm，管内液体不可倒流，搬动患者时必须在引流管上段夹管。③引流管不得有渗液和血凝块滞留，防止细菌繁殖和上行传播。

（5）引流管的拔除　一般根据胸液的量、肺复张情况、胸膜腔污染程度以及有无感染征象而定。通常于术后24～72小时，每日引流量＜50ml，且无感染征象方可拔除。全肺切除者，因无余肺需要复张，患侧胸膜腔要靠胸液填充、机化，大多数患者术后不安置引流管，或根据需要定时夹闭引流管，以保持纵隔中位。拔管时嘱患者屏气，拔管后引流管切口要密闭，防止空气吸入胸膜腔。

9. 怎样对胸外科术后患者进行营养护理

一般术后拔管4～6小时可进食，饮食宜高蛋白高热量，清淡可口，少量多餐。食管肿瘤术后需5～7天肠道排气后逐渐从清流过渡到浓流质、半流质饮食，2～3个月后可恢复正常饮食。患者进食时宜采取半卧位，少量多餐。对食管术后吻合口瘘患者可给予空肠营养或静脉高营养。

10. 怎样使胸外科术后患者保持舒适

（1）控制疼痛　疼痛是患者术后不适的主要因素。麻醉作用消失后，开胸术后患者由于切口深长，疼痛较其他手术更剧烈，由于害怕疼痛，患者不敢用力呼吸，影响呼吸运动，造成通气不足，疼痛使心率加快、血压升高，影响术后恢复。可给予哌替啶、异丙嗪、布桂嗪（强痛定）、吗啡适量交替肌内注射。但对重症肌无力者须在医生指导下谨慎使用，防止诱发肌无力危象。一次性自控式止痛泵可有效止痛，但费用较高。

（2）减少制动　气管插管，肢体制动，身上众多的管道，使患者感到非常的不适，护士应设身处地为患者着想，尽可能少的制动，长期制动肢体需要定时松开、按摩。

（3）基础护理　帮助患者翻身，活动肢体；保持口腔、皮肤清洁；操作轻巧熟练，不增加患者不适；在不违反原则的情况下，尊重患者的意愿，尽量满足患者的要求。

11. 胸外科术后患者的康复护理有哪些

（1）心理疏导　尤其是对肿瘤患者，使患者树立生活的信心，能自我护理，积极面对疾病，并始终保持愉快的心境。

（2）饮食指导　患者饮食宜高蛋白、高热量、高维生素，保证足够的摄入。食管术后患者往往需 2 个月以上才能逐渐恢复正常饮食，饮食宜少量多餐，食物宜软。

（3）运动指导　患者应尽早下床活动，拔除胸腔引流管前可坐起，并在床上做肢体运动。运动宜循序渐进，以不感到疲劳为宜。出院后根据患者的喜好选择合适的运动方式。

第三十五章 心脏外科重症监护

1. 低温体外循环的含义

低温体外循环是指在麻醉状态下用物理或药物方法使体温下降 5～10℃，使全身组织需氧量减少，循环变慢。同时利用人工心肺装置，将上、下腔静脉血引流至人工心肺机经过氧合，然后从主动脉或股动脉注入体内，代替心肺功能，在直视下施行复杂的心脏手术。

2. 体外循环对机体的影响

（1）对心功能的影响 目前临床上常用单纯高钾冷晶体心脏停搏液间断灌注和含血高钾心脏停搏液持续或间断灌注，灌注中升主动脉压的阻断、心脏停搏、手术创伤以及复苏后恢复血流的再灌注损伤是对心脏的打击，心肌保护不善是心肌细胞缺血，缺氧也直接影响心脏功能，临床上主要表现为低心排血量综合征和严重的心律失常。

（2）对血液有形成分的影响 体外循环中的氧合器和血泵可导致红细胞破裂，血小板及纤维蛋白原消耗，血浆蛋白变性，并可进一步导致补体激活，导致血细胞和血小板聚集，毛细血管内栓塞，血浆及血细胞外渗，产生组织水肿及广泛炎性反应。

（3）对脑功能的影响 体外循环会造成血流在脑中异常分布。过长的低流量灌注可发生脑组织酸中毒。

（4）对呼吸功能的影响 呼吸系统的气道、肺、胸壁、膈神经等功能易受体外循环中各种因素的影响。主要改变有肺组织充血，肺血管周围充血，肺泡萎陷和肺内动静脉短路。此外，体外循环中，血液接触人工装置后发生的细胞和细胞介质的激活可导致肺细胞受损和肺功能改变。

（5）对肾功能的影响 体外循环中低压低流量灌注可使肾血流量明显减少，肾素-血管紧张素的分泌可引起肾血管阻力增高，导致灌注不良。体外循环中平均动脉压的改变对其影响尤为重要。术后早期出现的严重低心排血量综合征，间断正压辅助呼吸均可影响肾血流量而导致急性肾衰竭。

（6）对消化系统功能的影响 据报道，体外循环后严重消化道并发症的发生率为 1%。研究证明，体外循环后肝功能指标中的氨基转移酶，黄疸指数等数值等短暂的升高，血淀粉酶上升，肠和胰腺组织水增加 6%～8%，胃壁黏膜 pH 下降，小肠屏障功能损害。

（7）对微循环的影响 体外循环可使微循环发生明显的变化，如血管数减少，血管直径变小，血流量明显降低甚至发生栓塞。体外循环时，缺血、缺氧、低流量灌注导致的血液有形成分质和量的改变，血细胞聚集，微血管栓塞等，均可导致重要器官的微循环障碍。低温体外循环使外周血管收缩，血液流变性改变，血液黏滞度增加，血细胞比容增加，血管阻力增大这些也易导致微循环障碍。

（8）血液生化改变 体外循环中，控制氧合器内的氧流量，氧浓度及灌注量，可调节血液气体分部和酸碱平衡。肾脏对酸碱的调节也要在肾细胞得到足够血液灌注和充分氧供前提下，才能保持。体外循环中的血液稀释和低温会影响血液运氧能力，非生理性灌注易导致组织灌注不良，产生酸中毒。体外循环低温时钾离子会转移到细胞内，加之利尿剂的应用，机体易发生低钾血症。大量库血应用使钙离子缺乏，血液稀释会导致胶体渗透压降低。体外循环所致机体的应急反应可使血浆中肾素-血管紧张素-醛固酮分泌增多，血糖升高，心房肽降低，前列环素与血栓素增高。

3. 低温体外循环下心内直视术后患者护理

（1）患者术毕入住 ICU 后，首先要连接心电、血压、呼吸、体温、血氧饱和度监测仪，观察生命体征变化；其次，理顺各类管道并妥善固定。

（2）向麻醉师询问患者术中情况 如体外循环转机时间、心肌血运阻断时间、心脏复跳方式、术中有无心律失常发生、术中补血补液及尿量、末次血钾是多少、目前用的何种药物、剂量滴速等，做到心中有数。

（3）严密观察患者神志及瞳孔等变化　如发现四肢抽搐、瞳孔散大及昏迷现象，应立即报告医师。备好升压、利尿、脱水、扩血管、镇静药物等，同时给予头部降温。

（4）血压及心率观察　术后收缩压应维持在 90mmHg 以上，心率控制在 120 次/分以下。若心率快、血压低时，应积极寻找原因，如出血、心力衰竭、低心排综合征、心律失常等。如上述原因已排除，血压仍低者，可给多巴胺等药物，稀释后做静脉滴注，维持一定的血压。

（5）心律观察　低温体外循环心内直视手术后，造成心律失常的原因很多，如心肌缺血、缺氧，手术时心肌的损伤或传导功能障碍等。因此，术后需持续心电监测，发现心律失常应严密观察并通知医师，同时做好抢救准备工作。

（6）呼吸观察

1）使用呼吸机辅助呼吸者，要观察患者有无缺氧症状，与呼吸机有无对抗现象，同时检查吸入潮气量、呼吸频率、氧浓度、血氧饱和度等监测指示；肺部听诊有无痰鸣音，有痰鸣音者要及时吸出。

2）拔除插管者，要给予鼻导管或面罩吸氧，流量 4～6L/min，而且要严密观察患者有无发绀、鼻翼扇动、呼吸困难等表现，如发现以上症状时要及时查明原因，必要时重新气管插管上呼吸机辅助呼吸。

（7）中心静脉压监测（CVP）　正常值为 4～12cmH_2O，CVP 能反应右心房压力和血容量的变化。术后根据病情 2～4 小时测 1 次 CVP，如 CVP>15cmH_2O 应寻找原因，并注意补液量不宜太多太快。若 CVP 低时，则提示血容量不足，应综合其他指标补充血容量。一般在病情稳定 24 小时后拔除测压管。

（8）体温观察

1）术后 1～2 小时内患者体温往往偏低，末梢循环较差，四肢冰凉，因此，患者入室前应用热水袋将被褥保暖。当体温上升至 36℃时，应撤除热水袋。在保暖期间应避免发生烫伤。

2）术后 2 小时测量体温一次，如肛温>38℃时应采取物理降温或药物降温。如头部、腹股沟处置冰袋，若效果不佳，可用乙醇擦浴或吲哚美辛栓剂 1 枚塞入肛门。儿童用量酌减，维持体温在 37.5℃以下。

（9）尿量观察　术后保留尿管，每小时记录尿量 1 次，并观察其颜色及酸碱度。凡术后尿量>30ml/h 以上，则表示一般循环功能良好；若 pH 低，则提示有酸中毒的可能。

（10）胸腔引流量的观察　因体外循环后，凝血机制紊乱，术中血液肝素化，故胸内较易出血。术后应特别注意保持胸骨后及心包引流管的通畅，每隔 15～30 分钟挤压引流管 1 次，在通畅的情况下适当给予止血药。若引流量成人>100ml/h，儿童>50ml/h 以上，提示胸腔内有活动出血，应及时通知医师，进行抢救处理，必要时开胸止血。

（11）观察术后并发症　肺栓塞（出现胸痛、呼吸困难、发绀、烦躁）、溶血（出现黄疸）、脑血管栓塞（出现四肢抽搐、瞳孔散大、深昏迷）、心脏压塞（出现烦躁不安、血压下降、脉压差小、CVP 高、心排血量降低、尿量减少）时，应立即通知医师。

（12）配合医师查血常规、血生化、血气分析　了解酸碱平衡及电解质的改变以及凝血机制的情况，提供治疗方案。

（13）消化道系统的护理

1）禁食期间 2 次/日口腔护理，预防口腔炎的发生。

2）体外循环术后，有短期消化功能低下，腹胀明显，故必要时可给予胃肠减压。

3）肠蠕动恢复后，可进少量水，术后 2～3 天进半流质饮食，并逐渐恢复饮食。

（14）术后3天内严禁下床活动，以免发生急性心力衰竭。

（15）术后化验　术后1小时复查血气分析、血钾、血常规及尿常规，以后按病情需要复查。

4. 心脏术后微循环状况的监护

临床上主要通过观察四肢末梢温度，毛细血管充盈时间，肢端皮肤颜色等来对机体的微循环状况进行判定。

心脏直视手术后微循环不良的患者，可给予血管扩张药物以减少心脏的后负荷，使心功能在术后早期顺利恢复，同时也使组织灌注状况得到改善。一般可首选硝普钠，其主要作用是扩张动脉血管，对术前有肺动脉高压或术后存在高血压而四肢末梢凉者有良好疗效。

5. 使用血管扩张药物时应注意的事项

（1）血管扩张药物的输入速度应由微量注射泵准确控制，以防药物输入过快而发生血压骤降。

（2）使用血管扩张药物时，应由专用静脉通道输入，切不可同时输注其他药物，否则可因血管扩张药物输入量的增加而造成血压突降。

6. 心脏术后出凝血状况的监护

（1）严密观察心包，纵隔引流液的量和性状。若每小时引流量大于预计血容量（体重×80%）的5%，可视为出血量过多。应先排除手术创面的活动性出血，然后应对肝素与鱼精蛋白的中和反应做出估计，以排除因中和不当及肝素反跳所造成的出血，可进行全血激活凝血时间检查，以明确诊断。

（2）对重症低心排血量的患者，必须注意血液的高凝倾向及因弥散性血管内凝血所致的出血倾向。血小板计数及3P试验可为诊断提供帮助。

（3）心脏瓣膜手术后患者应在胸管拔除后开始抗凝治疗，目前应用醋硝香豆素或华法林。服药后应检测凝血酶原时间，根据凝血酶原时间结果调整抗凝药用量，凝血酶原时间值应为正常对照的1.5～2.0倍。

（4）围体外循环手术期应注意预防凝血异常，具体措施如下：①输注新鲜血，准备血小板和纤维蛋白原；②术中应用抑肽酶；③体外循环结束时应将体温控制在 36.5℃以下；④应用钙剂，每400ml库血应用10%葡萄糖酸钙10ml；⑤应用止血药物如维生素K_1、氨甲环酸等。

7. 心脏术后出入液量监护

（1）术后液体的入量　监护中应十分重视单位时间内液体入量的控制。体重小于20kg的儿童每小时液体入量为 2ml/kg，成人约为 1ml/kg，中心静脉压等指标，同时应用容量输液泵控制液体输注的速度。

（2）术后液体的出量　液体的出量主要指尿量、胸管及胃肠引流液量、腹泻患者排便量及现行汗液量等。尿量小于 0.5ml/kg 时，应当予以利尿处理。利尿药必须视患者的反应适量应用，应用过量可造成低血容量。

（3）出入液量的平衡　心脏术后患者，原则上要控制入量，但是又必须保证每天代谢所需要的基本液量。液体出入量的平衡要按每小时、每个护理班次及24小时分别计算。当患者返回ICU时，护理人员必须记录手术结束时液体出入量的平衡状况，了解体内血液稀释的状况。患者体内水过多可表现为球结膜水肿、尿比重低、中心静脉压增高、面部水肿、恢复期的患者可有下肢凹陷性水肿及肺顺应性减低、肺底部出现湿啰音等。

（4）出入液量监护中的注意点　心脏手术后出入液量的计算只是为临床提供参考，除通过出入液量观察、计算外、计算外，还可以进行体重监测。

8. 心律失常的监护和处理

（1）监护　心脏直视手术后应予持续心电监护，以及时发现心律失常。术后发生以下心律失常时，必须及时纠正室上速、房室传导阻滞、频发室早、突发室颤或室速。

（2）处理

1）低钾血症所致心律失常的处理，补钾时，应据血钾监测结果进行。

2）房室传导阻滞的处理：房室传导阻滞患者应采用植入临时或永久性心脏起搏器治疗。

3）突发室颤的处理：对频发室早、室早二联率或三联律者，应警惕室颤可能，因此，除颤器应备于床旁。一旦发生室颤，应迅速静脉注射利多卡因，一般用量为 1mg/kg，之后视反应予以静脉持续滴注或追加剂量，成人维持剂量为 1～3mg/min。若发生心搏骤停，应立即叩击心前区并进行心脏按压、除颤，成人体外除颤能量可选择每次 300J，胸内心脏按压对频发而又难以用利多卡因控制的室性前期收缩，应考虑改用胺碘酮等药物。

4）室上性心动过速的处理：对于室上性心动过速的处理可选用胺碘酮、毛花苷 C 等药物。胺碘酮的成人用量为每次 150mg，应在心电图监护下分次静脉注入，过速及注入可能反而导致致死性心律失常的发生。高温、烦躁不安、缺氧亦可诱发室上性心动过速，应予及时处理。钙拮抗剂（如维拉帕米）β 受体阻滞药等因为抑制心脏收缩力的作用，所以只应用于室上速同时伴有高血压者，使用剂量药特别慎重。

9. 心脏压塞的监护

（1）监护　心包腔内积血、凝血块或积液在成人达 150～250ml，在儿童达 50～100ml 时，便可压迫心脏，而心脏压塞舒张受限，引起低心排血量。患者出现颈静脉怒张、中心静脉压增高、血压降低、憋气、烦躁不安等表现，均提示心脏压塞的可能。心脏压塞的诊断较其处理更为复杂，故 ICU 护理人员应加强对上述症状与体征的观察。

（2）处理　对发生心脏压塞的危重患者，可在 ICU 床旁边紧急开胸探查术，以迅速解除心脏压塞，挽救患者生命。对病情上稳定者，应送往手术室，在手术史内进行处理，以减少感染的发生机会。慢性心脏压塞时，心包腔内常为浆液性液体，腔内可有分隔存在，此时应行心包腔引流术。

10. 低心排综合征的含义

当成人心脏排血指数<3L/（m^2·min）时，出现重要脏器灌注不足、周围血管收缩、血压下降、尿量减少等现象，称低心排综合征。常见于重症复杂心脏畸形矫治术。

11. 低心排综合征的护理

（1）动脉压监测

1）直接动脉压监测时，将患者被穿刺的肢体固定在既舒适又是血压波形显示最佳的位置。保持测压系统密闭及测压管道通畅。

2）间接动脉压监测时，袖带宽窄要适当，放气速度不宜过快，一般以每秒钟水银柱下降 2～4mmHg（0.26～0.53kPa）为宜。特别是有心房颤动的患者，更忌放气过快。

（2）中心静脉压监测　每 30 分钟测量 1 次并记录。保持 CVP 管道通畅，三通接头方向正确，衔接牢固，防止松脱或漏液。

（3）保持尿管通畅　每小时记录一次尿量，总结 24 小时出入量。

（4）密切观察心律与心律的变化　准确按医嘱使用血管活性药物，使心率维持在 80～120 次/分（婴幼儿 120～160 次/分），并注意有无恶性心律失常，一旦出现，应及时报告医师处理。

（5）对应用心脏起搏器的患者　应注意观察起搏器工作是否正常。

（6）注意事项　应用血管活性药物时要根据血压情况用输液泵准确控制液体滴入速度，避免在输入血管活性药物的静脉通路上推药和在莫菲滴管内给药及测量中心静脉压等，防止管道堵塞及漏液。

（7）观察末梢循环情况　1 次/小时观察并记录。对末梢循环差、四肢发凉者，给予保暖。

（8）其他　保证患者充分休息，给予高蛋白、易消化饮食。有腹胀者给予按摩腹部、肛管排气，必要时胃肠减压。

12. 动脉导管未闭的含义

动脉导管未闭（PDA）位于左锁骨下动脉远侧的降主动脉与左肺动脉根部之间，一般在婴儿出生后即关闭，若持续开放，则构成主动脉与肺动脉之间的异常通路，即动脉导管未闭。

13. 动脉导管未闭术后患者护理

（1）血压观察　如有高血压，收缩压升高至140mmHg以上，持续不降者，可适当给予镇静药，静脉滴注硝普钠或其他降压药控制，避免并发假性动脉瘤的发生。

（2）声音的观察　手术中因牵拉或损伤喉返神经易致声带麻痹。因此，部分患者可发生短时间的声音嘶哑及在进流质饮食时易引起呛咳，故宜进半流质饮食，呛咳剧烈无法进食者，应输液治疗，并对症处理。

（3）心脏听诊　手术后7天内容易并发缝合再通，心脏杂音又重复出现，发现后应及时通知医生，并嘱患者卧床休息。如有胸痛，上肢疼痛不能抬高伴发绀，更要警惕有无假性动脉瘤的可能。避免活动，并给予化痰和轻泻药，以免剧烈咳嗽或排便憋气而使胸内压、腹内压骤然升高，导致动脉瘤的破裂。

（4）严密观察呼吸情况　如动脉导管未闭伴肺动脉高压者，特别要注意呼吸，预防呼吸道感染和呼吸衰竭，并保持呼吸道通畅，积极协助患者做有效排痰。

14. 法洛四联症的含义

法洛四联症（TOF）指肺动脉狭窄、室间隔缺损、主动脉骑跨及右心室肥厚，是最常见的先天性发绀型心脏病。

15. 法洛四联症术后患者的护理

（1）使用多参数呼吸机　由于法洛四联症患者长期缺氧多伴有多脏器损害，故术后多选择功能齐全，监护项目多，附有记录装置，能提供各项精确可靠参数的呼吸机，使得一部分患者度过术后早期的不稳定状态，保证整个手术目的的实现。

（2）加强呼吸支持

1）术后早期一般呼吸机辅助10～18小时，目的在于增加血氧浓度，减轻自主呼吸对心脏的负担。

2）设置合理的呼吸参数：FiO_2最初为40%～50%，出现顽固性低氧血症时，即使再增加FiO_2也无益改善PO_2及SaO_2，因此不应FiO_2>60%，维持在PO_2在90mmHg，$SaO_2$95%以上，潮气量按10～15ml/kg调节；呼吸频率成人一般为10～12次/分，适合给大潮气量低呼吸频率，以减少呼吸肌消耗；小儿为正常呼吸频率的2倍；呼气末正压小儿先从4cmH_2O开始，根据需要以2cmH_2O的梯度增加或减少，成人先从5cmH_2O开始，根据需要以5cmH_2O的梯度增加或减少.

3）严密观察呼吸变化：如果发现患者呼吸与呼吸机不同步，甚至出现心率加快、大汗、鼻翼翕动、烦躁等现象时，应立即将呼吸机脱离患者，给予手捏球囊加压给氧，同时检查气管插管是否移位，是否有气道梗阻，套囊是否漏气，确定是否有急性肺部并发症的发生.一旦确诊为ARDS，而且临床已出现大量水样痰，应立即采取措施，除药物治疗外，首先考虑逐渐加大PEEP。

4）吸痰：若患者出现ARDS不可反复吸痰，因为反复吸痰刺激及较大的负压只会加重出血而不能改善肺部并发症，故吸痰不能过频，每次酌情间隔4～6小时吸痰时用一次性吸痰管，动作轻、稳、快，在吸痰前、中、后用球囊加压给氧。

（3）加强循环监护防止低心排综合征（LOS）

1）LOS是TOF根治术后常见的并发症之一，也是致死的主要原因.故术后早期给予正性肌力药物加强心肌收缩力，改善泵功能，调整容量以维持较满意的前后负荷至关重要。重症者应尽早用多巴胺 2～5μg/（kg · min），一旦应用就要维持足够长的时间，不要在病情不稳定时过早停用。

2）严格限制液体入量和限制短时间内的快速补液，防止产生因容量负荷过度而导致的低心排及低心排的恶性循环.小儿补液量不超过 4～5ml/（kg · h），成人应在血压和 CVP 的监测下，维持负平衡。

3）在维持循环稳定的前提下，CVP 尽量处于低水平 12cmH_2O 内，减少血管扩张剂的使用亦可达到控制液体入量的目的。对于外周阻力过高。可应用硝普钠 0.5～2μg/（kg · min）以降低心脏后负荷，一定从小剂量开始，且采用微量泵准确计量。

4）严密观察尿量：尿量是心排血量和全身组织灌注是否充分的一个指标.小儿尿量不低于 0.5～1ml/（kg · h），成人不低于 30ml/h，术后早期在保证热量的前提下，应用较大剂量的呋塞米排除体内多余的水分，使循环尽早恢复或接近生理状态。

（4）防止出血及心包压塞的发生　TOF 患者自身凝血机制差，侧支循环丰富，体外循环时间长，凝血因子，血小板破坏较多以及手术复杂，术中止血不彻底等都是造成术后出血以及压塞的主要原因。因此，术后严密观察病情变化，精心护理心包，纵隔引流管，注意单位时间内引流的质和量是防止心包压塞的关键。如果引流量>100ml/h，且连续 2 小时以上，应根据其原因及时补充鱼精蛋白、纤维蛋白原、新鲜血或血小板，必要时床旁开胸或手术止血以解除心脏压迫，恢复循环功能。

16. 心脏瓣膜的功能

心脏瓣膜的功能是维持心内血液正确流向，当其并发狭窄或闭锁不全后，即产生血流动力学改变。在初期，心肌代偿性增厚，药物治疗尚可维持在其代偿功能，一旦病情恶化反复出现心力衰竭，就需手术治疗，心脏瓣膜置换就是其中的一种手术方式。

17. 心脏瓣膜置换术后患者的护理

（1）心律及心率观察

1）心律：有人统计，瓣膜置换术后的心律失常高达 60%，且多于术后 48 小时内发生。因此，术后需连续心电监测，一旦发现心律失常及时报告医师处理。

2）心率：瓣膜置换术后患者常出现心动过缓，心率<50 次/分时，可用山莨菪碱、阿托品及异丙肾上腺素进行治疗。

（2）神志观察　术后每 30 分钟检查一次患者神志、瞳孔、肢体感觉及主动运动情况。当患者清醒后，询问患者有无头痛、肢体发冷及剧痛，以便及早发现脑血栓、气栓与肢体动脉栓塞征象。

（3）出血观察　有的患者由于长期服用阿司匹林或术前应用抗凝治疗，而换瓣后于术后第一或第二天又开始服用抗凝药，故患者凝血机制较差，若发现伤口渗血、鼻腔出血、气管内吸引物中有血迹、胸腔引流瓶内引流量较多、血尿等均引起警惕。

（4）观察心力衰竭改善程度　每日检查肝脏大小，腹围及凹陷性水肿缓解的情况，认真做好记录，控制出入液量。

（5）加强口腔护理　以免术后并发感染而引起亚急性细菌性心内膜炎，造成瓣叶穿孔或堵塞机械瓣膜使其失灵。

18. 冠状动脉搭桥术后患者护理

（1）患者入 ICU 前

1）准备治疗和监测设备，如呼吸机、血压计、心电监护、引流及负压吸引装置等，使患者入室后即可处于监测条件下，一旦出现意外时，能及时发现和得到处理。

2）配置控制升压药或血管扩张药的输液泵、急救复苏的电除颤仪、主动脉球囊反搏机、开胸急救包等装置。

3）准备急救或常规必用的药物液体及冲洗管道的肝素液、各种观察记录表格等。

（2）搬动患者

1）搬到病床之前：患者由手术室送至ICU后，从手术车搬到病床之前，要注意患者血压是否平稳，要轻抬轻放，避免管道脱落。

2）搬到病床之后：要马上连接呼吸机、心电导线、血压监测仪；梳理各条管道并保持其通畅；测得并记录各项监测指标；留心观察并记录患者神志、末梢循环、寒战、肌紧张等表现。

（3）交接班　向护送麻醉师及护士了解麻醉过程是否平稳，术中所见冠状动脉病变程度、分布、冠状动脉血运重建的满意程度；手术中患者尿量、电解质和酸碱平衡以及用药的反应、手术过程的特殊情况；目前正在应用的药物及剂量。

（4）呼吸系统的监测及处理

1）呼吸机辅助呼吸：术后早期由于循环功能不稳定，易导致肺通气及换气障碍，所以，术后早期需要呼吸机辅助，辅助时间一般为5～16小时。有下列原因要考虑延长呼吸机辅助时间：①体外循环后肺储备不足；②围术期呼吸系统感染；③心功能不全。

2）监测内容：每日拍1次胸片、查血气，认真记录各项呼吸指标和数据，了解肺的顺应性及变化情况，同时经常肺部听诊、注意观察患者的呼吸状况，及时发现病情变化。严格掌握使用呼吸机的适应证以及适当的辅助方式，根据血气结果及时调整各项参数。停机后，要加强肺和呼吸道的护理，协助患者咳嗽，帮助患者顺利度过脱离呼吸机后的较短的不适应期。

（5）监测项目

1）心电图：连续监测心率、心律，注意有无心肌缺血迹象，前3天每日做2次全导心电图，如怀疑心肌梗死，随时做到全导心电图。

2）动脉压：通过动脉穿刺，连续监测动脉压力，并抽动脉血做血气分析。

3）尿量：通过导尿管引流尿液，每小时总结一次尿量，根据尿量补钾。

4）CVP：每30～60分钟测量一次，根据其变化，了解右心功能和循环血量情况。

5）体温：患者未清醒前，测量肛温。患者早期体温低，末梢循环差，要注意保暖并防止烫伤。

6）胸腔闭式引流管：术后应保持通畅，并每小时记录引流量。如引流量多，要找出原因，及时处理，一般插管24～48小时。

7）漂浮导管：通过漂浮导管监测肺动脉楔压，心排出量抽血做混合静脉血氧测定，了解心功能及机体氧供需平衡。

8）静脉补液：根据动脉压、心率、CVP、肺动脉锲压、尿量、胸腔引流量综合判断决定输液量；根据血红蛋白含量，压积及胸腔引流量，决定输血量；根据胶体渗透压检查结果，决定补胶体还是晶体。

第三十六章　血管外科重症护理

1. 静脉曲张患者用硬化剂治疗常见并发症有哪些

（1）硬化剂过敏。

（2）毒性反应。

（3）硬化剂外溢或者误注入血管外组织。

（4）静脉和静脉周围。

（5）皮肤色斑。

（6）皮下硬结。

2. 下肢静脉曲张晚期为什么会发生溃疡

由于下肢静脉持续高压，局部血液循环和组织吸收障碍、代谢产物堆积、组织营养不良引起皮肤营养改变，发生溃疡是大隐静脉曲张晚期临床表现之一。

3. 下肢静脉性溃疡为什么好发于足靴区

由于足靴区静脉网丰富、静脉管壁较薄弱且皮肤及皮下组织浅薄，小腿肌肉泵收缩时所承受的反向压力最高，造成表皮及真皮长期持续性炎症反应，继发湿疹、色素沉着等皮肤营养性病变及静脉性溃疡。

4. 腔内隔绝术后综合征主要表现是什么

为“三高两低”症状，即体温高（一般<38°C）、白细胞计数高、C 反应蛋白高，血小板计数低、血红蛋白低。

5. 肾动脉狭窄（RAS）为什么会出现高血压

由于肾缺血刺激肾素分泌，体内肾素-血管紧张素-醛固酮系统（RAAS）活化，外周血管收缩，体内水钠潴留而形成。一般降压药物治疗效果不佳。

6. 什么是胡桃夹综合征

胡桃夹综合征又称左肾静脉压迫症或称胡桃夹现象，是指左肾静脉在腹主动脉和肠系膜上动脉所形成的夹角处受挤压而引起的一种疾病。

7. 何谓踝肱指数（ABI）

ABI 是踝部动脉收缩压与同侧肱动脉收缩压的比值，可提示患肢动脉病变的严重程度。

8. 股腘动脉人工血管转流术后，对患者活动的具体指导有哪些

术后患者应平卧或低半卧位，防止髋关节、膝关节过度屈曲，避免人工血管受压及吻合口的扭曲撕裂。术后 1 周绝对卧床，7～10 天床上活动，10 天后床边活动。如厕使用坐便器，避免深蹲，屈髋、屈膝不能＜90°。

9. 胸腔积液如何分级

小量胸腔积液为 300～500ml，中量胸腔积液 500～800ml，大量胸腔积液>800ml。

10. 胸腔闭式引流管的拔管指征

持续 48～72 小时引流液<50ml、脓液<10ml，X 线胸片检查示膨胀良好、无漏气，患者无呼吸困难并隔天复查胸腔超声连续 3 次无积液变化即可拔管。

11. 什么是 K-T 综合征的三联征

（1）浅静脉曲张和静脉畸形。

（2）多发性皮肤葡萄酒色斑块状血管瘤或血管痣。

（3）患侧肢体过度生长、肥大。

12. 肠系膜上动脉夹层的分型

Ⅰ型：假腔有近端破裂入口，远端破裂出口，假腔内血流畅通。

Ⅱ型：假腔有近端破裂入口，无远端破裂出口。

Ⅲ型：假腔内血栓形成，并可见溃疡样龛影。

Ⅳ型：假腔完全性血栓形成，动脉壁上无溃疡样破口。

13. 颈动脉内膜剥脱术后如何观察脑缺血

术后需观察患者意识、四肢肌力，手术对侧肢体有无感觉、运动障碍，有无视力障碍及失语、口角歪斜、吞咽功能障碍等。

14. 行主动脉夹层腔内隔绝术后，应如何选择测量血压的部位，为什么

患者主动脉夹层破裂口位于左锁骨远端,因此在使用覆膜支架隔绝夹层破裂口的同时会隔绝左锁骨下动脉，可能造成左上肢供血不足。因此，患者行腔内隔绝术后测量血压应选择右上肢，避开左上肢，防止测量误差。

15. 腔内隔绝术后可能发生截瘫的原因

截瘫是主动脉夹层腔内隔绝术罕见的严重并发症，主要原因与脊髓根大动脉的变异有关。另一个原因是该血管发生了栓塞或急性血栓形成。

16. 胡桃夹综合征患者出现上腹部疼痛的原因是什么

左肾静脉高压致左肾静脉扩张，引起输尿管周围静脉与生殖静脉淤血，从而出现肋腹痛。主要表现为腹部或肋部疼痛，并可放射至臀部和大腿后中面。疼痛往往在坐姿、站立、行走或者骑车时加重。

17. 颈动脉体瘤患者术后出现饮水呛咳，护士应如何给予指导

饮水呛咳可能是出现了神经损伤。护士应在术前做好宣教工作，告知患者神经损伤的主要表现和注意事项，消除患者的恐惧心理，术后嘱患者缓慢进食，配合雾化吸入、营养神经及超短波、红外线、神经肌肉电刺激、吞咽功能训练等进行综合康复治疗后，神经损伤可恢复。

18. 什么是锁骨下动脉窃血

锁骨下动脉窃血是指由于锁骨下动脉近端狭窄或闭塞，其远端供血由椎动脉自上而下反向流动，经 Willis 环“盗取”颅内血液供给上肢，导致脑缺血，主要表现为椎-基底动脉供血不足。

19. 人工血管旁路术后，护士应如何做好抗凝的护理

术后应严格执行医嘱，及时给予抗凝治疗，如皮下注射低分子肝素、口服抗药利伐沙班。密切监测凝血功能，倾听患者主诉，注意观察有无出血倾向。如是否有皮肤及黏膜的出血、血尿、黑便等，发现异常及时报告医生，防止抗凝过度引起出血。

20. 血管径路并发症有哪些

血管径路并发症包括出血（皮下淤血、血肿、腹膜后血肿）、血管迷走神经反射、假性动脉瘤、动静脉瘘、神经功能障碍等。

21. 注射低分子肝素有什么注意事项

（1）选择合适注射部位，一般选择距脐中心 5cm 外的腹壁上下 5cm，左右 10cm 皮肤范围。

（2）注射前不需要排出预充式注射器内的气泡，但需要将气泡驱向注射器尾端，注射时针头垂直刺入皮肤，整个注射过程中，左手拇指和示指将皮肤捏起直至药液注射完毕利用针管内的气泡将全部药液注入患者体内，注射完毕后用棉签按压局部>10 分钟力度为皮肤下陷 1cm 为宜。

（3）用药期间密切观察患者有无全身性出血倾向，如皮下出血、鼻黏膜。牙龈出血，穿刺点和伤口渗血，血尿和黑便，一旦发生出血，应报告医生紧急处理，包括立即停用抗凝药物急查凝血功能对症处理等。

（4）用药期间需遵医嘱定期复查凝血功能和血小板计数。

（5）在注射过程和注射前后均向患者及家属进行相关知识宣教指导。

22. 什么是缺血再灌注损伤

缺血再灌注损伤指经过一段时间缺血的组织器官在恢复血液灌注后会出现代谢、结构、功能的损伤反而加重，甚至出现不可逆损伤的现象。

23. 肺栓塞三联征

呼吸困难、胸痛、咯血。

24. 踝肱比的意义

筛查下肢动脉缺血，监测治疗效果。

25. 对患者术前的一般情况评估包括哪些内容

术前评估包括患者姓名、性别、年龄、入院诊断，一般生理状况（如身高体重、体温、血压、脉搏、呼吸等），职业、家庭状况及心理状态。

26. 介入术后常见栓塞综合征

疼痛、发热、胃肠道反应。

27. 意识障碍的临床表现

嗜睡、意识模糊、昏睡、昏迷、谵妄。

28. 小腿肌间静脉血栓临床表现

小腿肿胀、压痛、不能下地行走。

29. 小腿肌间静脉血栓处理原则

卧床，头低脚高，根据病情抗凝。

30. 1 型糖尿病和 2 型糖尿病的区别

1 型糖尿病是患者自身免疫紊乱所导致的疾病，发病非常突然，需要接受胰岛素治疗以维持生命；

2 型糖尿病患者很多年都未诊断且没有意识到患有糖尿病，在这种情况下会导致疾病带来的长期损害。

31. PDA 分期

轻微症状期，间歇跛行期，静息痛期，溃疡、坏死期。

32. 造影剂观察护理要点

经过肾小球滤过形经肾脏代谢故有肾毒性。一般鼓励患者饮水>1500ml，4 小时内有尿。

33. 对比剂过敏临床表现有哪些

面色潮红，流泪、恶心呕吐，甚至过敏性休克。

34. 动脉栓塞的临床表现

疼痛、皮肤苍白、动脉搏动消失、皮温降低、感觉异常、运动障碍。

35. 胡桃夹综合征主要表现

血尿、蛋白尿和腹痛等。男性还会有精索静脉曲张的表现。

36. 如何测量 ABI

测定方法：应用 12cm × 40cm 的气囊袖带置于双侧踝部、上臂，用多普勒听诊器测取足背或胫前、胫后及肱动脉压，两者之间比值即为踝肱指数。

37. ABI 有何意义

正常值为 0.9～1.3，<0.9 提示动脉缺血，<0.4 提示严重缺血。一般来讲，间歇性跛行的患者踝肱指数在 0.5～0.8，静息痛时踝肱指数<0.5，肢体坏疽时<0.1。

38. 缺血再灌注损伤的原因有哪些

长时间缺血，组织间毛细血管网成缺血状态；狭窄段开通后血流量突然增加，超过小静脉、毛细血管网承受能力，血液不能迅速回流，导致部分液体进入肌肉、组织间隙引起肿胀。

39. 腔内隔绝术后避免截瘫发生的方法

在行腔内隔绝术治疗时，移植物选择应选用能起到完全隔绝效果的最短长度，在腔内隔绝术中选用移植物长度一般不超过 15cm，移植物远端尽量不超过第 8 胸椎，避免覆盖 3 对以上肋间动脉或腰动脉，必要时还应行脑脊液测压和减压的处理，以降低截瘫发生率。

40. 缺氧的类型

（1）低张性缺氧。
（2）血液性缺氧。
（3）循环性缺氧。
（4）组织性缺氧。

41. 氧疗的目的

（1）纠正低氧血症或可疑的组织缺氧。
（2）降低呼吸功能。
（3）缓解慢性缺氧的临床症状。
（4）预防或减轻心肺负荷。

42. 为什么穿弹力袜可以预防下肢浅静脉曲张

弹力袜在脚踝部建立最高支撑压力，顺着腿部向上逐渐递减，这种压力递减的趋势和人体浅静脉壁所承受的压力相符，可使下肢静脉血回流，有效的缓解或改善下肢静脉和静脉瓣膜所受压力。

43. 弹力袜使用禁忌证

下肢动脉粥样硬化，动脉血栓的患者；心源性水肿者；重度心力衰竭者；各类皮肤病或神经性疾病急性发作期患者。

44. 下肢浅静脉曲张术后需要评估下肢有无缺血症状吗，为什么

术后患肢弹力绷带加压包扎预防伤口出血，如果绷带包扎过紧，可能会影响下肢动脉供血，导致下肢缺血发生。因此应密切观察患肢肢端颜色、温度、感觉运动及足背动脉搏动情况，若发生足背搏动减弱或消失或者皮肤苍白、感觉麻木，提示有动脉供血不足，应及时汇报医生进行处理。

45. 肺栓塞的临床表现有哪些

呼吸困难、胸痛、咳嗽、咯血，三大体征：肺啰音、肺动脉瓣区第二心音亢进、奔马律。

46. 什么是布加综合征，其“一黑二大三曲张”分别指的是什么

布加综合征是指由各种原因所致肝静脉和其开口以上的下腔静脉阻塞性病变，引起常伴有下腔静脉和肝静脉血液回流障碍为特点的一种肝后门静脉高压的临床综合征。

一黑：下肢皮肤色素沉着。二大：肝、脾瘀血性增大。三曲张：胸腹壁静脉、精索静脉、大隐静脉曲张。

47. 什么是门静脉高压，正常门静脉压力为多少

门静脉压是指当门静脉系统血流受阻、发生瘀滞，引起门静脉及其分支压力增高，继而导致脾大伴脾功能亢进、食管胃底静脉曲张破裂大出血、腹水等一系列临床表现的疾病。压力为 1.3～2.4kPa（13～24 cmH_2O）平均为 1.8 kPa（18 cmH_2O）。

48. 出血量的评估

出血量在 5ml 以上大便隐血试验阳性；出血量 50～60ml 即可出现肉眼黑便；100～150ml 则为黑便；500～1000ml 则为柏油样便；若为暗红色稀便，提示出血未停止且量大；短时间内出血 250～300ml 可引起呕血；出血量 800ml 以上可出现脉搏细速、面色苍白、血压下降、四肢湿冷。无自觉症状或轻度头昏者出血量＜500ml，有口渴、烦躁者出血量＞1000ml，有休克症状者出血量＞2000ml。

49. 肠系膜上动脉置管溶栓中，动脉鞘管一般放在什么部位，里面常注入什么药物，为什么

放置在肠系膜上动脉处，遵医嘱常注入尿激酶。肠系膜上动脉介入治疗的目的是重建肠系膜血运，缓解肠系膜缺血并预防肠坏死。在肠缺血可逆的情况下可选择溶栓或支架置入来重建肠系膜血运，一旦确诊急性肠缺血且不可逆须立即手术取栓或旁路修复。

50. 简述主动脉夹层的 Stanford 的分型

以左锁骨下动脉为界，撕裂口位于左锁骨下近心端，病变累及到升主动脉和主动脉弓部为 Stanford A 型，撕裂口位于左锁骨下远心端，病变累及降主动脉或腹主动脉。

51. 替罗非班的药理作用

替罗非班可竞争性抑制纤维蛋白原与血小板 GP Ⅱb/Ⅲa 受体的结合，从而抑制血小板聚集，延迟或抑制血栓形成。

52. 使用右美托米定来给患者镇静时，护士需要评估哪些生命体征，为什么

护士需要评估血压、心率。

盐酸右美托米定是一种新型高选择性 α_2 受体激动药，具有较强的镇静、抗焦虑、镇痛和降低心率作用。快速注射可能会产生心血管方面不良反应，必须持续微量泵注射，低血压（收缩压＜80 mmHg）、心动过缓（＜50 次/分）慎用。

53. 乌拉地尔的双重降压作用是指的什么

在中枢通过兴奋 5-羟色胺受体，防止因交感反射引起血压升高。在外周可抑制儿茶酚胺的缩血管作用，降低外周血管阻力和心脏负荷。

54. 根据血红蛋白浓度，如何对贫血进行严重度划分

轻度：90～120g/L，中度：60～90 g/L，重度：30～59g/L，极重度：＜30g/L。

55. 阿托品的药理作用

作用：抑制腺体分泌，松弛平滑肌，眼睛作用散瞳升高眼压，调节麻痹，兴奋心脏，扩张血管，解救有机磷农药中毒。

56. 什么是短暂性脑缺血发作（TIA）

TIA 是指一种短暂的，反复发作的脑局部供血不足引起的一过性神经障碍综合征，发作短则数分钟，长则半小时，一般 24 小时内完全恢复，患者常表现为突发单侧肢体无力，感觉麻木，一过性黑矇及失语等。

57. 冠心病常见的分型

隐匿性或无症状性心肌缺血、心绞痛、心肌梗死、缺血性心肌病、猝死。

58. 心绞痛预防的 ABCDE 分别是指什么

A：服用阿司匹林和抗心绞痛治疗。

B：服用 β 受体阻滞剂和控制血压。

C：控制胆固醇和戒烟。

D：控制饮食和治疗糖尿病。

E：运动锻炼和健康宣教。

59. 颈动脉体瘤切除术后最危及生命的并发症是什么，如何预防

出血是颈动脉体瘤切除术后致命的并发症。

术后持续心电监护，观察患者生命体征尤其是指脉氧变化，采取半卧位，观察患者面色及呼吸情况保持呼吸道通畅，观察伤口有无渗血、渗液、血肿，防止血肿压迫气管移位而致呼吸困难为了避免窒息发生，床旁备气管切开包。

60. 急性左心衰竭的急救原则

立即取坐位或半坐位，双腿下垂 15 分钟轮流扎止血带，高流量吸氧 6～8L/min，20%～30%乙醇湿化，持续心电监护，建立静脉通路。遵医嘱用药，镇静：吗啡；强心：毛花苷 C；利尿：呋塞米；扩血管：硝酸甘油；解痉：氨茶碱；激素：地塞米松。检测血指标、电解质、肾功能，监测心电图。

61. 他丁类药物为什么建议患者晚上吃

羟甲基戊二酰辅酶 A 还原酶是体内细胞胆固醇合成的限速酶，该酶在晚间最活跃，他丁类药物作为羟甲基戊二酰辅酶 A 还原酶抑制剂晚上服用能最大限度抑制该酶的活性，使之达到最好的效果。

第三十七章　神经外科重症护理

1. 头皮血管有何特点

头皮的血液供应非常丰富，动静脉之间有多个吻合支，若头皮创伤破裂，则出血凶猛，甚至导致休克。供应头皮的血管来自颈内外动脉系统，有额动脉、眶上动脉、颞浅动脉、耳后动脉及枕动脉，与动脉伴行的静脉，其血液都回流至颅内静脉窦，仅有枕和颞部的静脉血，部分回流至颈外静脉头皮的静脉及导血管与板障静脉、静脉窦相交通。

2. 颅骨由哪些组成，如何分界

颅骨由额骨、枕骨、蝶骨、筛骨各一块和顶骨、颞骨各一对相互连接而成。借枕外粗隆-上项线-乳突根部-颞下线-眶上缘的连线分为颅盖和颅底。

3. 脑膜由哪些组织组成

脑膜由外向内依次是硬脑膜、蛛网膜和软脑膜。

4. 脑由哪几部分组成

脑由大脑、间脑、脑干和小脑组成。

5. 脑干包括什么，脑干的内部有哪些结构

脑干包括延髓、脑桥及中脑。脑干的内部结构包括两个部分，是分散存在的若干灰质核团，一是分布于灰质间的白质纤维。在灰质核团中与脑神经相关的称脑神经核团，自神经核发出运动纤维的核团称为脑神经运动核，接受脑神经感觉纤维终止的核团称脑神经感觉核。

6. 脑神经共多少对，如何分类

脑神经共 12 对，它们是嗅神经、视神经、动眼神经、滑车神经、三叉神经、展神经、面神经、听神经、舌咽神经、迷走神经、副神经及舌下神经。按其含神经纤维可分三类：感觉神经、运动神经和混合神经。

7. 急救期呼吸道如何护理

颅脑损伤患者如意识不清，则不能有效的清除呼吸道梗阻物，护士应首先置患者于侧卧位，头后仰托起下颌开放呼吸道，尽快用手抠或用吸引器清除口鼻腔内的分泌物、呕吐物、血块、异物等，并立即给予持续氧气吸入，必要时配合医生行气管插管、气管切开。并密切观察呼吸音及其他肺部体征，如呼吸减弱，血氧饱和度下降和潮气量不足者，应及早准备呼吸机给予辅助呼吸。

8. 颅脑损伤后患者应采取何种体位

（1）患者头痛、脑水肿、颅内高压时取头高位，抬高床头 15°～30°；以利于颅内静脉回流，降低颅内压。

（2）低颅压患者取平卧位，防止因头高位时使颅内压降低至头痛加重。

（3）颅底骨折脑脊液漏时，取平卧位或头高位，以减轻脑脊液漏并促使漏口粘连封闭。

（4）昏迷患者取平卧且头偏向一侧或侧卧、俯卧位，以利口腔与呼吸道的分泌物引流，保持呼吸道通畅。

（5）休克时取平卧或头低仰卧位，以保证脑部血氧供给，但时间不宜过长，以免增加颅内淤血。

9. 颅内高压的患者如何护理

（1）严密观察并记录患者意识、瞳孔、生命体征及头痛、呕吐情况。

（2）抬高床头 15°～30°，以利于颅内静脉回流，减轻脑水肿。

（3）给予持续氧气吸入，改善脑缺氧，高热患者戴冰帽，降低脑耗氧量。

（4）控制液体入量，成人每日补液量不超过 2000ml，以免加重脑水肿。

（5）合理调整饮食结构，保持大便通畅，避免因便秘、剧痛、情绪波动、癫痫发作引起颅内压增高。

（6）遵医嘱适当应用镇静、镇痛药物，禁用吗啡、哌替啶，以免抑制呼吸中枢。

（7）长时间应用脱水剂甘露醇，应注意患者肾功能的情况，防止发生急性肾衰竭，并严格掌握输液速度及剂量，严防液体外渗，以免引起局部组织坏死。

10. 颅脑损伤患者发生癫痫时怎么处理

癫痫是脑挫裂伤常见的继发性病理综合征，频繁发作不但加重原有病情，而且使患者发生不同程度的精神或社会心理障碍，应积极预防和控制其发作。

（1）立即给予抗癫痫药物或镇静剂如地西泮 10mg 肌内注射或静脉注射，或苯巴比妥 0.1g 肌内注射。

（2）立即使患者头偏向一侧，清理呼吸道分泌物，保持呼吸道通畅，并给予氧气吸入，改善脑缺氧。

（3）用纱布包裹压舌板垫在患者的上下臼齿之间，防止舌咬伤及两侧颊部，同时必须注意舌后坠影响呼吸，发生窒息。

（4）注意保护患者，勿用力按压，以防患者碰伤、肌肉撕裂，骨折或关节脱位。

（5）注意观察意识、瞳孔、生命体征的变化。

11. 颅脑损伤患者呕吐时如何处理

（1）观察并记录呕吐的次数、性质及伴随症状，呕吐物的性状、量、色，为治疗提供依据。如颅内压增高引起的呕吐应予脱水降颅压处理，中枢性呕吐可肌内注射甲氧氯普胺、爱茂尔、氯丙嗪。

（2）热诚关怀、同情、安慰患者，解除其紧张情绪。

（3）协助患者取侧卧位及时清理呕吐物，保持呼吸道通畅，防止窒息。

（4）及时更换污染的床单被服，做好口腔护理，或帮助患者漱口清洁口腔，使患者舒适。

（5）呕吐不止者，暂停进食，症状缓解后，及时补充水分和营养。

（6）准确记录出入量，定时监测电解质，维持水电解质平衡。

12. 针对意识障碍的患者基础护理应做到哪些

（1）保持呼吸道通畅，定时翻身拍背，及时吸痰，预防肺部并发症。

（2）定时更换尿袋，会阴消毒，加强泌尿系护理，防止尿路感染。

（3）加强营养支持治疗，防止消化系统并发症。

（4）定时翻身，便后及时处理，保持皮肤清洁干燥，预防压疮的发生。

（5）加强五官护理，口腔护理每日 2 次，常规日间眼药水滴眼，夜间眼药膏涂眼，防止口腔炎，角膜炎等并发症。

（6）注意保持肢体功能位，并进行早期功能锻炼，防止肢体失用性萎缩及关节挛缩、变形。

13. 颅前窝骨折有哪些临床表现

以“熊猫眼“为主要特征，迟发性眼睑青紫肿胀，球结膜下淤血，呈青紫色。有脑脊液时，可由口腔或鼻腔流出血性脑脊液，部分患者无鼻腔漏液，但呕吐物带血。额叶底部损伤或气颅，嗅神经损伤可出现单侧或双侧嗅觉障碍。当视神经受波及或视神经管骨折，可出现视力障碍。

14. 颅中窝骨折有何临床表现

听力障碍和面神经周围性瘫痪，脑脊液耳漏，耳后迟发性淤斑，以及伴随的脑神经损伤。

15. 颅底骨折脑脊液漏的护理要点有哪些

（1）严密观察生命体征，及时发现病情变化。

（2）脑脊液停漏后绝对卧床休息 2 周。

（3）漏液处按无菌伤口处理，并及时更换头部所垫无菌敷料。

（4）指导患者正确卧位，以利于脑脊液漏的引流。

（5）做好健康指导，禁止手掏、堵塞冲洗鼻腔和耳道，减少咳嗽，打喷嚏等动作，防止发生颅内感染和积气。

（6）脑脊液鼻漏者禁止经鼻插胃管和鼻腔吸痰等操作，以免引起颅内感染。每日口腔护理 2～3 次。

（7）遵医嘱使用破伤风抗毒素和足量有效抗生素，防止感染。

16. 什么是中间清醒期

中间清醒期是指患者受伤当时昏迷，数分钟或数小时后意识障碍好转，甚至完全清醒，继而因为硬膜外血肿的形成，脑受压引起再度昏迷。

17. 硬膜外血肿脑疝的观察护理要点是什么

（1）严密观察意识、瞳孔、生命体征及肢体活动的变化，及时发现脑疝。一侧瞳孔散大，对光反射消失，对侧偏瘫及病理征阳性时常提示小脑幕切迹疝存在。如突然出现呼吸节律改变，呼吸缓慢甚至停止提示枕骨大孔疝。

（2）重视患者主诉和临床表现。当患者头痛剧烈，频繁呕吐或躁动不安时为脑疝先兆，需及时通知医师并遵嘱予脱水、降颅压处理。

（3）去除引起颅内压骤然增高的不利因素，保持呼吸通畅，保持大小便通畅，控制癫痫发作。

（4）脑疝发生时应迅速处理，大脑半球血肿引起小脑幕切迹疝时，应快速静脉滴注 20%甘露醇；颅后窝血肿引起的枕骨大孔疝应首先协助医生行侧脑室前角穿刺外引流，同时静脉滴注 20%甘露醇，并做好急诊手术准备。

18. 脑干损伤的定义是什么

脑干损伤是指中脑、脑桥、延髓部分的挫裂伤，是一种严重的，甚至是致命的损伤。

19. 急性硬膜外血肿的主要护理要点有哪些

（1）严密观察意识、瞳孔、生命体征的变化，如有异常时通知医师。

（2）当患者出现头痛剧烈、呕吐加剧、躁动不安等典型变化时，应立刻通知医师，并迅速输入 20%甘露醇 250ml，同时做好手术前准备工作。

20. 什么是脑弥漫性轴突损伤

伤后数小时或数日内出现轴突肿胀断裂，在显微镜下可见轴突回缩球形成，有轴突损伤的患者有不同程度的昏迷，轴突损伤越重则病情越重，昏迷时间越长，病死率越高。

21. 什么是颅内动脉瘤，其发病原因是什么

颅内动脉瘤是由于局部血管异常改变产生的脑血管瘤样突起，是一种神经外科常见的脑血管疾病，主要见于成年人（30～60 岁）。其主要症状多由于动脉瘤破裂出血引起，部分是由于瘤体压迫脑血管痉挛及栓塞造成，如前交通动脉瘤、后交通运动瘤等。颅内动脉瘤的发病原因是感染、创伤、肿瘤、颅内合并动静脉畸形、颅底血管网发育异常造成的。

22. 脑血管造影术后患者的护理要点有哪些

（1）严密观察肌动脉伤口敷料情况。

（2）拔管后按压局部伤口 60 分钟，压力要适度，以不影响下肢血液循环为宜，必要时压沙袋。

（3）遵医嘱观测双侧足背动脉搏动，每半小时1次，连续4次。

（4）密切观察患侧足背皮肤温度及末梢血运情况。

（5）嘱患者穿刺侧肢体伸直，不可弯曲8小时，平卧6小时。

23. 颅内动脉瘤出血的诱发因素有哪些

出血的诱发因素：如各种运动，情绪激动，排便用力，高血压、癫痫发作，咳嗽剧烈，分娩等。出血的相关因素：如与动脉瘤直径大小呈负相关。

24. 颅内动脉瘤患者的护理要点有哪些

（1）患者在出血后或有动脉瘤破裂的危险应绝对卧床休息。

（2）严密观察神志、瞳孔，生命体征的变化，及时发现出血及再出血体征。

（3）密切观察癫痫症状发作的先兆、持续时间、类型，遵医嘱给抗癫痫药。

（4）避免各种不良刺激，如用力咳嗽，情绪过分激动等。

（5）防止因大便干燥，用力排便，而增加颅内压，导致动脉瘤破裂出血的发生。给予缓泻剂。

（6）给予清淡易消化的饮食。

（7）患者术后加强肢体活动，穿弹力袜。

（8）遵医嘱给丹参、脉通静脉滴注，防止深静脉血栓，肺、脑血栓等并发症发生。

25. 颅内动脉瘤破裂出血后发生动脉痉挛的观察要点是什么

动脉痉挛是动脉瘤破裂出血后发生脑缺血的重要原因。

（1）密切观察病情变化，如患者出现头痛、失语、偏瘫等表现，及时报告医师处理。

（2）遵医嘱使用钙离子通道阻断剂、升压、扩容稀释、控制高血压等有效的方法，防止脑血管痉挛和缺血。

26. 颅内动脉瘤术后脑缺血及脑动脉痉挛如何护理

蛛网膜下腔出血、穿刺脑动脉、注射造影剂、手术器械接触动脉等均可诱发脑动脉痉挛，动脉痉挛是动脉瘤破裂出血后发生脑缺血的重要原因。

（1）密切观察病情变化，如患者出现头痛、失语、偏瘫等表现，及时报告医师处理。

（2）遵医嘱使用钙离子通道阻断剂、升压、扩容稀释、控制性高血压等有效的方法，防止脑血管痉挛和缺血。

27. 颅内动脉瘤临床分几级

（1）一级　无症状，或轻微的头痛及轻度颈强直。

（2）二级　中度至重度的头痛、颈强直，除有神经麻痹外，无其他神经功能缺失。

（3）三级　嗜睡、意识模糊，或轻微的局灶性神经功能缺失。

（4）四级　木僵，中度至重度偏身不全身麻痹，可能有早期的去脑强直及自主神经系统功能障碍。

（5）五级：深昏迷，去脑强直，濒死状态。

28. 什么是脑动静脉畸形

脑动静脉畸形是胎儿期脑血管形成异常的先天性病患，是由于一团动脉、静脉及动脉化的静脉样血管组成，动脉直接与静脉相通，其间无毛细血管。动静脉畸形的出血与其体积的大小及引流静脉的数目、状态有关。中型、小型（4cm）的容易出血，引流静脉少，狭窄或缺乏正常静脉引流者容易发生出血。

29. 肌力如何分级

0级：肌肉完全不收缩。

1 级：肌肉收缩但无肢体运动。

2 级：肢体可在床面做自主移动，但不能做克服地心引力的动作。

3 级：能做克服地心引力的随意动作。

4 级：能做抵抗外加阻力的运动，但比正常肌力弱。

5 级：正常肌力。

30. 高血压脑出血患者的护理要点有哪些

（1）设专人护理，严密观察病情，并做好护理记录，每 15～30 分钟 1 次，视病情逐渐延长间隔时间。

（2）保持呼吸道通畅，及时清除口腔、呼吸道分泌物，必要时行气管切开。

（3）严密监测血压，维持其在正常范围偏高值为宜，血压过高易再出血，血压过低易引起供血不足，血压突然下降表示病情严重。血压变化是病情变化的指征之一，故应采取积极的措施控制血压。

（4）脑水肿高峰期应酌情应用脱水剂，但需与血压结合，血压过低时应用脱水剂要慎重。

（5）高流量用氧治疗。病情允许可早行高压氧治疗，以改善脑缺氧。

（6）做好基础护理和专科护理，预防并发症发生。

（7）维持良好的营养和静脉支持疗法，肠蠕动恢复后可鼻饲流质，逐渐应用 混合奶、要素膳、匀浆膳。

（8）康复期协助功能训练，指导治疗原发病，预防诱发因素。

31. 蛛网膜下腔出血患者的护理要点是什么

（1）抬高头部 15°～30°，以减轻脑水肿；尽量少搬动患者，绝对卧床休息 4～6 周，避免用力排便、咳嗽、喷嚏、情绪激动，过度劳累等诱发再出血的因素。SAH 再发率高，出血后 1 个月内再出血危险性最大,其中 2 周内再发率占再发病例的半数以上,如果患者在病情稳定或好转情况下，突然再发剧烈头痛、呕吐、抽搐、昏迷、甚至去皮质强直及脑膜刺激征明显加重，多为再出血。护士应密切观察病情变化，预防和及时发现再出血。

（2）给予清淡易消化，含丰富维生素和蛋白质的饮食，多食蔬菜水果。避免辛辣等刺激性强的食物，戒烟酒。

（3）保持病室安静减少探视，避免声光刺激。对头痛严重的患者，可遵医嘱给予止痛剂。

（4）对有精神症状的患者，应注意保持周围环境的安全，对躁动不安等不合作的患者，应加用床档，必要时遵医嘱予以镇静。外出时有人陪伴，注意防止患者走失或其他意外事件发生。

（5）使用 20%甘露醇脱水时，应快速静脉滴注，并防止外渗。尼莫通静脉注射时应通过三通阀与 5%葡萄糖注射液或生理盐水溶液同时缓慢滴注，5～10ml/h，并密切注意血压变化，如果出现不良反应或收缩压＜90mmHg（12.9kPa），应报告医师适当减量、减速或停药处理；如果无三通阀联合输液，一般将 50ml 尼莫通针剂加入 5%葡萄糖 500ml 中静脉滴注，速度为 15～20 滴/分，6～8 小时输完。使用 6-氨基己酸止血时应注意有无双下肢肿胀、疼痛等临床表现，谨防深静脉血栓形成；有肾功能障碍者慎用。

（6）做好心理护理，鼓励患者消除不安、焦虑、恐惧等不良心理，保持情绪稳定，安静休养。

32. 如何紧急处理癫痫持续状态

（1）尽快控制发作　迅速建立静脉输液通路，并遵医嘱立即缓慢静脉推注地西泮 10～20mg（2～4mg/min），若 5 分钟不能终止发作者可重复使用；必要时可使用苯妥英钠 15～18mg 缓慢静脉推注，还可连续以地西泮 80～100mg 加入 5%葡萄糖注射液或生理盐水溶液 500ml 中，按 40ml/h 速度静脉滴注。

（2）保持呼吸道通畅　取平卧头侧位，立即吸痰、清除口鼻分泌物，必要时协助安放口咽通气道或行气管插管；备好气管切开包、人工呼吸器于床旁，随时协助气管切开和人工辅助呼吸。

（3）立即采取维持生命功能的措施　纠正脑缺氧、防止脑水肿、保护脑组织。立即高流量持续吸氧；静脉抽血查血常规、血糖、电解质、尿素氮及抗癫痫药物止药浓度；采动脉血查 pH、PaO_2、HCO_3^-、监测呼吸、血压、ECG 变化，必要时做 ECG 监测。

（4）防止感染，预防和控制并发症　抽搐时做好安全防护，防止舌咬伤和坠床；高热者行物理降温并做好皮肤护理；不能进食者予以插胃管鼻饲流质，并做好口腔护理、保持口腔清洁等；密切观察神志、瞳孔和生命体征变化，积极纠正发作引起的全身性代谢紊乱、水电解质失衡和酸中毒。

33. 甘露醇的药理作用有哪些，临床如何应用

甘露醇通过提高血-脑和血-脑脊液间渗透压差而发挥脱水作用，在体内不参与代谢。静脉注射后，血浆渗透压迅速增高，绝大部分经肾小球滤过，几乎不被肾小管再吸收，每克可带走水分 12.5ml，并能扩张肾小动脉，增加肾血流量，增强滤尿作用，甘露醇同时还具有降低血液黏滞度和清除体内自由基的作用。临床广泛应用于各种原因引起的急性颅内压增高综合征、急性脑水肿等。

34. 临床应用甘露醇的注意事项有哪些

（1）严格遵医嘱按量给药，临床应用 20%甘露醇 120～250ml，15～30 分钟内要滴完。并密切注意病情变化。

（2）应用甘露醇时宜选用较大的血管，及时巡视患者，确保针头在血管内，避免药液外渗而致组织水肿和皮肤坏死。

（3）溶液应室温遮光保存，瓶盖开启后及时使用，余液弃去。药物有结晶析出现象时，使用前应加热使结晶完全溶解，以免影响疗效。

（4）长期大量使用甘露醇易引起肾功能不全，可发生低血钠症和低血钾症，应遵医嘱及时抽血查肾功能，并注意观察患者尿量，如有异常及时告知医师。

（5）急性肺水肿和严重失水患者禁用。

35. 甘露醇使用过程中应注意什么问题

（1）甘露醇使用后会出现短暂性高血容量而使血压升高。故脑血管病合并高血压时，应与降血压药同时使用，以免不良反应发生。

（2）脑血管病伴心功能不全者用甘露醇应慎重，尤其是老年人，以免因输入过快或血容量增加而诱发心力衰竭。

（3）对于甘露醇治疗是否会出现“反跳现象”曾有争议。一般认为，甘露醇不能或很少进入脑细胞内，因此无反跳现象。但因患者其血管通透性改善程序差异较大，对其通透性极度增高者，甘露醇可能会渗入脑组织而发生“反跳现象”。因此，对某些患者，为防止其反跳现象，在 2 次甘露醇用药期间，静脉注射 1 次高渗葡萄糖液或地塞米松，以维持其降颅内压作用。

（4）预防内环境紊乱。因甘露醇降颅内压带出水分和电解质，如不注意观察，及时补充，易致水电解质紊乱和酸碱失衡，更加重脑损害。切勿将内环境紊乱性脑功能恶化误认为颅内压高，继续用甘露醇，造成严重医源性后果。

（5）预防肾功能损害。因内外均有甘露醇致病的报道，表现为用药期间出现血尿、少尿、无尿、蛋白尿、尿素氮升高等，故对原有肾功能损害者应慎用。注意，非必要时，切勿用量过大，使用时间过长。用药期间密切监测有关指标，发现问题及时减量或停用。

36. 甘露醇防治脑水肿时，如何掌握用量和治疗时间

甘露醇脱水效果最明显，最为常用，尤其在有意识障碍和神经功能缺损症状较重的患者应首选甘露醇。其用量根据病灶体积，脑水肿程度和颅内压情况。而事实上病灶小者，应每日小剂量使用。病灶大，脑水肿严重或伴高颅压者，可增大剂量，每 4～6 小时重复使用。一般主张 20%甘露醇 250ml

溶量宜在 20 分钟内输入，情况紧急时可静脉推注。8g 甘露醇可带出水分 100ml。用药后 20～30 分钟颅内压开始下降，且可维持 4～6 小时，降低颅内压率为 50%左右。每日给药 2～4 次，连续用 1～2 周为宜。为防止反跳性颅内压增高，甘露醇宜逐渐停药，两次用药间期可加利尿剂。甘露醇减量可根据患者病情，或减少每日使用次数，或减少每次使用量。

老年人由于心、肾功能减退，故多采取半量法，即每次只静脉注射 125ml，根据病情第 6～12h/次。若与呋塞米合用可增强效果并延长作用时间。临床使用时间一般常为 3～7 天，剂量小时可适当延长，病情缓解或急性期过后即应减量或停药，并注意检测肾功能、血红蛋白、血液黏滞度、尿常规等，个别病人在治疗时，会出现血尿，停药后多可自然恢复。

37. 七叶皂苷钠药理作用有哪些，临床如何应用

七叶皂苷钠通过增加静脉张力和抗渗出作用，以达到消肿、抗感染、改善血液循环的目的。临床常用于脑水肿、创伤或手术后引起的肿胀。

38. 尼莫地平的药理作用有哪些，临床如何应用

尼莫地平为钙离子拮抗剂，有舒张血管和改善脑微循环的功能，可增加脑血流量，能明显降低蛛网下腔出血者的缺血性神经损伤及病死率，增加脑的缺血耐受力，缓解脑损伤后的缺血性脑血管痉挛，抑制血管收缩，使梗死区血流重新分布，保护脑组织，临床常用于预防和治疗动脉瘤性、创伤性蛛网膜下腔出血后脑血管痉挛引起的缺血性神经损伤以及急性脑血管疾病恢复期的血液循环改善。

39. 如何应用胶体脱水剂治疗脑水肿

胶体脱水剂是维持血液正常渗透压的重要因素，它可提高血液胶体渗透压而起脱水作用。但使用时应注意反应，血源性脑炎及获得性免疫缺陷综合征（AIDS）等可能的副作用。在脑出血后 3 天左右，脑水肿最明显，而白蛋白可提高血液胶体渗压，减轻血脑屏障受损区的脑水肿，故可早期应用白蛋白 50～100ml/d 静脉滴注，同时并用呋塞米治疗。

（1）人血白蛋白　白蛋白具有很强的亲水活性，血浆中 70%的胶体渗透压由其维持，它还能补充白蛋白的不足，尤其适用于脑水肿伴低蛋白血症者，缺点是价格过高。常用 20%白蛋白 50ml/次，每日 1 次。可根据病情与甘露醇结合应用，但须注意患者的血浆蛋白浓度。老年患者在使用过程中应注意其心、肾功能，同时老年严重水肿患者，可能会使水肿加重。

（2）全血或冻干人血浆　可增加血容量、血浆蛋白和维持血浆胶体渗透压。主要用于脑水肿合并体液大量丢失伴休克者，也用于脑水肿合并营养不良和小儿患者，用法为 200～400ml/次，静脉滴注，每周 2 次。

（3）植物蛋白制剂 β-七叶皂苷钠　可改善微循环，减轻脑水肿，对脑出血的效果较好，方法为 25mg/次。静脉滴注，每日 1 次。

40. 糖皮质激素治疗脑水肿有何副作用

糖皮质激素具有稳定毛细血管紧密连接部和非特异性膜稳定等作用。激素类药物显效较甘露醇慢，长期或大剂量应用可诱发消化道出血，水电解质紊乱，抑制机体免疫功能，增加感染机会等多种副作用，除大面积操作的广泛血管源性水肿病人可短期应用外，其他卒中患者已很少使用。使用中多作为甘露醇、甘油果糖、利尿剂的补充，间断使用，如地塞米松 10～40mg/次，1～2 次/日，或氢化可的松 200～400mg 稀释后静脉滴注，1～2 次/日，与上述药物交替使用。

41. 脑出血患者如何防治消化道出血

消化道出血是脑出血常见的并发症，其发生多系消化道应激性溃疡，脑出血如果血肿较大，累及下丘脑自主神经中枢，继发血管痉挛引起缺血，致使胃黏膜　糜烂淤血和溃疡形成所致。另一个因素是由于严重脑出血患者不能进食而留置胃管，胃管对胃部的机械刺激也是导致消化道出血的原因之一。应激性溃疡发生率为 14.6%～61.8%，多在发病 1 周后出现，95%出现在发病后 24 小时内，特别以发病后 4 小时内为多。脑出血同时即发生呕血者，预示病情严重，死亡率可达 50%～90%。研究显示消化道出血本身并不增加脑出血的病死率，而奥美拉唑等可用于防治消化道出血，但并不降低脑出血的病死率。组胺 H_2 受体阻滞剂及酸泵抑制剂能量能显著降低这一并发症的发生及其严重性。

急性消化道出血的治疗：

（1）冰盐水洗胃　0～4℃生理盐水 100～200ml，注入胃内，保留 20～30 分钟后再抽出。也可在冰盐水中加入 4～8mg 肾上腺素，可反复灌洗胃。

（2）凝血酶　可促使纤维蛋白原转变为纤维蛋白从而起止血作用。用法：凝血酶 8000～40 000U，用冰盐水稀释至 60～100ml，口服，每日 3～4 次。

（3）减少胃酸分泌，降低胃液酸度　可用以下药物任选一种，静脉给药 2～3 天直至出血停止或允许口服为止。①奥美拉唑（洛赛克），作用强，可使胃液酸碱度近乎中性，并使出血局部形成血栓，因而有止血作用。用法：40mg 静脉滴注，然后 20mg 克每 12 小时 1 次。②雷尼替丁 50mg 静脉滴注，此后每 12 小时给予 100mg 维持。③法莫替丁 10mg 静脉滴注，然后每 12 小时给予 10mg 维持。

慢性消化道出血的预防：口服抑酸剂奥美拉唑 20mg，每日 2 次；或雷尼替丁 150mg，每日 2～3 次；亦可口服云南白药。静脉用药：西咪替丁 0.2g/次；亦可口服云南白药。静脉用药：西咪替丁 0.2g/次，雷尼替丁 50mg/次，每日 2 次；或奥美拉唑 20mg，每日 1 次。在降颅内压或抢救过程中尽量少用或不使用糖皮质激素。

42. 蛛网膜下腔出血后为什么会发生血管痉挛，如何用药

蛛网膜下腔出血后，脑底的大脑动脉常发生迟发性血管痉挛，致使血管远端脑组织供应区的血灌注量减少，严重时发生脑梗死。因此，由脑血管痉挛引起的迟发性脑缺血是蛛网膜下腔出血后最严重的并发症，是引起致残和死亡的主要原因。血管痉挛产生的机制是复杂的，主要原因包括：

（1）红细胞破坏后释放出的多种致血管痉挛物质，如氧合血红蛋白、组胺、血清素、前列腺素、儿茶酚胺、血管紧张素、血栓素 A 等。

（2）由于炎症反应，代谢障碍及动脉壁持续收缩后引起血管壁损伤。

（3）血管的正常扩张机制的受损等因素。

血管痉挛在蛛网膜下腔出血后 3～5 天即可出现，出血后 5～14 天是血管痉挛的高峰期，一般延续 2～4 周后血管痉挛逐渐消失。其中 32%～36%血管痉挛的病人会表现出神经损害症状。临床症状的严重性与血管痉挛的部位、持续时间、痉挛程度、侧支循环的建立等因素有关，常呈急性或亚急性临床过程，表现出局灶的或广泛的神经系统症状和体征，如突发头痛、呕吐、意识障碍或原有意识障碍加深、肢体感觉、运动障碍等。经颅多普勒检查（TCD），在临床上常作为动态监护脑血管痉挛的手段。

43. 血管痉挛的防治

蛛网膜下腔出血一旦确诊，应常规、早期、预防性应用防止血管痉挛的药物，即在脑缺血性损伤发生以前用药。经多年临床研究，钙拮抗剂对预防蛛网膜下腔出血所致的血管痉挛的疗效获得肯定，远期疗效能明显减少由于迟发性脑缺血引起的致残率和病死率。由于钙拮抗剂不能使已有血管痉挛回复，无解痉作用，但能减轻血管痉挛所引起的临床症状，因此需要早期、预防性使用。常用药物有：

（1）尼莫地平　6mg，溶于葡萄糖溶液或生理盐水里面，在蛛网膜下腔出血发生后立即应用，每日 1 次，连续用药 21 天。或采用口服，60mg，每 4 小时 1 次，连续用药 21 小时。

（2）尼卡地平　20～40mg，口服，每 4～6 小时 1 次，连续用 2～3 周。

（3）氟桂利嗪（西比灵） 本药能选择性抑制钙离子流入细胞内，可解除血管痉挛，增加血流量。10mg，每晚 1 次，口服。

（4）桂利嗪 25～50mg，每日 3 次，饭后服。

44. 急性脑出血及重型颅脑损伤患者应如何预防和治疗消化道出血

消化道出血多系脑出血及重型颅脑损伤患者发病后消化道应激性溃疡，多在 1 周后出现，与病情严重程序有一定的关系。组胺 H_2 受体阻滞剂及酸泵抑制剂可用于这一并发症的预防。口服抑酸剂：奥美拉唑 20mg，每日 2 次；或雷尼替丁 150mg，每日 2～3 次；亦可口服云南白药。静脉用药：西咪替丁 0.2g/次，雷尼替丁 50mg/次，每日 2 次，或奥美拉唑 20mg，每日 1 次。同时在治疗过程中尽量少用或不使用糖皮质激素。

45. 颅脑术后患者饮食如何安排

（1）术后禁食，患者首选静脉内补充液体以防呕吐而引起吸入性肺炎等并发症。

（2）术后 3 天，根据患者清醒程度选择不同的饮食，术后昏迷患者，选择鼻饲流质食物并且是高蛋白、高热能、高维生素、易消化的流质，如混合奶，每 2～3 小时 1 次，每日 6～7 次，每次 200～300ml，温度 38～41℃。术后清醒患者第二天便可给予流质饮食，少量多餐，宜选用牛奶、豆浆、鸡蛋汤、肉汤、蔬菜汁等。

（3）术后 7～10 天视患者恢复情况，改为半流质饮食宜选用清淡、高蛋白、易消化、高热能、低脂肪，如大米粥、面条、稀饭、鸡蛋、豆腐脑等少量多餐。

（4）术后 2 周改为软食，食物烹饪时切碎、炖烂、煮软，每日 3 餐，因蔬菜切碎、煮软维生素损失较多，所以要补充维生素 C 含量丰富的食物，如番茄汁、鲜果汁、菜汁等。

（5）术后 1 个月改为普通饮食，荤素搭配，保证营养，防止便秘。

46. 开放性颅脑损伤患者怎样预防颅内感染

开放性颅脑操作应及时清创和常规应用抗生素，有脑脊液耳漏者，要注意保持耳鼻口腔的清洁，尽可能避免掏鼻孔、打喷嚏、保持大便通畅，勿用力排便，严禁堵塞或用水冲洗耳鼻以及经鼻吸痰和插胃管，以免引起逆行感染。每日测体温 4 次密切观察有无颅内感染征象。

47. 怎样做好重型颅脑损伤患者的急救护理

（1）症状观察及护理 首先了解患者受伤时间、原因及病情发展过程等。严密观察患者生命体重及意识、瞳孔、肢体活动情况，特别注意患者有无休克、颅内出血、脑疝、机体其他部位的并发症。迅速建立静脉通路，对脑疝患者应立即静脉滴注脱水药，有颅内血肿的患者做好术前准备工作。

（2）保持呼吸道通畅 重型颅脑损伤患者多伴有不同程度的意识障碍，故应采取侧卧位，半卧位，头偏向一侧，以利于呼吸道分泌物排出，防止呕吐物误吸引起窒息。舌后坠阻塞呼吸道应放置导气管或用舌封将舌拉出，必要时行气管切开。

（3）纠正休克 开放型颅脑损伤时引起失血性休克，应使患者保持侧卧，注意保暖，保持血流量。

（4）转送患者 当患者休克得到初步纠正，生命体征相对平稳后，方可转运。当伴发其他脏器损伤和骨折时，应当初步处理后再转送，转送途中应备好急救物品，并严密监测生命体征、意识、瞳孔、肢体活动及伤口情况，保持呼吸道通畅。

48. 怎样做好经蝶窦垂体腺瘤切除患者的术前护理

（1）预防术后伤口感染 经蝶窦垂体腺瘤切除患者，术前 3 天常规使用复方硼砂溶液漱口，用 0.25%氯霉素眼药水及新麻液滴鼻，每日 4 次，每次 2～3 滴，滴药时采取平卧仰头位，使药液充分进入鼻腔。

（2）皮肤准备　经蝶窦垂体腺瘤手术患者要剪鼻毛，操作时要精神集中，动作轻稳，防止损伤鼻黏膜而致鼻腔感染。观察有无口鼻疾患，如牙龈炎、鼻腔疖肿等。如有感染存在，需暂停手术。另外行右肢内侧备皮 10～200cm^2，以便手术中取皮下脂肪填塞蝶鞍。

49. 怎样做好经蝶窦垂体腺瘤切除术后患者伤口护理

术后 3 天鼻腔充填纱条取出后，用 0.25%氯霉素眼药水及新麻液滴鼻，每日 4 次，每次 2～3 滴，防止感染。

50. 怎样做好经蝶窦垂体腺瘤切除术后患者口腔护理

由于术后鼻腔用纱布填塞止血，患者只能张口呼吸，应加强口腔护理，并用湿纱布盖于口唇处，保持口腔湿润，减轻不适。

51. 何为去皮质状态

去皮质状态是大脑脚以上内囊或皮质的广泛损害所致。其临床特点主要是患者长期呈昏迷状态，头朝向一侧扭转，两上肢屈曲，两下肢伸直和内旋，患者可保留脑干功能、角膜反射及咽反射。

52. 何为去大脑强直状态

去大脑强直是中脑损害的一种特殊表现，患者全身肌张力增高，尤以伸肌为著，头颈和躯干后伸，两上肢强直性伸展和内旋，两下肢过伸，严重者可呈角弓反张。

53. 瞳孔的观察

正常成人瞳孔大体为 2～5mm，新生儿和乳幼儿瞳孔比成人小，青春期瞳孔最大，以后随着年龄增大而逐渐缩小，老年人和脑动脉硬化的病人瞳孔相对更小。正常人瞳孔小于 2mm，称之为瞳孔缩小，大于 5mm 称之为瞳孔散大。瞳孔或由副交感神经的缩瞳神经和交感神经的扩瞳神经支配，两者收缩与松弛相互协调，动态平衡决定瞳孔的大小。检查瞳孔时易用聚光电珠，观察瞳孔的大小、形状（圆形、椭圆形或不规则形）、直接对光反应和间接对光反应（灵敏、迟钝或消失）。

54. 一侧瞳孔散大见于哪些疾病

（1）动眼神经损伤　患侧瞳孔散大，直接和间接反射均消失。

（2）小脑幕切迹疝　早期患者瞳孔暂时缩小，光反应迟钝，继而瞳孔散大，光反射消失，晚期双侧瞳孔散大。

（3）视神经或视网膜损伤　表现为患侧瞳孔散大并失明，患侧瞳孔直接对光反应和对侧瞳孔间接对光反应消失。

55. 糖代谢的监测

乳酸含量高低可以反映脑糖代谢的情况。由于乳酸透过血脑屏障差；但却很容易进入到脑脊液中，故脑脊液中乳酸测定常作为判断脑糖代谢的一个指标，其含量高低常与脑水肿的轻重相一致，乳酸水平越高，脑水肿越明显，脑损伤也越严重。

56. 神经外科危重症患者的特点

神经外科危重症患者主要有以下特点：

（1）昏迷患者多。

（2）患者病情变化快，随时会出现生命危险。

（3）并发症和合并症多。

（4）注重早期康复的介入。

57. 神经外科常见发热的类型

（1）中枢性高热　丘脑下部体温调节中枢损伤所致。不论是体温过高或过低，均显示下丘脑受到严重损害，对物理降温或升温反应不良者预后更差。中枢性高热的有患者常同时伴有意识障碍、尿崩及上消化道出血等下丘脑损伤症状。

（2）不规则热　颅脑手术后体温正常后又突然上升，且体温变化不规则，持续时间不定，应考虑是发生颅内或伤口感染。

（3）脑干损伤的体温变化　脑干损伤严重者可出现高热，体温调节中枢虽位于丘脑下部，但支配汗腺分泌和血管舒缩的交感神经纤维是通过脑干下达脊髓侧角。当脑干损伤后，可使下行的交感神经纤维麻痹而致汗腺分泌和呼吸、循环功能障碍，影响体热的散发。加之脑干伤常发生肌肉痉挛而产热增多，从而导致高热。但脑干功能衰竭时，体温可能不升。

58. 呼吸的监测

中枢神经系统疾病，尤其是重型颅脑损伤，常导致中枢性呼吸障碍，加这因颅脑伤并发支气管黏膜下出血、神经源性肺水肿及肺部感染等情况，呼吸常出现异常。所以，对神经外科危重病人的呼吸监测是十分必要的。①呼吸过快。患者的呼吸超过 3G/min，在一般情况下常提示脑缺氧及颅内压增高。当呼吸频率过快时，可引起呼吸性碱中毒，可导致心律失常等严重并发症，使有效通气量减少，进而加重脑组织缺氧。②呼吸过慢。呼吸过慢是指呼吸频率<10 次/分。这常提示脑疝，呼吸中枢直接遭受损害或不适当使用镇静止痛药，全麻术后未醒等呼吸中枢受抑制。

59. 成人呼吸窘迫综合征（ARDS）的监测与处理

颅脑伤可继发造成肺损伤，伤后并发的肺部感染及颅脑伤合并胸部伤是引发 ARDS 的因素。ARDS 以中枢性肺水肿为特征，表现为呼吸加快、窘迫；血气结果表现为不易缓解的低氧血症和代谢性酸中毒；肺部听诊早期可无体征，后期可闻及干、湿啰音；X 线胸片显示双侧肺浸润，呈斑片状阴影，边缘模糊，可融合成均匀致密毛玻璃样影。

一旦确诊应注意保持呼吸道通畅，控制肺部感染，多发伤、颅脑伤后院内获得性肺部感染，多发伤、颅及伤后院内获得性肺部感染是引发 ARDS 的首位高危因素，感染控制与否是预防和治疗 ARDS 的关键；纠正低氧血症，ARDS 由于广泛肺泡萎陷和肺水肿，肺顺应性下降，换气功能严重障碍，组织缺氧，因此必须给予机械通气治疗，以打断缺氧环节；限制输液量，减慢输液速度；应用利尿剂和脱水剂。

60. 血压的监测

（1）颅内压对于血压的影响　颅内压增高后，患者原有的血压水平难以使血流顺利进入颅腔，于是，脑干血压中枢受缺血的刺激而反射性的升高血压，克服增高的颅内压，维持适当的脑血流，这是一个自主控制的调节脑血流的病理生理机制。所以在处理上应以降低颅内压为主，切忌盲目地使用降血压药物降低血压，以免引起脑灌流量的减少，造成缺氧性脑损害，而且会因此加重颅内压增高，但是，当血压过高，有引起脑出血危险的可能时，酌情适量应用降压药物也是适当的。

（2）脑血管痉挛对血压的影响　脑血管痉挛发生后，造成脑组织缺血、缺氧，可反射性引起血压升高。这种血压升高同样是一种生理代偿作用。在处理上以治疗脑血管痉挛为主。患者患原发性高血压者，可以应用降血压药物。

61. 颅脑损伤后血糖的监测

颅脑损伤后儿茶酚胺和胰高糖素释放增加，刺激肝糖原分解，它们与皮质醇协同作用，使糖异生的底物增加，同时抑制胰岛素的正常生理作用，使全身处于高分解代谢状态，引起血糖增高。血糖可在颅脑损伤后瞬间升高，24 小时内达到峰值，持续一定时间后逐渐降至正常范围，颅脑损伤后 24 小时内血糖峰值与颅脑损伤的伤情和预后密切关联，伤情越重，血糖越高，预后也越差。Lam 指出，严重颅脑损伤患者若入院血糖≥8.3mmol/L 或急症开颅术后血糖≥11.1mmol/L 预后极差，并强调颅脑损伤患者入院时血糖含量≥11.1mmol/L 是预后不良的一个客观指标。高血糖可引起颅脑损伤进一步恶化或脑缺血。

62. 术后并发症颅内出血监测与处理

术后颅内血肿多发生在颅脑手术后24～48小时内，以脑内和硬脑膜外血肿较多见。其特点是：患者术后出现进行性意识障碍或清醒后又出现昏迷，同时伴有颅内压增高症状，如头痛、呕吐、躁动、血压增高和脉搏减慢等，或出现较明显的脑受压表现如单瘫、偏瘫、失语、一侧瞳孔散大或原有神经功能障碍加重等。发生与术中止血不彻底；术后患者躁动，引起颅内压增高，致使止血处再出血。一旦发现上述异常情况，应立即通知医生并及时进行头颅CT扫描，较大的颅内血肿，应迅速手术清除，必要时去骨瓣减压。

63. 术后脑水肿的监测与处理

脑水肿是开颅术后最常见的继发性病理生理变化之一，一般多在术后2～4天达到高峰。其临床特点是头痛、呕吐和血压升高、脉搏减慢等颅内压增高表现，严重时可发生脑疝。监测时间应为5～7天，一旦发现术后脑水肿主要处理方法为脱水、利尿、激素治疗，加用钙拮抗剂。护理上应注意抬高床头，控制补液量，每日2000～2500ml，准确记录出入液量，保证脱水剂的按时、快速滴入，密切观察意识、瞳孔、生命体征，术后脑水肿严重者，经上述保守治疗无效时，往往需要行去骨瓣减压或颞肌下减压术。

64. 术后癫痫的监测与处理

颅脑手术后患者局部脑组织都有不同程度的损伤和缺血缺氧，可诱发癫痫，特别是术前有癫痫的患者，术后仍可能再发作。

（1）早期癫痫发作　多在术后2～3天内出现，主要由于局部脑组织缺氧，大脑皮质受刺激而引起，此种癫痫发作多为暂时性，随脑循环改善和水肿消失，癫痫亦不再发作。

（2）晚期癫痫发作　由脑瘢痕附近癫痫病灶的间断放电引起，多发生在手术后几个月，这种发作常为持久性。癫痫发作时，护理人员应按医嘱立即注射抗癫痫 药物，并将牙垫置于患者上下白齿吸氧。抽搐发作时由于肢体和躯干肌肉剧烈抽动，可产生四肢或脊柱的骨折、脱位，因此，发作时要用力压近抽搐肢体，医护人员应保护患者至清醒。同时，观察癫痫发作过程、发作时间、持续时间、抽搐开始部位，向哪一侧扩展，抽搐后有无肢体瘫痪、意识改变、瞳孔变化、大小便失禁情况并记录。一旦术后患者发生癫痫，应立即给予苯妥英钠、苯巴比妥、地西泮等药物有效地控制其发作，以免癫痫频繁发作加重脑组织缺氧和脑水肿，对于长期应用药物而癫痫发作仍很频繁且严重者，可以考虑手术治疗。

65. 颅内感染的监测与处理

术后颅内感染主要表现为患者出现头痛伴中等程度发热，查体有颈项强直等脑膜刺激征表现。脑脊液化验白细胞增高或细菌培养阳性即可诊断。一旦出现颅内感染，应加强抗生素治疗，同时可鞘内注射对脑膜无刺激性的抗生素。如同时有切口感染及脑脊液漏应加强局部处理。

66. 消化道出血的监测与处理

术后消化道出血主要见于鞍区、第3脑室前部、第4脑室和脑干附近的病变的患者，损伤下丘脑和脑干，反射性引起消化道缺血，胃黏膜糜烂、溃疡，甚至发生穿孔，尤其是在应用大剂量肾上腺皮质激素或曾有溃疡病史者，更易发生，又称为“脑胃综合征”。临床表现为呕吐大量咖啡色胃内容物，排黑便，呃逆、肠蠕动减慢、腹胀等，出血多时血压下降或呈休克状态。胃穿孔时，出现腹膜炎症状。

如发现出血应及时处理，处理措施包括：①胃肠减压，冰盐水洗胃，必要时加入去甲肾上腺素1～2mg/100ml；②应用多种止血剂，如口服云南白药、止血粉、凝血酶，肌内注射或静脉滴注巴曲酶等；③应用西咪替丁、奥美拉唑（洛赛克）等减少胃酸分泌；④停止进食或停用肾上腺皮质激素类药物；⑤及时输血、补液，预防失血性休克；⑥出血不止可试行选择性胃肠道血管栓塞，也可经纤维胃镜用激光止血，胃穿孔时，可行胃大部切除术。

67. 神经外科危重症患者的护理要点

脑组织的耗氧量大，对缺氧的耐受能力极差，一旦二氧化碳蓄积，脑血管扩张，可使脑血容量剧增。而危重患者常伴有呼吸道不畅或肺部炎症，因缺氧而导致颅内压增高，加重病情。故保持呼吸道通畅，维持良好的气体交换是极为重要的。

（1）及时清除口腔及呼吸道的分泌物、呕吐物、凝血块等，虽预防肺炎及肺不张的重要措施。颅前窝骨折患者避免从鼻腔吸痰，以免感染侵入颅内。吸痰时动作轻柔，防止黏膜损伤。对有严重颅内压增高者，吸痰时更应注意勿使呛咳过剧而增加颅内压力。当患者仍有咳嗽反射时，也可适当予以刺激使之咳嗽，有利于排痰。

（2）患者采取侧卧或侧俯卧位，以利于呼吸道分泌物排出，防止呕吐物误吸而引起吸入性肺炎。一般每2小时翻身一次，翻身时叩击背部使痰松动，有利痰液的排出。

（3）舌后坠影响呼吸者，可采取侧卧并托起下颌，必要时放置口咽通气管以改善呼吸道的通气情况。

（4）周围性气道梗阻者，应避免分泌物逆流入气管，及时清除鼻咽部黏液及血性液体。

（5）中枢性呼吸障碍者，应行气管内插管辅助呼吸，给予呼吸兴奋剂，快速静脉注脱水剂，并须紧急手术，解除中枢压迫始能改善呼吸。

（6）颅脑损伤患者进行气管插管时要考虑是否并气道或颈髓损伤、意识障碍等特殊情况。

68. 脑室体外引流的护理

脑室持续引流术是经颅骨钻孔行脑室穿刺后在开颅手术中，将带有数个侧孔的引流管前端置于脑室内，末端外接一脑室引流瓶，将脑脊液引流出体外的一项技术。

（1）密切观察引流是否通畅　肉眼观察：在引流通畅状况下，脑室引流调节瓶内玻璃管中的液面可随患者的心跳与呼吸上下波动。波动不明显时，可嘱患者咳嗽或按压双侧静脉，使颅内压力暂时增高，液面即可上升，解除压迫后液面随即下降，证明引流通畅。

（2）详细观察引流液的量、颜色及引流速度

1）引流液量的观察：正常脑脊液的分泌量是0.3ml/min，400～500ml/24h。在颅内有继发感染、出血及脑脊液吸收功能下降或循环受阻时，其分泌量将相对增加。因此，必须每间24小时测量1次，并准确、详细记录于病因中。

2）此流液颜色及流速的观察：正常脑脊液是无色、清亮、透明的。若脑室内出血或正常脑室手术后，脑室引流液可呈血性，但此颜色应逐渐由深变淡，直至清亮。若引流液的血性程度突然增高，且引流速度明显加快，可能为脑室内再出血。此刻，在保持引流通畅的同时，应尽早行CT检查以查清病因；另外，应密切观察脑脊液有无混浊、深沉物，定时送常规检查。如患者出现体温升高、头痛、呕吐及脑膜刺激等颅内感染征象时，应做脑脊液细菌培养与药物敏感试验，给予抗生素治疗。

（3）适时控制脑脊液流速　脑室调节引流瓶悬挂的高度中控制脑脊液的流速，防止颅内压力的过高或过低，保持其适当的压力范围。

69. 脑室体外引流护理中如何控制脑脊液流速

（1）脑室引流调节瓶悬挂的高度通常应为引流瓶内中心玻璃管顶点高于脑室穿刺点15～20cm，这样，即可保持颅内压在150～200mmH_2O（1.47～1.96kPa）。

（2）根据患者颅内压监测数值随时调节引流瓶的高度，经过脑室持续引流使颅内压逐渐下降到正常水平。

（3）更换引流瓶和引流调节瓶高度时应避免引流瓶大幅度升降，以防引起颅内压和较大波动。

（4）脑室持续引流中的故障及处理。

70. 脑室持续引流中的故障及处理

（1）引流管曲折　护士应随时检查并保持引流管的正确位置，尤其是在协助患者翻身或进行各项操作后，均应仔细检查，若有曲折要及时予以纠正。

（2）引流管脱出　防止引流管脱出是保证脑室引流成功的关键，为此，应做好以下护理工作：

1）对清醒患者，应向其进行解释与指导以取得主动合作。

2）对意识障碍者，可用布制约速带在其胸部或四肢上适当加以约束。

3）引流管穿出头皮处要用缝线固定1～2针，且松紧适宜，过紧会影响引流，过松则易脱出，局部覆盖的敷料也应以胶布牢靠固定。

4）各连接管应稍长，以利患者头部的活动。

5）切勿将引流管固定在床上，以免头部转动时将引流管拔出。一旦引流管脱出，切不可将其插回脑室内。应立即用无菌敷料覆盖创口并协助医师处理；若为连接管接头处脱开，应及时夹闭引流管上端，在无菌操作下迅速更换一套脑室引流装置。

71. 颅室感染的预防

脑室引流管旋转过程中易致颅内感染，如并发脑室感染、脑膜炎等，严重者可危及生命。因此，应做好以下预防工作。

（1）保持穿刺部位的清洁与干燥

1）患者头下应置一无菌治疗巾，将引流管置于其上。

2）头皮穿刺处应每日用碘酒、乙醇消毒1次并更换敷料。

3）引流管周围敷料应保持干燥，如敷料被浸湿，应查明原因及时更换。

（2）保持引流系统的无菌和密闭

1）脑室引流管与引流调节瓶导管连接外用无菌纱布包裹。

2）不可任意拆卸引流管或在引流管上进行穿刺。

3）引流瓶及储液瓶应每日更换1次。

（3）严防脑脊液倒流

1）更换引流瓶时应夹闭此流管。

2）储液瓶应放在床下或挂于床旁，瓶内引流液应及时倒掉。

3）搬动患者时，也应暂时夹闭引流管，并注意保护引流瓶，严防破裂。

（4）保持病室内清洁　病室内不得有污染堆积，定时通见换气并用紫外线做空气消毒。

（5）合理应用抗生素。

（6）病情允许时应尽早拔除脑室引流管。

72. 脑室引流管的拔管指征

（1）患者意识好转，自觉头痛感减轻。

（2）颅内压< 1.96kPa（$200mmH_2O$）。

（3）原血性脑脊液的颜色变浅，或原脓性脑脊液的颜色已转为清亮，白细胞$<20\times10^6/L$。

（4）脑脊液细菌培养证实无菌生长。

（5）置管时间已超过第7天，如需继续引流则需重重新更换部位。

73. 脑室引流管的拔管的步骤

对梗阻性脑积水及颅内高压的患者，拔管前应做适应性试验；先将脑室引流调节瓶抬高，使瓶中玻璃管内的液平面高于脑室穿刺点$400mmH_2O$（3.92kPa），或使脑室引流管与颅压监护仪连接，以控制脑脊液流出。观察 24 小时后，患者无不适感亦无脑脊液流出，或颅内压监测示其压力在$300mmH_2O$（2.94kPa）以下，即可夹闭脑室引流管。然后再继续观察24小时，若患者仍无不适感时，即可拔除引流管。脑室引流管拔除后，应缝合头皮切口，防止发生脑脊液漏，促使穿刺处头皮愈合。

74. 什么是体位护理

（1）一般体位　患者头部抬高 15°～30°时，ICP 相应升高；头位抬高<30°时，ICP 下降；当头位低于 10°、高于 30°或颈部扭曲时都会引起 ICP 增高，这是因颅内静脉回流受阻所致。而患者头部抬高 15°～30°，其头、颈、胸在同一斜面时，有利于颅内静脉回流减轻脑水肿，改善脑循环代谢，是脑外伤患者的最佳体位。

（2）休克体位　颅脑疾病伴有休克患者应取中凹位（下肢与躯干各抬高 20°～30°），或平卧，以利从静脉回心血量增加，改善脑血流。

（3）昏迷体位　昏迷伴呕吐者宜取侧卧位或侧俯卧位以防误吸；昏迷伴有舌后坠者向前轻托下颌角，纠正舌后坠，将患者头转向一侧，后仰，以确保呼吸道通畅。

（4）手术体位　颅后窝开颅手术后，应取侧卧或侧俯卧位，面部稍向下，以利分泌物引流。当患者向另一侧翻身时，应有人扶头部避免扭转；体积较大的肿瘤切除后，颅腔遗留一大的空隙，术后 24 小时内，应禁止患侧头部在下方，防止脑的突然移位，引起脑干功能衰竭危象。经 24 小时后，脑组织肿胀将腔隙充满，再采用病侧卧位才可减少危险；颅后窝一侧大的肿瘤切除后，也可突然发生脑干移位而出现呼吸或循环功能衰竭，故手术后数日内，应避免头的患侧在下；脊柱脊髓手术后，患者可取仰卧或侧卧，翻身时注意轴线翻身，防止脊柱屈曲或扭转。

75. 亚低温治疗的护理

（1）亚低温治疗适应证

1）广泛性脑挫裂伤、脑水肿、脑肿胀的患者。

2）脑干损伤。

3）GCS<8 分。

4）年龄 18～70 岁。

5）难以控制的中枢性高热。

（2）亚低温治疗禁忌证　①失血性休克；②患有严重的心肺疾患。

（3）亚低温治疗方法　半导体降温毯+肌松冬眠+呼吸机辅助呼吸。

强调频脑伤后应及早开始亚低温治疗，最好能在伤后 6～8 小时开始降温治疗。

（4）亚低温治疗期间监护要点

1）呼吸系统功能：亚低温可以引起呼吸减慢，换气量和潮气量下降，甚至呼吸抑制。应注意观察患者的呼吸频率、方式、动脉血气指标等，必要时使用呼吸机辅助呼吸。

2）循环系统功能：亚低温可以使患者的心率减慢、血压降低、心是图改变，严重时可出现心律失常。亚低温治疗期间最好设有 24 小时动态心电监护。

3）体温、脑温、体温与脑温的监测是亚低温监护的重要内容。体温一般以肛温或膀胱温度表示，维持在 28～34℃，最好在 32～34℃的范围比较安全，并发症少。

4）防止感染：防止因免疫功能抑制而引起败血症、呼吸系统及泌尿系统感染等。

76. 躁动不安的患者如何护理

（1）分析躁动不安发生的原因　额叶脑挫裂伤，脑内血肿、脑水肿和脑肿胀所致的颅内高压状态，呼吸道不畅所致的缺氧，尿潴留引起的膀胱过度充盈，大便干结引起的强烈排便反射，以及冷、热、痛、痒、饥饿等。

（2）严密观察患者的状态变化　当患者由安静突然转入烦躁，或由躁动突然转入安静，都应提高警惕，观察病情是否恶化，是否有颅内高压和呼吸道梗阻。

（3）慎用镇静剂　以免延误病情，对确诊额叶脑挫裂伤患者，可遵医嘱适当应用镇静剂。

（4）防止外伤　可加床档，以防坠床，有专人守护，不可强加约束，捆绑四肢，以免患者挣扎使颅内压进一步增高。

77. 皮肤护理

皮肤护理的重点是防治压疮。神经外科患者中，昏迷、截瘫和大小便失禁者，由于长期卧床，局部受刺激，血液循环障碍，长期卧床，局部受刺激，血液循环障碍，容易发生压疮。预防压疮的要点是勤翻身并保持皮肤的清洁和干燥，避免长期受压。要求每 2 小时翻身 1 次（应用海绵褥时可酌情延长间隔时间）。翻身时，不可在床褥上拖拉以免擦伤皮肤。对于易发生压疮的部位，如骶尾部、髂后上嵴、股骨大粗隆、踝部、足跟部、肩胛部、耳壳和头皮等处，更应注意保护，避免长时间受压。可在这些部位垫以气袋。床单保持平整干燥，大小便浸湿后，随时更换。每周至少擦澡或洗澡 1 次。增强营养及提高周身抵抗力也极为重要。

第三十八章　昏迷患者的护理

1. 意识的概念

意识是机体对自身及外界环境感知并能做出正确反应的状态。

2. 意识障碍的概念

意识障碍则是机体对外界环境的刺激缺乏反应的一种病理状态。

3. 意识障碍的分类

按意识障碍的严重程度临床分为嗜睡、意识模糊、昏睡和昏迷四种表现。

4. 昏迷的概念

昏迷是最严重的意识障碍，是高级神经活动对内、外环境的刺激处于抑制状态，生命体征存在而意识完全丧失，对外界刺激不起反应。

5. 昏迷的病因及发病机制

昏迷不是疾病，而是症状，许多疾病都可以引起昏迷。昏迷的常见病因按其病变部位分为两大类：

（1）神经系统疾病

1）颅内感染：如脑膜炎、脑炎、脑脓肿等。

2）颅脑疾患：①脑血管疾病，脑循环障碍（包括缺血、出血、栓塞、血栓形成等）、蛛网膜下腔出血等；②颅脑外伤，如脑震荡、脑挫裂伤、颅内血肿（硬膜外、硬膜下、脑内血）；③脑脓肿；④脑寄生虫病：急性脑型血吸虫病、脑型疟疾等；⑤癫痫、癫痫发作后昏迷。

（2）全身性疾病

1）急性感染性疾病：感染性休克、败血症、中毒性肺炎、中毒型细菌性痢疾、流行性出血热等。

2）内分泌与代谢障碍：甲状腺疾患（甲状腺危象、甲状腺功能减退）、重症肝病、肺性脑病、肝性脑病、糖尿病酮症酸中毒、低血糖昏迷、尿毒症等。

3）水电解质平衡紊乱：稀释性低钠血症（水中毒）、低氯血性碱中毒、高氯血性酸中毒。

4）外因性中毒：农药类中毒、工业毒物中毒、药物类中毒、植物类中毒、动物类中毒。

5）物理性或机械性损害：中暑、淹溺、触虫、低温、高山病、减压病等。

6. 昏迷患者的健康史询问

昏迷病史对疾病的诊断具有十分重要的意义。一般包括下面几方面内容：

（1）发病方式　了解昏迷的起始及发病过程，为进一步诊治提供线索。急性起病者多见于急性感染、颅脑外伤、中毒、触电等；亚急性发病则以代谢性脑病、化学伤、放射伤多见；起病缓慢者，常见于尿毒症、肝性脑病、颅内占位性病变等；瞬时昏迷多见于癫痫大发作后和一过性脑供血不足。

（2）伴随症状和体征　许多症状和体征能提示脑损害的部位或性质，可帮助诊断。反复头痛、呕吐伴偏瘫多见于脑出血、颅脑外伤和脑占位病变等；昏迷伴有脑膜刺激征，常见于脑膜炎或蛛网膜下腔出血等；伴抽搐常见于癫痫等。

（3）发病年龄和季节　年幼者，春季发病以流行性脑膜炎多见；夏秋季则常见于乙脑、中毒性菌痢等，青壮年以脑血管畸形为多。

（4）发病现场　应询问发病现场的环境情况。如现场发现安眠药瓶和农药瓶遗留，应注意安眠药中毒和有机磷农药中毒。

（5）既往史　了解有无原发疾病，如高血压、癫痫、糖尿病和心、肺、脑、肝、肾等重要脏器疾病史，以确定有无急性脑血管病、低血糖或血糖过高，心脑综合征、肺性脑病、肝性昏迷和尿毒症的可能。询问有无外伤史、服药史等。

7. 昏迷的临床分级

其主要特征为随意运动丧失（包括失去运用语言、文字及工具的能力），对外界刺激失去正常反应并出现病理反射活动。昏迷程度的临床分级：

（1）浅昏迷　患者的随意运动丧失，对周围事物和声音、强光等刺激均无反应，仅对强烈的疼痛刺激（如压迫眶上神经），有肢体简单的防御性运动和呻吟伴痛苦表情。各种生理反射如吞咽、咳嗽、瞳孔对光、角膜反射等存在。脉搏、呼吸、血压无明显变化。可出现大小便潴留或失禁。

（2）中度昏迷　对周围事物及各种刺激全无反应，对剧烈刺激偶可出现防御反射。各种生理反射均减弱。脉搏、呼吸、血压有所变化。大小便潴留或失禁。

（3）深昏迷　全身肌肉松弛，对周围事物和各种刺激全无反应，各种反射均消失。呼吸不规则，血压下降，大小便失禁。

8. 昏迷患者的护理体检

（1）判断意识障碍程度　判断患者的意识障碍程度可以根据患者的语言应答反应、疼痛刺激反应、肢体活动、瞳孔大小和对光反应、角膜反射等检查做出。意识障碍包括嗜睡、意识模糊、昏睡、昏迷等程度不同的表现，临床中其各种不同程度表现不是固定的，而是随疾病的发展变化的。首先应区分不同程度的意识障碍。

1）嗜睡：患者呈持续睡眠状态，但可被声音、疼痛或光照等轻度刺激唤醒，醒后能正确、简单的回答问题和做出各种反应，反应较迟钝，刺激去除后很快又再入睡。此为程度最轻的意识障碍。

2）意识模糊：患者表现对时间、地点、人物的定向能力发生障碍，思想混乱，语言表达无连贯性，应答错误，可有错觉、幻觉、兴奋躁动、精神错乱、谵语等表现。

3）昏睡：患者处于沉睡状态，仅能被压眼眶、用力摇动身体等较强的刺激唤醒。一旦刺激停止，立刻又进入深睡状态。醒后回答问题困难。

4）昏迷：则是最严重的意识障碍。

（2）昏迷量表的使用　目前格拉斯哥昏迷分级（GCS）计分法检查为世界许多国家所采有，它根据患者的睁眼、语言和运动 3 种反应共 15 项检查给予评分，从而对患者的意识状态进行判断。该方法还能对病情发展、预后、指导临床治疗提供较为可信的客观数据。判断时对患者分别测 3 种反应并予以记录，再将各个反应项目的分值相加，求其总和，即可得到被查患者的意识障碍程度的客观分数。正常人为 15 分。8 分以下为昏迷，3 分者为深度昏迷。

GCS 计分与预后有密切相关性，计分越低，预后越差。>8 分者预后较好，<8 分以下者预后较差，<5 分者死亡率较高。但对 3 岁以下幼儿、听力丧失老人、不合作者、情绪不稳定者及语言不通者进行 CGS 评分时可能评分偏低，因此需要结合病史和体检结果综合考虑，以确定患者的意识障碍程度。

9. GCS 昏迷评分指标（表 38-1）

表 38-1　GCS 昏迷评分指标

睁眼反应	评分	语言反应	评分	运动反应	评分
自主睁眼	4	语言正常	5	能按指令动作	6
呼唤睁眼	3	言语不当	4	对刺痛能定位	5
刺激睁眼	2	言语错乱	3	对刺痛能躲避	4
不睁眼	1	言语难辨	2	刺痛时肢体屈曲	3
		不能言语	1	刺痛时肢体过伸	2
				对刺痛无任何反应	1

10. 昏迷患者的心理社会状况评估

意外昏迷，常常使家属毫无思想准备，而产生精神恐惧、不安的心理。为排除患者服用药物中毒、自杀等可能因素，应尽量详细询问患者日常思想情绪、工作情况、家庭生活情况，了解有无精神刺激因素。

11. 对昏迷患者的辅助检查

（1）常规检查　可做血、尿、大便常规及血糖、电解质、血氨、血清酶、肝肾功能、血气分析等检查，根据以上常规检查结果，进一步选择特殊检查以辅助昏迷的诊断。

（2）特殊检查　根据病情选择心电图、X 线摄片和 B 型超声检查。对疑有颅内病变者可要根据需要选择脑电图、CT、磁共振、X 线脑血管造影等检查。

12. 昏迷患者的护理诊断

（1）意识障碍　与各种原因引起的大脑皮质和中脑的网状结构发生高度抑制有关。

（2）清理呼吸道无效　与患者意识丧失不能正常咳嗽有关。

（3）有皮肤完整性受损的危险　与患者意识丧失而不能自主调节体位、长期卧床有关。

（4）有感染的危险　与昏迷患者的机体抵抗力下降、呼吸道分泌物排除不畅有关。

13. 昏迷患者的护理目标

（1）患者的昏迷程度减轻或消失。

（2）患者能有效排痰，呼吸道通畅。

（3）患者的皮肤保持完整，无压疮发生。

（4）患者无感染发生。

14. 昏迷患者的病因治疗

病因明确者应尽快消除病因。如一氧化碳中毒者立即给予高压氧治疗；低血糖昏迷立即给予补充高渗葡萄糖液；高血糖性昏迷以胰岛素纠正血糖；有机磷中毒者立即给予阿托品、胆碱酯酶复能剂等；颅内占位性病变致昏迷者尽早行开颅术根治病灶；感染患者及时有效地给予抗生素治疗；肝性脑病者给予谷氨酸等药物治疗。

15. 昏迷患者的对症支持治疗

首先要维护其生命功能，保持呼吸道通畅。为维护正常的通气功能，必要时行气管插管、气管切开、呼吸机辅助呼吸。对心跳呼吸骤停者给予心肺复苏，尽快建立有效的静脉输液通路，维持循环功能及输注抢救药物。颅内压增高者给予甘露醇脱水降颅压。为保证患者足够的能量及营养，积极补充营养液，纠正水电解质紊乱及酸碱失衡。

16. 昏迷患者保护脑细胞的意义

为降低脑代谢、减少氧耗，予头部置冰袋或冰帽等；高热、躁动、抽搐者可用镇静、人工冬眠疗法；为保证足够的脑灌注压，促进脑功能的恢复，减少致残率，可适当应用三磷酸腺苷（ATP）、辅酶 A、胞磷胆碱、脑活素、纳洛酮、吡拉西坦、多种维生素等。

17. 生命体征的观察

通过对生命体征的观察和记录，可随时对病情做出正确的判断，预测病情变化的趋势，及时采取措施预防病情恶化。主要观察项目有：

（1）神志　见前述体格检查。

（2）体温　体温升高可考虑下列疾病：脑炎、脑膜炎及癫痫持续状态等；急骤高热提示脑干出血、中暑、抗胆碱能药物中毒；体温过低见于休克、低血糖、巴妥类药物中毒、下部脑干病变。

（3）脉搏　脉搏增快可见于高热或感染性疾病，如增快至 170 次/分以上则见于心脏异位节律；

脉搏变慢见于颅内压增高，如减慢至40次/分，则见于心肌梗死、房室传导阻滞；脉搏先慢后快伴血压下降，考虑脑疝压迫脑干，延髓生命中枢衰竭。

（4）呼吸　呼吸深大见于代谢性酸中毒、糖尿病、尿毒症、败血症、严重缺氧等；呼吸减弱见于肺功能不全、镇静剂中毒、下部脑干病变等。呼吸异常伴气味异常；糖尿病呼吸气味呈烂苹果味；尿毒症呈氨气味；肝性脑病呈腐臭味；有机磷中毒呈大蒜味；乙醇中毒呈乙醇味。

（5）血压　血压升高明显多为高血压心脏病、子痫、颅内压增高等；血压速降可见于休克、心肌梗死、中毒性痢疾、糖尿病昏迷、安眠镇静剂中毒等。

（6）瞳孔　观察昏迷患者的瞳孔变化，对确定昏迷的病因、损害部位、病变程度、抢救治疗和预后判断帮助极大，是昏迷的重要观察指标。

（7）眼底　在颅脑外伤或颅内出后12～24小时可出现视神经乳头水肿；糖尿病、尿毒症、高血压脑病、血液病时可见视网膜出现广泛的渗出物或出血。

（8）脑膜刺激征　脑膜刺激征包括颈部抵抗、布氏征、克氏征等。阳性反应见于蛛网膜下腔出血，各种脑膜炎、脑炎或枕大孔疝。

（9）皮肤　皮肤发绀提示缺氧；皮肤呈樱桃红色可能为一氧化碳中毒；皮肤淤点见于细菌性、真菌性败血症或流行性脑脊髓炎和血小板减少性紫癜；皮肤色素沉着见于肾上腺皮质功能减退。

（10）运动功能　对侧大脑半球病变常出现偏瘫；肌张力增高常见于基底节和外囊处病变；肌张力降低则多见于急性皮质脊髓束受损；而深昏迷时肌张力完全松弛；扑翼样震颤或多灶性肌阵挛为代谢性脑病和肝性脑病常见。

（11）反射与病理征　脑局限性病变常表现为单侧角膜反射、腹壁反射或提睾反射减弱或消失，以及深反射亢进或病理征等。以上改变若呈双侧对称性多与昏迷有关；如昏迷加深则表现为浅反射减退甚至消失而深反射由亢进转为消失。

18. 昏迷患者的瞳孔观察

（1）双侧瞳孔散大　常见于濒死状态、严重尿毒症、子痫、癫痫发作以及阿托品类药物、一氧化碳、二氧化碳中毒等。

（2）双侧瞳孔缩小　可见于脑桥出血、吗啡类、巴比妥类、有机磷类药物中毒等。

（3）一侧瞳孔散大　可见于动眼神经麻痹、小脑幕切迹疝。

（4）一侧瞳孔缩小　可见于脑疝发生早期、颈交感神经麻痹。

19. 昏迷患者的一般护理

（1）对昏迷患者的护理，应采取平卧位，头偏向一侧，防止呕吐物误吸造成窒息。帮助患者肩下垫高，使颈部舒展，防止舌后坠阻塞呼吸道，保持呼吸道通畅。

（2）饮食护理　给昏迷患者插胃管，采取管喂补充营养，保证患者每天摄入高热量、高蛋白、高维生素、易消化的流质饮食，并注意鼻饲管应用的护理。

（3）皮肤护理　及时更换衣服，保持床铺的清洁干燥；对大小便失禁患者，应及时清除脏衣服，用清水清洁会阴部皮肤，迅速更换干净的衣服，对长期尿失禁或尿潴留的患者，可留置尿管，定期开放（每4小时1次），每天更换一次尿袋，每周更换一次尿管，每天记录尿量和观察尿液颜色及性状，如患者意识转清后，应尽早拔出尿管，鼓励和锻炼患者自主排尿；如患者出汗，应及时抹干净，防止患者受凉。

（4）功能锻炼　昏迷患者由于不能自主调整体位，关节长期不活动，易引起挛缩和固定，丧失正常功能，所以护理此类患者时要注意保持肢体关节功能位，每天给予被动的肢体运动。

（5）心理护理　了解患者的社会背景、家庭和社会关系、经济状况等。对昏迷患者应做好家属的安慰，解释工作；对病情好转的患者，生活上多关心体贴患者，并鼓励亲属、朋友多给予情感支持，促进患者康复。

20. 昏迷患者的并发症的预防与护理

（1）口腔护理　坚持做好每日 3 次口腔护理，注意观察口腔有无真菌感染、黏膜溃疡及腮腺炎等并发症，及时给予针对性治疗。

（2）防止肺部感染　加强呼吸道湿化，定时翻身、叩背、及时吸除痰液，防止呼吸道分泌物或呕吐物吸入气道。定期更换吸氧导管，以保持清洁和通畅。

（3）预防褥疮　定时翻身，每 2 小时 1 次，必要时 30 分钟 1 次。给予局部皮肤组织按摩。保持患者皮肤和床单的清洁干燥。每日用温水清洁皮肤一次。注意在骨突部位垫气圈或海绵衬垫。对受压处可蘸少许 50%乙醇给予按摩，以改善局部血液循环。

（4）防止泌尿道感染　保持尿管通畅，避免尿管扭曲受压，引流管应保持向下，鼓励保证每日足够饮水量（病情不允许者除外）。每天注意保持尿道口清洁，观察引流出的尿液的质和量，发现感染征象应及时报告并处理。

21. 昏迷患者的健康教育

应向患者家属介绍如何照顾昏迷的患者，应注意哪些事项，并指导家属学会观察病情，及时发现恶化征象，及时就诊。如病情恶化，应保持镇静，及时与医生和护士联系。患者意识转清后，应向患者和家属宣传疾病的知识，指导他们如何避免诱发原发病情恶化的因素，以防止昏迷的再次发生。

第三十九章　重症创伤患者的护理

1. 创伤的分类有哪些

（1）按伤因分类　分为冷武器伤、火器伤、烧伤、冻伤、冲击伤、化学伤、放射损伤。

（2）按类型分类

1）开放性创伤：包括擦伤、切割伤、撕裂伤、刺伤、贯通伤。

2）闭合性创伤：包括挫伤、扭伤、挤压伤、闭合性脱位和骨折、脑震荡、闭合性内脏伤。

（3）按伤部分类　分为头（颈）、面、胸、腹（盆腔）、四肢（骨盆）、体表部伤。

（4）按伤情分类　分为轻度伤、中度伤、较重伤、严重伤、危重伤和特重伤。

2. 什么是应激反应，其特点是什么

应激反应又称适应综合征，是机体对一系列外界有害刺激所做出的旨在保护自己的综合反应。其特点是肾上腺素活动能力增加，体内产能底物的变化趋势由储存转向利用，以适应能量需求的变化和维持机体内环境的稳定。

3. 创伤后机体代谢变化分为几个时期，各时期特点是什么

创伤后机体代谢变化分为两个时期：休克期或称抑制期、高代谢期。

休克期特点为能量产生减少、耗氧下降、代谢速率减慢、体温降低，一般持续时间很短。

高代谢期为创伤后主要代谢变化，特点为血糖增高、组织对葡萄糖摄取增多，但完全氧化比例下降。

4. 创伤组织修复的基本过程分为哪几个阶段

（1）局部炎症反应期。

（2）细胞增殖分化期。

（3）组织修复重建期。

5. 伤口愈合分为哪几期，怎样区分

Ⅰ期愈合：伤口边缘直接接触缝合而获得的愈合。

Ⅱ期愈合：也称间接愈合，发生于创伤范围较大，坏死组织较多，并常伴有感染的伤口，由于伤缘不能直接对合，伤口被敞开并令其自然愈合。

Ⅲ期愈合：愈合是延迟数天或数周后主动介入伤口的闭合，其特点是对Ⅱ期伤口的人为干预。

6. 影响伤口愈合的常见因素有哪些

全身因素：年龄、营养障碍、代谢障碍、免疫功能低下、药物影响、遗传因素、低血容量。

局部因素：血供障碍、感染、出血、缝合技术、机械压力、缝合材料、组织缺损。

7. 什么是创伤严重程度评分

创伤严重程度评分就是应用量化和权重处理的患者生理指标或诊断名称等作为参数，经数学计算以显示伤情严重程度及预后的方案。

8. 院前创伤评分的方案有哪些

创伤指数、创伤记分、修正的创伤记分法、院前指数、CRAMS。

9. 创伤指数评分的具体方法是什么（表 39-1）

表 39-1　创伤指数评分的具体方法

创伤指数	1	2	3	4
部位	四肢	躯背	胸或腹	头活颈

续表

创伤指数	1	2	3	4
损伤方式	切割伤或挫伤	刺伤	钝挫伤	弹道伤
循环	正常	BP<102mmHg P>100 次/分	BP<80mmHg P>140 次/分	无脉搏
神志	嗜睡	嗜睡	半昏迷	昏迷
呼吸	胸痛	呼吸困难	发绀	呼吸暂停

注：9 以下为轻伤，仅需门诊治疗；10～16 为中度伤，要考虑留院观察；17 以上为危重伤，要考虑多系统脏器伤；21 以上病死率剧增；29 以上 80%一周内死亡

10. 创伤记分的具体方法是什么（表 39-2）

表 39-2　创伤记分的具体方法

项目	级别		评分
A 呼吸（次/分）	10～24		4
	25～35		3
	≥35		2
	≤10		1
	0		0
B 呼吸状态	正常		1
	浅或困难		0
C 收缩压	>12.0		4
	9.33～12.0		3
	6.67～9.33		2
	<6.67		1
	0		0
D 毛细血管充盈	<2s		2
	>2s		1
E 格拉斯哥昏迷指数	睁眼	自动睁眼	4
		呼唤睁眼	3
		刺痛睁眼	2
		不睁眼	1
	语言反应	回答切题	5
		回答不切题	4
		答非所问	3
		只能发音	2
		不能言语	1
	运动反应	按吩咐动作	5
		刺痛能定位	4
		刺痛能躲避	3
		刺痛躯体屈曲	2
		刺痛躯体伸展	1
A+B+C+D+E=创伤计分			

注：14 以上生理变化小，预后佳，96%存活；4～13 生理变化明显，抢救效果显著；<3 者，生理变化大，病死率>96%

11. 修正的创伤记分法具体方法是什么（表 39-3）

表 39-3　修正的创伤记分法具体方法

Glasgow 昏迷评分	收缩压（kPa）	呼吸频率（次/分）	评分
13～15	10～24	10～29	4
9～12	76～89	>29	3
6～8	50～75	6～9	2
4～5	1～49	1～5	1
≤3	0	0	0

注：>11 为轻伤，<11 为重伤

12. 院前评分的具体方法是什么（表 39-4）

表 39-4　院前评分方法

参数	级别	分值
收缩压（kPa）	>13.3	0
	11.5～13.3	1
	9.86～11.5	2
	0～9.86	5
脉率（次/分）	≥120	3
	5～119	0
	<50	5
呼吸	正常	0
	费力或浅	3
	<10 次/分或插管	5
神志	正常	0
	混乱或好斗	3
	无可理解的语言	5

注：<7 为重伤，病死率为 62%；>7 为轻伤，病死率为 0.15%

13. 院内创伤评分分为哪两大系统

院内创伤评分分为 AIS-ISS 系统和 APACHE 系统。

14. 院前急救的特点是什么

院前急救发生率高、生理紊乱严重、休克发生率高、病情变化快、容易漏诊、多发伤处理顺序上存在矛盾、伤后并发症和死亡率高。

15. 创伤救治链包括哪 4 个环节

早期到达基础生命支持、早期高级创伤生命支持、早期确定性治疗、早期康复治疗。

16. 美国分级急救模式中创伤中心分为哪四类

Ⅰ类创伤中心：是区域性的资源中心，有一整套服务，包括从预防计划到患者的康复，在整个地理区域作为创伤救护的最高级别的医院。

Ⅱ类创伤中心：能提供确定的患者救护，但还不具备Ⅰ类所有的资源，一些复杂的患者还需转送至Ⅰ类进行进一步的救护。

Ⅲ类创伤中心：只为一个社区设立，它没有前二者的能力，仅执行评估、复苏和固定，需要时它可以转送患者至Ⅰ、Ⅱ类中心进行进一步救护。

Ⅳ类创伤中心：仅为乡村或偏远地区服务，它仅提供早期固定，然后把患者转送至Ⅰ、Ⅱ、Ⅲ类创伤中心。

17. 我国区域性急救网络组成是什么

以较大医院为依托，实行分级救治，中心医院急救半径 5 千米，创伤中心急救半径 10～20 千米，建立全程“创伤急救绿色生命安全通道”，院外以急救中心 120、红十字会 999 为抢救主体，地面运载工具为主，院内形成外科抢救室→清创室→急诊手术室→EICU 病房的布局。

18. 创伤急救中分工合作的目标是什么

建立“以患者为中心”的模式，开展多发伤Ⅰ期治疗，即多发伤患者生命体征稳定或趋于稳定时，对多部位创伤同期进行修复治疗，突破专科限制，体现以人为本。

19. 创伤急救工作的程序是什么

应按“抢救→诊断→治疗”的程序进行。挽救生命为第 1 位，保留肢体，防止感染，避免和减少残废为第 2、3、4 位。

20. 创伤复苏时，初期评估的内容有哪些

快速评估，稳定气道、呼吸和循环；预测、快速确定和立即治疗危及生命的情况；建立有效的气道、供氧、通气和循环。

21. 伴发创伤的心肺功能恶化常见原因有哪些

（1）伴发于血管损伤的严重中枢神经系统损伤。

（2）呼吸系统障碍而导致的低氧血症。

（3）对重要脏器的直接损伤。

（4）潜在的医源性或其他区情况导致损伤。

（5）张力性气胸或心脏压塞导致的心输出量减少。

（6）失血导致的低血容量，使携氧能力下降。

（7）寒冷环境导致的继发性低体温。

22. 气道与通气需要插管的患者有哪些

（1）呼吸停止或呼吸衰竭。

（2）休克。

（3）严重颅脑外伤。

（4）无能力保护上呼吸道。

（5）胸部损伤。

（6）气道阻塞。

（7）伴发潜在气道阻塞的损伤。

（8）预期有机械通气支持的需要。

23. 紧急胸廓切开的适应证、禁忌证

（1）绝对适应证　胸部锐器伤，院内出现的创伤性心搏骤停或无反应的低血压（BP＜70mmHg）；胸部钝性伤，无反应的低血压（BP＜ 70mmHg）或胸腔引流管快速大量出血（总量＞1500ml，速度＞300ml/h，连续 3 小时）。

（2）相对适应证　胸部锐器伤（院前出现的创伤性心搏骤停）、胸部钝器伤（院内出现的创伤性心搏骤停）。

（3）禁忌证　非胸部钝性损伤、胸部钝器伤院前出现的心搏骤停、多发性钝性损伤、严重的颅脑损伤。

24. 创伤急救的手术分类有哪些

（1）第一类紧急手术　解除窒息、制止大出血、解除心脏压塞、封闭开放性气胸、引流张力性气胸、解除过高的颅内压。

（2）第二类优先手术　腹部脏器伤、应用止血带的血管伤、严重挤压伤、开放性骨折和关节伤，严重的软组织损伤、合并休克的患者。

（3）第三类及时手术　没有颅内压增高的颅脑损伤和脊髓伤、一般的非脏器伤、无窒息和大出血的颌面颈部伤、烧伤。

（4）第四类择期处理　除上述损伤外的其他损伤。

25. 创伤护理急救工作的步骤是什么

A（airway）：呼吸道是否通畅。

B（breathe）：呼吸动度、频率。

C（circulation）：脉搏、血压、末梢循环。

D（drug）：用药。

E（expose）：充分暴露。

F（follow）：密切配合医师进行诊断性操作。

G（gain or guardianship）：获得所有生命体征数据并密切观察其变化。

H（history）：对清醒患者追述创伤史和既往史。

I（inspect）：全身检查，防止漏诊。

26. 创伤患者监护项目包括哪些

创伤患者监护项目包括一般情况评价、呼吸系统监测、循环系统监测、肾功能监测、中枢神经系统监测。

27. 创伤患者一般情况评价的顺序及内容是什么

一问、二看、三摸、四测、五穿刺的顺序进行检诊。

一问：问伤情、受伤部位及做过何种处理。

二看：面色、呼吸、瞳孔及伤部情况。

三摸：摸皮肤温湿度、腹部压痛、反跳痛及四肢有无异常活动情况。

四测：体温、脉搏、呼吸、血压。

五穿刺：疑有胸腹伤者进行胸腹穿刺。

28. 库欣三联征的表现是什么

库欣三联征表现为血压升高、呼吸模式改变、脉率减少。

第四十章　多发伤患者的护理

1. 定义

创伤是物理、化学或生物因素造成的体表及内部结构紊乱和破坏，以及同时或相继出现的组织器官功能障碍。

多发伤是指在同一致伤因素作用下，人体同时或相继遭受 2 个或 2 个以上解剖部位或器官的严重损伤，而这些创伤又会相互影响，产生较严重的生理紊乱，并可危及生命。

2. 多发伤的病情特点

（1）应激反应重，伤情变化快，死亡率高。

（2）休克发生率高。5.8%～16.6%的严重多发伤患者直接死于失血性休克。多发上的休克种类有创伤性休克、失血性休克和心源性休克。

（3）严重低氧血症发生率高。严重多发伤往往伴有大量失血和通气功能障碍，因此严重低氧血症发生率高，动脉血氧分压多低于 50～60mmHg。

（4）容易漏诊和误诊：多发伤的特点是受伤部位多，往往同时存在开放伤和闭合伤，如果医护人员在接诊时忽视了隐蔽性损伤，会造成漏诊和误诊。

（5）并发症多且严重，后期感染发生率高。

（6）急诊处理矛盾多。

3. 多发伤的病理生理

（1）神经内分泌反应　创伤引起的疼痛、精神紧张、失血失液等刺激下丘脑-垂体轴，使促肾上腺皮质激素、抗利尿激素、生长激素等释放增多。创伤刺激交感神经-肾上腺髓质轴，使交感神经和肾上腺髓质释放儿茶酚胺增多。血容量减少刺激肾素-血管加压素-醛固酮系统，使醛固酮分泌增加。另外，胰高血糖素、甲状腺素等也可能在伤后增加。

肾上腺素、去甲肾上腺素等释放增多，使心率加快、心肌收缩力增强，外周和多数内脏的血管收缩，但一般能保证心、脑、肾的血液灌注，血压可保持和接近正常。儿茶酚胺可使肾上腺收缩致灌流量降低，抗利尿激素可使肾小管回吸收水增多，使尿量减少。醛固酮可使肾保钠排钾，对维持血容量起有利作用。当时，这种代偿能力是有限的，若创伤严重或失血过多且急救不及时，就会出现休克和器官功能障碍。

（2）代谢反应

1）蛋白质代谢：多发伤后，蛋白质代谢以分解代谢增加为特征，其标志是尿素排出量增加。

2）糖代谢：多发伤引起的出血和创伤多伴有血糖的急剧上升。

3）水、钠代谢：多发伤中常见以水、钠潴留为主的水、钠代谢异常。临床表现为尿量减少、比重增高、尿钠含量减少、尿钾排出增多。

（3）重要气管功能改变

1）心血管系统：心率加快、心肌收缩力增加以维持血压，保证生命器官的血液灌注。如果血容量显著减少，可出现低血容量休克。原有心脏病的患者受伤后心脏代偿能力低，易出现冠状动脉灌注不足、心律失常，甚至发生心力衰竭。

2）肺：创伤后机体能量需要增多、代谢增快，故呼吸增强以适应氧的需要和二氧化碳的排出。胸部伤可直接造成肺功能障碍，腹部伤可妨碍呼吸运动，由此可影响咳嗽，甚至引起肺不张。

多发伤还可导致成人呼吸窘迫综合征。

3）胃肠道：由于损伤应激后一些神经介质及肠激素分泌改变，以及损伤后发生的血容量、血流量的改变使胃肠道黏膜缺氧、缺血，导致黏膜发生糜烂、出血、溃疡，肠道菌群失调，细菌移位，可引起肠源性脓毒血症。

4）肾脏：严重损伤引起的休克导致肾血流量下降、肾小球率过滤减少，抗利尿激素的作用使肾小管重吸收增多。临床上常出现为尿少、比重增高、pH 降低。

5）肝脏：损伤后患者分解代谢增加，加重肝脏负担，可出现肝功能减弱。早期可无明显表现，在休克和缺氧时，肝功能可出现异常，表现为血清胆红系和氨基转移酶的增高。

6）血液系统：损伤时由于应激反应，血中白细胞增多，凝血机制也会发生变化。同时，损伤后肝功能异常，可能会出现凝血功能减退。后期，可发生弥散性血管内凝血。

（4）体温反应　常有发热，并发感染时体温明显增高，并发休克时体温反应受抑制，体温中枢受累严重时可发生高热或体温过低。

（5）免疫功能变化　严重损伤后机体的免疫功能可出现紊乱，包括免疫细胞和免疫分子的变化。

4. 多发伤的救治原则

多发伤患者在进入中心监护室后，应在不耽误抢救的前提下，进行临床评估，做出正确诊断，以便施行针对性治疗。诊断方法要求简便，尽量少搬动患者，并在最短的时间内明确是否存在危及生命的损伤，如活动性大出血、心肺和大血管损伤、脑疝、腹腔器官开放性损伤等，这些损伤需要紧急治疗。待病情稳定后，再进一步了解病史和体格检查。

5. 多发伤的病情判断

（1）判断有无威胁生命的征象

1）呼吸困难。

2）休克。

3）意识障碍。

（2）病史采集。

（3）系统检查。

（4）创伤严重程度评估。

6. 抢救多发伤的首要目的

中心监护的首要目的是稳定呼吸、循环及中枢神经系统功能。

7. 多发伤的治疗

（1）创伤后的处理

1）呼吸支持。

2）循环支持。

3）中枢神经系统支持。

（2）后续治疗

1）手术治疗。

2）预防感染。

8. 多发伤的加强护理

（1）一般监护　护理人员在协助医师对多发伤患者进行诊疗时，应按照“一问、二看、三摸、四测、五穿刺”的顺序，做出初步判断，明确处理重点。

一问：询问伤情、受伤部位及伤后做出何种处理。

二看：看面色呼吸、瞳孔及伤部情况。

三摸：感觉皮肤温度和湿度、腹部压痛、反跳痛及四肢有无异常活动情况。

四测：测温度、脉搏、呼吸、血压。

五穿刺：对疑有胸腹伤者应行胸腹穿刺，并做好记录。

对危重患者，观察的重点是意识、瞳孔、呼吸、血压等。

（2）实验室监测

1）尿液监测：每小时测量尿量，尿量小于 30ml/h 提示肾灌注不足。

2）血常规：在休克早期红细胞计数和血红蛋白仍可保持在正常范围。液体复苏后，血红蛋白与血细胞比容均下降。如果动态监测发现两者进行性下降，要考虑存在活动性出血的可能。

3）电解质：创伤休克时血清电解质往往发生显著变化，一方面使内环境紊乱。

4）血气分析：严重多发伤时，大多存在酸碱平衡紊乱。一般来讲，休克时的酸碱平衡紊乱多为代谢性酸中毒。

5）血糖：严重的应激反应，血糖升高。严重休克后期，如果葡萄糖来源断绝，再加上肾脏的血液灌注不足，肝脏的糖异生降低，可出现低血糖。

6）血乳酸：严重休克时，血中的乳酸水平上升。乳酸含量可反映细胞的缺氧程度。

（3）重要器官监护

1）呼吸系统监护：一是临床观察，另一方面是人工气道的管理。注意呼吸变化、神志变化和肤色变化。

2）循环系统监护：包括临床观察和监测。临床观察应从意识、皮肤色泽、体温、尿量等几方面监测。①用心功能心电监护仪监测心率、脉搏、无创血压及动脉血氧饱和度，并进行尿量的监测。应每 15～30 分钟监测并记录 1 次。如果心率快、脉搏细速，无创血压为 80/50mmHg，且脉压小于 30mmHg 并有进行性下降的趋势，则应每 5～10 分钟测量一次，同时通知医生处理。②监测中心静脉压。正常值为 5～12cmH_2O。③漂浮导管血流动力血监测。肺动脉楔压正常值为 8～12mmHg，大于 20mmHg 表示左心功能不全，小于 8mmHg 表示相对血容量不足。④动脉内置管连续监测动脉压、平均动脉压。

3）肾功能监护：①尿量。24 小时尿量少于 400ml 称为少尿，少于 100ml 称为无尿。②尿布中和尿渗透压。尿比重正常 1.003～1.025，当肾功能受损时，尿比重常低于 1.018；严重肾功能损害时，尿比重固定在 1.010 左右。尿渗透压正常值为 600～800mmol/L。③内生肌酐清除率。正常值为 1.17ml/（s^{-1} · 1.73m^2）[70ml/（min · 1.73m^2）] 以上，1.17～0.85ml/（s^{-1} · 1.73m^2）/ [70～51ml/（min · 1.73m^2）] 为肾功能轻度损害，0.84～0.52 ml/（s^{-1} · 1.73m^2）/ [50～31ml/（min · 1.73m^2）] 为中度受损，0.5ml/（s^{-1} · 1.73m^2）[30ml/（min · 1.73m^2）] 以下为重度受损。④生化检验。主要是血尿素氮和肌酐，用以监测肾小球的滤过功能。血尿素氮正常值为 3.213～7.14mmol/L，血肌酐正常值为 88.4～176.8μmol/L。

4）中枢神经系统监护：内容主要包括对意识、瞳孔的观察与判断。观察意识的方法是呼唤患者、询问问题，了解患者回答问题是否正确。观察瞳孔主要看瞳孔的大小、双侧瞳孔是否等大对称、对光反应是否灵敏。

第四十一章　重症烧伤患者的护理

1. 烧伤的定义

烧伤是由于热力（火焰、灼热气体、热液、固体）、电流化学物质（强酸、强碱等）、激光、放射线等作用于人体所造成的损伤，是一种常见的又是极为复杂的外伤性疾病。

2. 烧伤的常见病因

烧伤的常见病因是热力如高温气体、液体及金属、石块等，此外强酸、强碱、磷、镁、芥子气、电流、电弧、电磁、过量射线等造成的特殊原因烧伤也时有发生。

3. 烧伤的病理生理变化

烧伤的病理生理变化局部主要表现为皮肤毛细血管扩张、充血，血浆渗至细胞间隙形成水肿，如渗出较多则可积聚在表皮和真皮间形成水疱，同时部分上皮细胞可发生变质、坏死。重度烧伤可直接引起蛋白质凝固，组织脱水甚至碳化，皮肤形成焦痂及深层组织的坏死。全身表现主要为有效循环血量减少，血液浓缩，血黏度增加，电解质改变，代谢改变，免疫功能降低。

4. 根据生理病理变化及愈合过程，烧伤的病程可分哪几个阶段

烧伤的病程分为渗出期、急性感染期、创面修复期、康复期。

5. 根据烧伤面积和深度来分其烧伤严重程度的分哪几种

（1）轻度烧伤　成人烧伤面积≤10%，小儿总面积<5%的Ⅱ度烧伤。

（2）中度烧伤　成人烧伤总面积 11%～30%或Ⅲ度烧伤面积≤10%；小儿烧伤总面积 5%～15%。Ⅲ度烧伤面积<5%。

（3）重度烧伤　成人烧伤总面积 31%～50%或Ⅲ度烧伤面积 11%～20%；小儿烧伤总面积 5%～15%，Ⅲ度烧伤面积 5%～10%。总面积<31%但伴有全身情况严重或休克或有合并复合伤，中、重度吸入性损伤者亦为重度烧伤。

（4）特重度烧伤　成人烧伤总面积>51%，或Ⅲ度烧伤面积>20%；小儿烧伤总面积>5%，Ⅲ度烧伤面积>10%。

6. 烧伤的现场急救

（1）现场急救的关键是迅速排出致伤因素，创面用大量冷水冲洗后用清洁敷料包扎，尽量减轻继发性损伤，如有心跳、呼吸骤停者应立即行有效的人工呼吸和胸外按压。

（2）患者若有剧痛、烦躁不安，可给予镇静止痛剂，颅脑损伤或呼吸困难者慎用。

（3）严重烧伤患者早期复苏需遵循 ABC 方案：A.保持呼吸道通畅；B.维持正常呼吸功能；C.心血管功能维护。口渴者可饮用淡盐水或烧伤饮料，但不可大量引用，更不可喝白开水，以免发生水中毒，有条件者尽早建立静脉通道。

（4）伤员经急救后应迅速地转送到就近医院，尽量避免长途转运和反复搬动。转运过程中应注意保持呼吸道通畅，注意神志、脉搏、呼吸及尿量情况。

7. 早期清创术的时间

伤后 6～8 小时为宜。若休克不稳定，应从整体出发可不清创，凡伤后 24 小时入院或创面有感染者不予彻底清创，只做简单换药或创面的简单清理。

8. 早期清创术的方法

在良好的镇痛下，首先剃除烧伤部位及附近的毛发，清除创面上的污物，用高效皮肤消毒剂清洁创面上的污物，用高效皮肤消毒剂清洁创面及周围正常皮肤，最后用无菌敷料轻轻拭干创面后覆盖或包扎。

9. 烧伤休克的监测指标

（1）精神状态　当循环系统功能正常，脑血流灌注良好时，患者表现为神志清晰，安静合作；当脑组织灌注不良时，缺血缺氧，患者表现为烦躁不安、缺乏理智、不能合作，继续发展，则表现为神志恍惚，甚至昏迷。

（2）心率和脉搏　血流不足时，心脏搏动次数增多，以维持心排血量，一般维持心率在 120 次/分以下，小儿心率在 140 次/分左右，心音强而有力，超过此标准常表示复苏不利，补液量不足。

（3）血压　烧伤早期血压可以上升高或正常，表示休克代偿期，当血压下降，则表示休克已失代偿，因此血压变化不是判断早期休克较敏感和可靠的指标。

（4）尿量　对大面积烧伤患者应留置导尿管，维持尿量在 0.5～1.0ml/（kg·h）（或成人为 30～50ml/h）。

（5）末梢循环　皮肤黏膜苍白，肢体远端发凉，甲床颜色变淡和毛细血管充盈时间延长，表示血容量不足，组织灌注不良。

（6）静脉充盈，皮肤弹性和眼球张力　当失液引起血容量不足时，周围静脉充盈不良，甚至出现静脉塌陷、皮肤松弛、干燥及弹力减弱、眼球张力减低均表示脱水。

（7）口渴　是缺水和血容量不足的临床表现之一。

（8）恶心，呕吐　烧伤早期出现恶心，呕吐。

（9）其他监测指标

1）血红蛋白和血细胞比容可反映血液浓缩额程度，调整补液计划。

2）血清钾、钠、氯等离子浓度测定：便于及时调整电解质平衡，以及推算血浆渗透压。

3）血浆渗透压的测定：掌握体液渗透压的平衡。

4）动脉血气分析：便于了解休克期酸碱平衡情况，进而对休克程度和呼吸功能的判断有重要帮助。

5）3P 实验：了解重度休克时是否发生血管内凝血。

10. 烧伤休克的处理

（1）静脉补液　是防治烧伤休克的有效措施。国内常用的烧伤补液公式为：Ⅱ、Ⅲ度烧伤面积（%）× 体重（kg）× 1.5ml+2000ml=第 1 个 24 小时的补液总量（ml），其中晶体和胶体液之比为 2∶1，Ⅲ度烧伤面积广泛者可按 1∶1 掌握。烧伤后第一个 8 小时输入计划总量的一半，后两个 8 小时各输入计划总量的 1/4 量。伤后第二个 24 小时补充晶体和胶体体液为第 1 个 24 小时的半量，但仍需补给基础需要量 2000ml。

（2）口服补液　对烧伤不很严重的患者在静脉补液有困难，特别是面临大批患者时，可酌情给予适当的口服液。

（3）心功能的辅助治疗　严重烧伤心率明显增快达 140 次/分以上特别是补液开始较迟或补液不足，经心电图证实有心肌缺血性损害时，应考虑药物治疗以维护心脏功能。

（4）降低外周血管阻力　在补足血容量之后，可应用 α 受体阻滞剂改善微循环血流和增强组织灌注。

（5）吸氧　给氧是烧伤早期治疗的重要措施之一，它可以改善血中氧分压，有利于组织修复。

（6）纠正酸碱平衡紊乱。

（7）激素治疗　如果休克严重，经大量液体治疗不能好转，特别是有肺水肿，脑水肿的威胁时，可考虑使用。

（8）保护肾功能的治疗。

11. 烧伤创面感染常见的菌种

烧伤创面感染常见铜绿假单胞菌、金黄色葡菌球菌、大肠埃希菌、近年来真菌，厌氧菌，病毒感染也逐渐增多。

12. 进行创面细菌感染的肉眼监测

正常烧伤创面分泌物为淡黄色血浆样渗出，无异味或有轻微血腥味。一旦创面的颜色、气味和量发生异常变化则提示可能创面感染发生，如铜绿假单胞菌感染的创面常见有绿色或黄绿色分泌物具有腥味；金黄色葡萄球菌感染的创面分泌物黏稠，淡黄色；大肠埃希菌感染的创面分泌物较稠、混浊、如果创面变成暗灰色或有黑色斑点，或边缘水肿和呈暗紫色，或烧伤创面逐渐加深或不按期愈合，或皮下组织有出血点，或已干燥的焦痂开始潮解，或有点状虫咬样变化，在痂皮或焦痂下出现脓液，或烧伤创面的剥脱提前或程度加重，或形成大小不等的脓肿等情况时，均说明感染症状加重。

13. 创面感染的处理

（1）清洁创面　根据创面感染的不同程度和深度采取相应的清创术，如创面清洗、剥痂术、大面积切削痂术等。

（2）创面外用药　常用外用药包括磺胺嘧啶锌、诺氟沙星、氯己定硝酸银、新黄霉素以及其衍生物或混合剂。

14. 败血症的临床表现

（1）中枢神经和精神症状　分狂躁兴奋和抑制抑郁两型，前者以金黄色葡萄球菌或大肠埃希菌败血症多见，后者多为铜绿假单胞菌败血症多见，但晚期患者均为抑制型。

（2）体温变化　呈间歇或稽留热，39℃以上高热，或突然低体温均是不正常现象。

（3）脉搏和呼吸　脉搏超过 120 次/分，与体温不平行，呼吸加快或急促，超过 35 次/分，有急性呼吸功能不全者例外。

（4）血压　早期变化不显著，而铜绿脓单胞菌败血症时血压会突然下降，晚期血压均明显下降而致休克。

（5）肠蠕动　肠蠕动减弱，当出现肠麻痹，标志败血症已到晚期。

（6）腹泻　金黄色葡萄球菌和革兰阴性菌多见，尤其是在儿童金黄色葡萄球菌感染时，有难以控制或未明原因的腹泻。

15. 烧伤患者出现败血症应如何处理

（1）及时清除和杜绝感染源　是防治败血症的关键。常见感染灶有感染的创面，化脓性血栓性静脉炎、肺炎等。

（2）合理应用抗生素　大面积深度烧伤创面大、病程长，需长期使用抗生素，其应用原则是“及时、足量、联合”用药。

（3）严格的保护性隔离　重点在于接触隔离、接触创面的物品敷料严格消毒，工作人员注意无菌操作，房间内定时通风，保持环境干燥，限制人员流动，注意污物处理等，这样可以减少感染机会。

（4）全身支持疗法　支持疗法是烧伤感染的防治基础。

16. 烧伤创面的处理原则

烧伤创面处理原则保护创面，防治感染，保护残存上皮，促进创面愈合。

17. 烧伤创面的处理方法有哪些

（1）包扎疗法。

（2）暴露疗法。

（3）半暴露疗法。

（4）湿敷疗法。

（5）切痂疗法。

（6）削痂疗法。

（7）皮肤移植术。

18. 包扎疗法的适应证

四肢，特别是手、足创面；感染创面需用药物或引流者；创面需用抗生素防治感染者；冬季无取暖设备者；儿童或精神病患者不合作者。

19. 包扎疗法的方法

创面涂布一层抑菌药物；创面敷盖一层生物敷料如人工皮，戊二醛猪皮等；创面紧贴一层凡士林油纱布等，外层平铺 12 层左右的吸水性良好的干纱布或棉垫；用绷带由远心端向近心端适当加压包扎。

20. 包扎疗法的优缺点

优点是便于创面用药，保持有利于细胞生长的温湿度，促进创面愈合，减轻疼痛，有利于护理和转送；污染或感染创面在有效药物使用下，加以更换敷料和引流分泌物，能减轻和控制感染，缺点是创面潮湿，易导致真菌生长，特别是深度烧伤保痂，难以实行计划性切痂治疗。

21. 暴露疗法的适应证

头面部、颈部、躯干、会阴及臀部创面；大面积烧伤为了保痂，做到有计划地处理创面；污染较重，特别是铜绿假单胞菌或真菌感染创面。

22. 暴露疗法的方法是什么

将创面暴露于温暖，干燥的空气中，促使创面结痂，造成一个不利于细菌生长的条件，控制或减轻感染。室温以 32～34℃，相对湿度保持在 40%，室内消毒，空气净化或层流，降低空气中细菌的指数。

23. 暴露疗法的优缺点

优点是创面用药方便，便于创面观察，有利于保痂，不利于细菌生长，节约敷料；缺点是患者主诉创面疼痛较剧；不适用转送患者，体液散失量较大，有损于创面上皮细胞的再生，比包扎疗法愈合时间延长。

24. 半暴露疗法的方法

在清创后创面敷盖单层抗菌湿纱布或生物人工薄膜，再暴露于空气中。

25. 半暴露疗法的适应证

半暴露疗法适应于体表各个部位，适合浅Ⅱ度，深Ⅱ度感染或无感染创面。

26. 湿敷疗法的方法

创面外敷 1～4 层湿纱布，每隔 5～10 分钟用生理盐水、氯己定、抗生素等浸润 1 次，保持纱布潮湿，定期更换湿纱布。

27. 湿敷疗法的适应证

湿敷疗法应用较局限，常用在肉芽水肿创面需手术植皮前，用 3%～5%盐水湿敷；深Ⅱ度创面感染，坏死分泌物较多，此方法可利于去除坏死组织及脓液，清洁创面，促进早日愈合。严重感染不能靠全身性抗生素控制，需局部应用抗生素时，如庆大霉素液湿敷，以控制创面铜绿假单胞菌。

28. 皮肤移植的分类

皮肤移植分为皮片移植和皮瓣移植。

皮片移植按其厚度分为薄厚、中厚、全厚皮片和保留真皮下层血管网皮片；按使用方法分为大块植皮、网状植皮、邮票状植皮、间隔植皮和混合植皮。

29. 皮瓣植皮的方法

皮瓣植皮是指把皮肤连同皮下脂肪，由身体的某一处移植到另一处，分为带蒂皮瓣移植和游离皮瓣移植。

30. 植皮术的原则

创面要彻底彻底止血，稳妥安放皮片，四周缝合固定，术后加压包扎，术后由确切制动。手术方法的选择应根据创面的大小、基底情况、部位及自体皮源的多少来决定。

31. 烧伤的并发症

（1）心律失常。

（2）成人呼吸窘迫综合征。

（3）消化道应激性溃疡。

32. 消化道应激性溃疡护理时的注意事项

（1）常规留置胃管，动态观察胃液 pH 的变化和出血情况。胃液 pH 低于 3.5 时应及时汇报医生处理，警惕溃疡的发生。

（2）出血者，应抽空胃液后灌注正肾冰盐水。

（3）有活动性出血的患者需禁食，待出血停止后进食无渣、无刺激性的食物，并观察有无继续出血的现象。

（4）根据药物的半衰期及迷走神经兴奋周期合理安排制酸剂的使用，胃黏膜保护剂应在饭前服用。

第四十二章　羊水栓塞患者的护理

1. 羊水栓塞的含义

羊水栓塞是指在分娩过程中及中期妊娠引产时，羊水进入母体血液循环，引起肺栓塞、休克、弥散性血管内凝血等一系列病理改变。

2. 什么阶段易发生羊水栓塞

羊水栓塞多发生在分娩过程中，尤其在胎儿即将娩出之前，或产后短时间内，极少数患者在临产前，或产后短时间内，极少数患者在临产前、产后 32 小时以后或妊娠中期手术时，剖宫产术者多发生在手术过程中。羊水栓塞起病急骤，预后不良。

3. 羊水栓塞对产妇的影响主要表现在哪些方面

（1）羊水中的内容物有胎儿的角化上皮细胞、毳毛、胎脂、胎粪和黏液等有形颗粒物质，这些有形物质进入母体血液循环后，能引起肺动脉栓塞。

（2）羊水中富含促凝物质（具有凝血活酶的作用），进入母血后可引起 DIC。

（3）羊水中的有形物质对母体可能是一种致敏源，可导致母亲过敏性休克。

4. 羊水栓塞的判断

凡有产前出血或剖宫产等孕产妇突然发生寒战、尖叫、呛咳、呼吸困难、面色青紫及不明原因的休克和出血、血不凝等，应立即考虑羊水栓塞的可能。在判定为羊水栓塞时要注意排除羊水栓塞、子痫抽搐、充血性心力衰竭、脑血管意外、癫痫、癔症以免延误抢救。

5. 羊水栓塞分期评估

羊水栓塞发病急剧、凶险，在极短时间内便累及全身各重要器官，主要表现为心肺功能衰竭、脑缺氧及凝血功能障碍，症状轻重与羊水进入母体循环的速度及量，以及羊水中的有形成分多少有关，大致可分为三期：

（1）休克、心肺功能衰竭期　起病主要是在产程中或分娩前后短时间内，尤其在破膜后不久，可见产妇呛咳、气急、胸闷、烦躁不安等前驱症状，迅速出现咳嗽、严重的呼吸困难、发绀、昏迷、抽搐、血压急剧下降，肺部可闻及湿啰音，咳粉红色泡沫样痰，约有 1/3 病例在数分钟内死于心肺功能衰竭。有时在分娩过程突然大叫一声，随即心跳、呼吸骤停。

（2）出血期　发作之后不久，部分病例可出现广泛性出血，常表现为难以控制的子宫出血，同时有齿龈、皮下、注射针孔、手术伤口、胃肠道及泌尿道出血及渗血，血色暗红而不凝。

（3）急性肾衰竭　由于休克和 DIC，肾脏微血管栓塞、缺血，肾组织迅速受损出现少尿甚至无尿。急性肾衰竭是羊水栓塞患者急性期过后的重要死因。

6. 羊水栓塞的预后评估

以下情况提示羊水栓塞后预后较差：

（1）高龄产妇。

（2）妊娠合并心、肾等疾病。

（3）羊水栓塞后心、肾衰竭症状出现较早。

（4）有休克、DIC 等并发症。

（5）并发症在 24～48 小时内不能控制。

（6）有感染、高热等临床表现。

7. 羊水栓塞的紧急处理

（1）纠正呼吸循环衰竭

1）纠正缺氧，改善缺氧状态是抢救成功的关键。如呼吸严重困难，鼻导管给氧难以奏效，应改为面罩法给氧，并准备气管内插管正压给氧，有条件者应采用呼吸机，足够的氧气以改善肺泡毛细血管缺氧，有利预防肺水肿，可减轻心脏负担改善脑、肾缺氧，有利于患者苏醒。

2）纠正肺动脉高压，减轻肺动脉栓塞及阻断栓塞后迷走神经反射引起的肺血管及支气管痉挛，应用的药物有：①阿托品，心率慢时应用，1mg 每 10～20 分钟静脉注射 1 次，直至患者面色潮红，微循环改善。②罂粟碱，与阿托品合用扩张肺小动脉效果更佳，30～90mg+25%葡萄糖溶液 20ml 静脉推注，缓解平滑肌张力，扩张肺、脑血管及冠状动脉。③氨茶碱，松弛支气管平滑肌及冠状动脉血管 250mg+25%葡萄糖溶液 10ml 中缓慢静脉注射。

3）防止心力衰竭，脉搏>120 次/分，除用冠状动脉扩张剂外，应及早使用强心剂。

（2）抗过敏　应尽早使用大剂量抗过敏药物，如地塞米松 20～40mg（先用 20mg 静脉注射，继而滴注），或氢化可的松 300～500mg（先用 200mg 静脉推注，继而滴注）。根据病情可重复使用，肾皮质激素可解除痉挛，改进及稳定溶酶体，不但保护细胞并可抗过敏放应。

（3）抗休克　除补充血容量外可考虑应用升压药，原则上尽早尽快。

1）首选多巴胺：可增强心肌收缩力、增加心排血量、扩张内脏血管，特别是可增加肾血流量。常用量为 20～40mg 加入 5%葡萄糖溶液 500ml 中静脉滴注。

2）间羟胺：是 β 受体兴奋剂，可增加心肌收缩，心率及心排血量而起升压作用，一般 20～80mg 加入葡萄糖溶液中静脉滴注，与多巴胺合用效果较好。

3）在抗休克同时应注意以下两点：①纠正酸中毒，常用 5%碳酸氢钠 200～300ml 静脉滴注，根据血气分析结果调整用量进行纠酸，有利于纠正休克和电解质紊乱。②抢救休克时，应尽快进行中心静脉压测定，以便了解血容量情况，及时调整入量；同时，还可抽血检查羊水中有形成分，监测是否有 DIC 发生。

8. 羊水栓塞的一级监护对象和要求

（1）对象　羊水栓塞发生后 24 小时内，或 24 小时以上但合并急性心力衰竭、肾衰竭、休克、或 DIC 症状，应用抗凝药物、血管扩张药的重症患者。

（2）要求　持续心电监护，每 15～30 分钟记录 1 次心率、血压、脉搏、呼吸、尿色、24 小时液体出入液量、子宫收缩情况（观察阴道出血情况）或伤口渗血情况及病情变化。

9. 羊水栓塞的二级监护对象和要求

（1）对象　羊水栓塞发生 24 小时后，无明显合并症及病情不稳定。

（2）要求　持续心电监护，每 1～2 小时记录 1 次心率、血压、脉搏、呼吸、尿色、24 小时液体出入量、子宫收缩情况（观察阴道出血情况）或伤口渗血情况及病情变化。

10. 羊水栓塞的三级监护对象和要求

（1）对象　羊水栓塞发生 3～5 天后，无并发症者。

（2）要求　每 2～4 小时记录 1 次心率、血压、脉搏、呼吸、子宫收缩情况及病情变化，记录 24 小时液体出入量。

11. 羊水栓塞的产科处理

原则上应先改善母体的呼吸循环功能，纠正凝血功能障碍而不必急于解决分娩问题。病情好转后，处于第一产程者可考虑行剖宫产术结束分娩，于第二产程发病者可行助产手术，关于子宫切除手术问题，在一些难以控制子宫出血的患者，为了减少胎盘剥离面的大血窦出血，阻断羊水内容物继续进入母体血液循环，使病情不再恶化，可以考虑一边治疗休克，一边切除子宫。

12. 羊水栓塞的护理

（1）有诱发因素者应严密监测，如有前置胎盘等合并症时，应提高警惕，尽早发现与诊断，及时抢救，减少羊水栓塞的死亡率。

（2）人工破膜应避开宫缩最强期，小心损伤小血管，避免羊水直接与损伤的小静脉接触，宫缩增强时羊水被挤入母体血液循环。

（3）严密观察缩宫素引产或加强宫缩时，需要专人守候观察，随时调整剂量和速度，避免宫缩过强。

（4）注意产程进展，尊重产妇主诉，并能迅速辨认羊水栓塞的临床表现及症状，能立即给予紧急处理，尽量挽救产妇及胎儿的生命。

第四十三章　急性中毒患者的护理

一、概　　述

1. 中毒的概念

有毒化学物质进入人体，达到效应部位积累到一定量，导致机体组织器官发生器质损害或功能障碍的全身性疾病称为中毒。

2. 毒物的概念

能与生物体相互作用，使机体产生病变的化学物质称为毒物。

3. 中毒量的概念

毒物引起中毒的最小剂量称为中毒量。

4. 致死量的概念

引起中毒死亡的最小剂量称为致死量。

5. 毒物的分类

根据来源和用途分为：①工业性毒物；②药物；③农药；④有毒动植物。

中毒可分为急性和慢性两大类，主要由接触毒物的毒性、剂量、浓度、侵入途径和时间决定，短时间内吸收超限量毒物可引起急性中毒，发病急骤，症状严重，变化迅速，如不积极治疗可出现发绀、呼吸困难、休克、昏迷等症状，甚至引起死亡。长时间吸收小量毒物可引起慢性中毒，起病缓慢，病程较长，缺乏中毒的特异性诊断指标，容易误诊、漏诊。

6. 中毒原因

（1）职业性中毒　在生产过程中，有些原料、中间产物和成品是有毒的，如果不注意劳动保护，与毒物密切接触可发生中毒。化学物质的生产、保管、运输及使用过程中，如不遵守安全防护制度，也可能发生中毒。

（2）生活性中毒　在误食、意外接触有毒物质，用药过量，自杀或谋害等情况下，过量毒物进入人体，都可引起中毒。

7. 毒物的吸收途径

毒物主要通过呼吸道、消化道、皮肤和黏膜等途径侵入人体，在工农业生产中，毒物主要以烟、粉尘、雾、蒸汽、气体的形态由呼吸道吸入；肺泡的吸收能力很强，仅次于静脉注射的吸收速度。生活性中毒，毒物大多数是经口食入，由胃肠道吸收，也可经口咽黏膜吸收。由呼吸道进入的毒物很少，主要是一氧化碳，少数脂溶性毒物，如苯胺、四乙铅、有机磷农药等可通过完整的皮肤、黏膜侵入，脂溶性越大越容易穿透皮肤。毒蛇咬伤时，毒液可经伤口进入体内。

8. 毒物的代谢过程

毒物被吸收后进入血液，分布于全身。肝、肾对毒物具有很大的亲和力，积聚的毒物也最多。肝脏也是毒物在体内代谢转化的主要场所，毒物在肝脏内通过氧化、还原、水解、结合等反应进行代谢。大多数毒物经代谢后毒性降低，这是解毒过程；但也有少数毒物经代谢后毒性反而增加，如对硫磷（1605）氧化成对氧磷，其毒性比原毒物毒性大数倍。

9. 毒物的排泄途径

气体和易挥发的毒物吸收后，一部分以原形经呼吸道排出，大多数经肾脏从尿中排出；很多重金属如铅、汞、锰以及生物碱均由消化道排出；少数毒物可经皮肤排出，有时可引起皮炎；此外，有些毒物可随唾液、乳汁排出；有些毒物排出缓慢，蓄积在体内某些器官和组织内，当再次释放入血时可产生再次中毒。

10. 影响毒物作用的因素

（1）毒物的理化性质和量　毒物的量越大，作用越快；空气中毒物的颗粒愈小，挥发性愈强、溶解度愈大，则吸入肺内量愈多，毒性也愈大。一般来说，气态毒物作用最快，液态毒物次之，固态毒物再次之。

（2）个体的易感性　个体对毒物的敏感性不同，与性别、年龄、营养、健康状况、特异性、过敏体质、生活习惯等因素有关。

（3）毒物进入机体的途径　一般毒性作用速度顺序：心血管内注射>呼吸道吸入>腹腔注射>肌内注射>皮下注射>口服>直肠灌注。

11. 中毒的机制

有毒物质的种类繁多，其作用不一，可概括为局部作用和全身作用。

（1）局部刺激、腐蚀作用　强酸、强碱可吸收组织中的水分，并与蛋白质或脂肪结合，使组织细胞变性、坏死。

（2）缺氧　一氧化碳、硫化氢、氰化物等窒息性毒物通过不同的途径阻碍氧的吸收、转运或利用。脑和心肌对缺氧敏感，易发生损害。

（3）麻醉作用　有机溶剂和吸入性麻醉药有强亲脂性，容易通过血脑屏障，进入脑内而抑制脑功能。

（4）抑制酶的活力　酶是生命过程赖以进行的主要物质，毒物可通过竞争性抑制或非竞争性抑制使酶失活，如有机磷杀虫药抑制胆碱酯酶；氰化物抑制细胞色素氧化酶；重金属抑制含巯基的酶等。

（5）干扰细胞和（或）细胞器的生理功能　如四氯化碳在体内经酶催化而形成自由基，作用于肝细胞膜中不饱和脂肪酸，产生脂质过氧化，使线粒体、内质网变性，肝细胞坏死。

（6）受体的竞争　如阿托品阻断毒蕈碱受体。

12. 对中毒患者如何进行健康史评估

采集详尽的中毒病史是诊断急性中毒的第一环节。职业性中毒，要询问职业史、工种、生产过程、接触毒物的种类和数量、中毒途径、伴随发病情况等。非职业性中毒，要了解患者的生活、精神状态、本人或家属经常服用药物的情况，询问中毒症状出现的时间，因为有些毒物从进入人体内到出现症状需有一定的间期。注意了解中毒发病过程及初步处理和处理时间，用过的药物和剂量，患者对治疗的反应。调查中毒环境，收集患者身边可能盛放毒物的容器、瓶子、纸袋和剩余毒物。群体中毒时，必须调查现场情况，核实毒物的种类和中毒的途径。如经呼吸道中毒，要收集发生中毒时空气中毒物的浓度、风向风速、患者的位置以及毒源的距离等。此外还应了解患者的生活情况、近期精神状况、有无家庭矛盾和社会矛盾及其发病前后的情绪及举止异常情况等。

13. 中毒患者的皮肤黏膜表现

（1）皮肤及口腔黏膜灼伤　见于强酸、强碱、来苏儿等腐蚀性毒物灼伤。硫酸痂皮呈黑色，盐酸痂皮呈棕褐色，硝酸痂皮呈黄色，来苏儿呈白色。

（2）发绀　引起氧合血红蛋白不足的毒物可产生发绀。麻醉药、有机溶剂抑制呼吸中枢，刺激性气体引起肺水肿等都可产生发绀。亚硝酸盐和苯胺、硝基苯等中毒能产生高铁血红蛋白症而出现发绀。

（3）黄疸　四氯化碳、毒蕈、鱼胆中毒损害肝可致黄疸。

（4）颜面潮红　见于阿托品、乙醇、苯丙胺等中毒。

（5）樱桃红色　是一氧化碳中毒特征性表现。

14. 中毒患者的眼部表现

（1）瞳孔扩大　见于抗胆碱能药物如阿托品、莨菪碱类中毒；肾上腺素能药物如苯丙胺、麻黄碱中毒，以及胰岛素、乌头、蛇毒等中毒。

（2）瞳孔缩小　见于有机磷类杀虫药、氨基甲酸酯类杀虫药中毒，吗啡、海洛因、麻醉剂、安眠药、毒蕈等中毒。

（3）视神经炎　甲醇中毒。

15. 中毒患者的神经系统表现

（1）昏迷　见于麻醉药、催眠药等中毒；一氧化碳、硫化氢、氰化物等中毒；高铁血红蛋白生成性毒物中毒；各种农药中毒等。

（2）谵妄、精神失常　见于阿托品、乙醇、抗组胺药中毒，戒断综合征等。

（3）惊厥　见于剧毒灭鼠药中毒，有机氯杀虫药、异烟肼中毒。

（4）瘫痪　见于三氧化二砷、可溶性钡盐、河豚、蛇毒中毒等。

（5）肌纤维颤动　见于有机磷杀虫药、氨基甲酸酯杀虫药中毒。

16. 中毒患者的呼吸系统表现

（1）呼吸气味　有机磷杀虫药有蒜臭味；来苏儿有苯酚味；硫化氢有蛋臭味；氰化物有苦杏仁味；硝基苯有鞋油味。

（2）呼吸加快　如水杨酸类、甲醇等中毒致呼吸中枢兴奋。

（3）呼吸浅慢、麻痹　麻醉药、阿片类毒物、催眠药致呼吸中枢过度抑制。

（4）肺水肿　如有刺激性气体、有机磷杀虫药、磷化锌、百草枯等中毒。

17. 中毒患者的循环系统表现

（1）心律失常　洋地黄、夹竹桃、乌头、蟾蜍等兴奋迷走神经，拟肾上腺素药、三环类抗抑郁药等兴奋交感神经，以及氨茶碱等中毒可引起心律失常。

（2）休克

1）剧烈的吐泻导致血容量减少，见于三氧化二砷中毒。

2）严重的化学灼伤：由于血浆渗出导致血容量减少，见于强酸、强碱等中毒。

3）毒物抑制血管舒缩中枢，引起周围血管扩张，有效血容量不足，见于三氧化二砷、巴比妥类等中毒。

4）心肌损害：见于依米丁、锑、砷等中毒。

（3）心搏骤停

1）毒物直接作用于心肌：见于洋地黄、奎尼丁、氨茶碱、锑剂、依米丁等中毒。

2）缺氧：见于窒息性毒物中毒。

3）低钾血症：见于可溶性钡盐、棉酚、排钾性利尿药等中毒。

18. 中毒患者的消化系统表现

（1）呕吐　有机磷、毒蕈、毒扁豆、洋地黄、重金属盐。

（2）腹泻　毒蕈、巴豆、有机磷、蓖麻子、秋水仙碱、磷、砷、汞化合物。

（3）腹绞痛　铅、有机磷、毒蕈、乌头碱、砷、汞、磷化合物。

（4）急性上消化道出血　强酸、强碱、激素、吲哚美辛、非那西丁、四环素、对乙酰氨基酚、秋水仙碱、水杨酸、百草枯（农药）。

（5）肝脏损害　毒蕈、四氯化碳、磷、对乙酰氨基酚、某些抗癌药、抗生素。

19. 中毒患者的泌尿系统表现

（1）肾小管坏死 见于升汞、四氯化碳、头孢菌素类、氨基糖苷类抗生素、毒蕈、蛇毒、生鱼胆等中毒。

（2）肾缺血 导致休克的毒物可引起肾缺血。

（3）肾小管堵塞 氰化物中毒可引起血管内溶血，游离血红蛋白由尿排出时可堵塞肾小管；磺胺结晶也可堵塞肾小管。

20. 中毒患者的血液系统表现

（1）溶血性贫血 见于砷化氢、苯胺、硝基苯等中毒，严重者可发生血红蛋白尿和急性肾衰竭。

（2）白细胞减少和再生障碍性贫血 见于氯霉素、抗癌药、苯等中毒以及放射。

（3）出血 见于阿司匹林、氯霉素、抗癌药等引起血小板量或质的异常；由肝素、双香豆素、水杨酸类、敌鼠、蛇毒等引起的凝血功能障碍。

21. 中毒患者的代谢性紊乱

（1）代谢性酸中毒 水杨酸、乙二醇、双缩胍、甲醇。

（2）低血糖 乙醇、毒蕈、秋水仙碱、磺胺类。

（3）高温 阿司匹林、砷、钴、氯化铜、铅、锌等。

（4）低血钾 利尿剂、毒蕈、秋水仙碱、三氯乙烯、洋地黄、抗生素（呕吐、腹泻丢失）。

22. 中毒患者的心理状况的评估

意外造成中毒者，因毫无思想准备，突然发病而致精神紧张、恐惧、愤怒、怨恨的心理，担心是否留有后遗症而焦虑不安。蓄意中毒者，常有心理素质脆弱、缺乏自我调控能力，易出现激动、愤怒、抑郁的情绪反应，患者有复杂的矛盾心理，既想解脱身心痛苦，又悔恨、羞耻，产生自卑、抑郁，并不愿与亲友同事接触，甚至有再度自杀的念头。

23. 如何对中毒患者进行毒物检测

毒物分析是唯一客观的最后确定急性中毒诊断的方法。急性中毒时，应从剩余毒物、可疑食物、水和染毒的空气、中毒者的呕吐物、胃内容物、第一次洗胃液、血、尿、大便中检测毒物或其代谢分解产物。毒物检测不但可以确定诊断，还可评估病情严重程度和预后，并指导中毒的治疗。但切记不能等检查结果报告出来后才开始治疗。

24. 如何对中毒患者进行病情严重程度判断

急性中毒者出现下列任何一种临床表现均应看作危重病例的信号：

（1）高热或体温过低。

（2）高血压或低血压。

（3）深度昏迷。

（4）呼吸功能衰竭。

（5）肺水肿或吸入性肺炎。

（6）少尿或肾功能不全。

（7）癫痫样发作。

（8）心律失常。

（9）肝性脑病。

（10）抗胆碱能综合征。

25. 中毒患者的治疗原则

（1）立即终止接触毒物。

（2）清除体内尚未吸收或已被吸收的毒物。

（3）如有可能，使用特效解毒药。

（4）对症治疗。

26. 中毒患者的治疗措施

急性中毒的治疗过程中，情况危重时，首先应维持有效的呼吸、循环功能，和生命体征的稳定。

（1）立即终止接触毒物。

（2）清除体内尚未吸收的毒物。

（3）促进已吸收毒物的排出。

27. 中毒患者如何终止接触毒物

（1）吸入性中毒　应立即将患者撤离中毒现场，转移到空气新鲜的地方，注意保暖，松解衣领，保持呼吸道通畅。

（2）接触性中毒　立即脱去污染的衣服，用清水冲洗接触部位的皮肤，特别注意毛发、指甲缝及皮肤皱褶处的清洗。溅入眼内的毒物，立即用大量清水彻底冲洗。一直清洗到接触部位皮肤无毒物味，且冲洗后清水无颜色和气味改变为止，一般至少冲洗 30 分钟，避免使用热水冲洗。

（3）口服中毒　应立即终止服用。

28. 中毒患者如何清除体内尚未吸收的毒物

早期清除经口进入胃肠道尚未吸收的毒物，对改善病情最重要，愈早、愈彻底，预后愈好，常用催吐、洗胃、导泻、灌肠法。

29. 对中毒患者如何进行催吐

患者神志清楚且能合作时用催吐法。让患者饮温水 300～500ml，然后用手指或压舌板，筷子刺激咽后壁或舌根诱发呕吐，如此反复进行，直到胃内容物完全呕出为止。也可以药物如吐根糖浆催吐，尽可能使胃内容物排空。

30. 哪些疾病患者不宜催吐

（1）昏迷、惊厥状态。

（2）吞服石油蒸馏物、腐蚀剂不应催吐，否则可引起胃出血或食管、胃穿孔等可能。

（3）重度食管胃底静脉曲张者。

（4）年老体弱、妊娠晚期、休克者。

31. 洗胃的适应证

一般在毒物摄入后 6 小时内洗胃效果较好，饱腹、中毒量大、毒物颗粒小或减慢胃排空的毒物，中毒超过 6 小时，仍有洗胃的必要。

32. 洗胃的禁忌证

（1）吞服强腐蚀性毒物的患者，插胃管有可能引起穿孔。

（2）昏迷患者插胃管易导致吸入性肺炎。

（3）惊厥患者插管时，可能诱发惊厥。

（4）食管胃底静脉曲张者也不适宜洗胃。

33. 洗胃的方法

（1）插胃管时应避免误入气管，故胃管选用粗大、带有侧孔者，胃管头部涂石蜡油润滑，由口腔向下插进 50cm 左右，若能吸出 100～200ml 胃液则证明胃管确定在胃内，并可留胃液做毒物分析，若不能确定胃管在胃内，可向胃管内注入适量空气，同时用听诊器在胃区听到“咕噜”声，则证明胃管确实在胃内。

（2）洗胃时，应先吸出全部胃内容物，然后让患者取左侧卧位，头低位（脚端高 5～20cm），并转向一侧，以免洗胃液误入气管内。洗胃液一般可用微温清水或生理盐水，如已知毒物的种类，也可选用适当的洗胃液，每次注入 200～250ml，不宜过多，以免毒物进入肠内。洗胃的原则为快进快出，先出后入，出入量基本相等。每次灌液后应改变患者体位，有利于胃黏膜皱襞处毒物与洗胃液充分混合后，尽量排出。如此反复，直至回收液澄清，无毒物气味为止。总量至少 2～5L，甚至可用到 6～8L，必要时间隙多次洗胃。洗胃过程中要注意生命体征的变化，注意洗出液的颜色、气味，如出现血性洗出液，应立即停止洗胃，并给予胃黏膜保护剂。拔管时，应先将胃管前部夹住，以免在拔管过程中管内液体反流进入气管内，导致吸入性肺炎，甚至窒息。

34. 洗胃液的选择

可根据毒物的种类不同，选用适当的解毒物质。

（1）保护剂　吞服腐蚀性毒物后，可用牛奶、蛋清、米汤、植物油等保护胃肠黏膜。

（2）吸附剂　药用炭是强有力的吸附剂，可吸附很多种毒物，一般用 20～30g 加水 200ml，由胃管注入。

（3）溶剂　饮入脂溶性毒物如汽油、煤油等，先用液状石蜡 150～200ml，使其溶解而不被吸收，然后进行洗胃。

（4）解毒剂　解毒剂可通过与体内存留的毒物起中和、氧化、沉淀等化学作用，改变毒物的理化性质，使其失去毒性。根据毒物种类的不同，可选用 1∶5000 高锰酸钾液，可使生物碱、蕈类氧化解毒。

（5）中和剂　吞服强酸时可采用弱碱如镁乳、氢氧化铝凝胶等中和，不要用碳酸氢钠，因其遇酸后可生成二氧化碳，使胃肠充气，有造成穿孔的危险。强碱可用弱酸类物质（如食醋、果汁等）中和。

（6）沉淀剂　乳酸钙或葡萄糖酸钙与氟化物或草酸盐作用，生成氟化钙或草酸钙沉淀；硫酸钠（2%～5%）与可溶性钡盐作用，生成不溶性硫酸钡；生理盐水与硝酸银作用生成氯化银。

35. 洗胃的常见并发症

洗胃并发症：吸入性肺炎、胃穿孔、食管破裂、水电解质紊乱等。

36. 如何导泻

洗胃后口服或胃管内灌入泻药，以清除进入肠道内的毒物。常用盐类泻药，如硫酸钠或硫酸镁 15g 溶于水内灌入。但镁离子对中枢神经系统有抑制作用，肾功能不全、呼吸抑制者、昏迷患者以及磷化锌和有机磷中毒晚期者都不宜使用。

37. 灌肠的适应证

除腐蚀性毒物中毒外，适用于口服中毒超过 6 小时以上，导泻无效者，及抑制肠蠕动的毒物，如巴比妥类、颠茄类、阿片类等。灌肠方法：1%温肥皂水 5000ml，连续多次灌肠。

38. 如何促进已吸收毒物的排出

（1）利尿　大多数毒物可由肾脏排出，静脉输液可增加尿量而促进毒物的排出。有少数毒物如苯巴比妥、水杨酸类、苯丙胺等中毒，可选用作用较强的利尿剂如呋塞米增加尿量，促进毒物的排出。改变尿 pH，碱化尿液有利于弱酸性化合物如苯巴比妥、水杨酸类毒物由尿排出；可选用碳酸氢钠静脉滴注或口服，酸化尿液，有利于碱性药物如苯丙胺、奎宁、安非他命等排出；用维生素 C 酸化，甘露醇利尿，可以产生足够的酸性尿。如有急性肾衰竭不宜采用利尿方法。

（2）吸氧　一氧化碳中毒时，吸氧可促使碳氧血红蛋白解离，加速一氧化碳排出，高压氧是治疗一氧化碳中毒的特效疗法。

（3）血液净化

1）血液透析：可用于清除血液中分子量较小，非脂溶性的毒物，如苯巴比妥、水杨酸类、茶碱、甲醛、甲醇、乙醇、异烟肼、磺胺类药、地高辛以及鱼胆、蛇毒、铅、锂等中毒，一般在中毒12 小时内进行血液透析效果好，但对一些进入人体后无可逆作用的药物，如氰化物、胆碱酯酶抑制剂等，基本上无效。有机磷杀虫药，短效巴比妥类，格鲁米特因具有脂溶性、透析效果也不好。

2）血液灌流：血液流过装有药用炭或树脂吸附材料的灌流柱，毒物被吸附后，血液再回输患者体内。此法能吸附脂溶性或与蛋白质结合的化学物，有效清除血液中巴比妥类、茶碱类、洋地黄及百草枯等；对地西泮，氯丙嗪、奋乃静、阿米替林、部分有机磷，对毒鼠强也有一定的清除作用。因药用炭具有吸附能力一般为 2 小时左右，故血液灌注的时间不宜超过 2～3 小时。应注意，在血液灌流中血液的正常成分如白细胞、血小板、凝血因子、葡萄糖、二价阳离子以及治疗药物等也能被吸附排出，因此需要认真监测和补充。

3）血浆置换：无论是游离或与蛋白结合的毒物，特别是生物毒如蛇毒、蕈中毒及砷化氢等溶血毒物中毒，此法效果更好，一般于数小时置换 3～5L 血浆，但费用较高。

血液净化不是急性中毒的常规治疗，一般用于中毒严重、血液中毒物浓度明显增高、昏迷时间长，有并发症、经积极支持疗法而情况日趋恶化者，并发急性肾衰竭是血液净化的指征。

39. 金属中毒解毒药的应用

金属中毒解毒药：常用的有氨羧螯合剂和巯基螯合剂。

（1）氨羧螯合剂　依地酸二钠钙是最常用的氨羧螯合剂，可与多种金属形成稳定而可溶的金属螯合物排出体外。治疗铅中毒：每日 1.0g，加于 5%葡萄糖液 250ml 稀释后静脉滴注。用药 3 天，休息 3～4 天后可重复用药。

（2）巯基螯合剂　①二巯丙醇含有活性巯基，巯基解毒药进入人体内可与某些金属形成无毒的难解离但可溶的螯合物由尿中排出；还能恢复巯基酶的活力，从而达到解毒。用于治疗砷、汞中毒。治疗急性砷中毒：第 1～2 天，2～3mg/kg，每 4～6 小时 1 次，肌内注射；第 3～10 天，每日 2 次。不良反应较多，包括恶心、呕吐、腹痛、头痛、心悸等。汞中毒也可用青霉胺治疗。②二巯基丙磺酸钠，作用与二巯丙醇相似，但疗效较高，不良反应较少。用于治疗汞、砷、铜、锑、铅等中毒；也可用于杀虫单、杀虫双中 毒及杀虫脒中毒的解毒治疗。汞中毒时，用二巯基丙磺酸钠 5ml 每日1 次，肌内注射，用药 3 天为 1 疗程，休息 4 天后可再用药。③二巯基丁二酸，用于治疗锑、铅、汞、砷、铜等中毒：每日 1.5g，分 3 次服用，连服 3 天，停药 4 天为 1 疗程。急性锑中毒出现心律失常时，每小时静脉注射二巯基丁二酸 1.0g，可连用 4～5 次。

40. 高铁血红蛋白血症解毒药的应用

小剂量亚甲蓝可使高铁血红蛋白还原为正常血红蛋白，用于治疗亚硝酸盐、苯胺、硝基苯等中毒引起的高铁血红蛋白症。剂量：1%亚甲蓝 1～2mg/kg 稀释后静脉注射，如有必要，可重复应用，注意药液注射外渗时易引起组织坏死。大剂量（10mg/kg）反可产生高铁血红蛋白血症，适用于氰化物中毒治疗。

41. 氰化物中毒解毒药的应用

氰化物中毒可采用亚硝酸盐—硫代硫酸钠疗法，适量的亚硝酸盐促使血红蛋白氧化，产生一定量的高铁血红蛋白，再与血液中氰化物形成氰化高铁血红蛋白，高铁血蛋白还能夺取已与氧化型细胞色素氧化酶结合的氰离子，硫代硫酸钠再与氰离子作用，转变为毒性低的硫氰酸盐排出体外。用法：立即亚硝酸异戊酯吸入，或 3%亚硝酸钠溶液 10ml 缓慢静脉注射；随即用 25%硫代硫酸钠 50ml 缓慢静脉注射。

42. 中枢神经抑制剂解毒药的应用

（1）钠洛酮　阿片类麻醉药的解毒药，对麻醉镇痛药引起的呼吸抑制有特异的拮抗作用，对急性乙醇中毒有催醒作用。剂量：0.4～0.8mg 静脉注射，重症患者必要时可 1 小时后重复一次。

（2）氟马西尼　本药是苯二氮卓类中毒的拮抗药。

43. 其他常用药物在临床中的应用

抗胆碱能药物如阿托品中毒可用扁豆碱；钙通道阻滞剂中毒，用钙剂救治；β受体阻滞剂中毒，用高血糖素救治；异烟肼中毒，用维生素 B_6 救治；三环类抗抑郁药中毒可用碳酸氢钠促进代谢与排泄。

44. 对中毒患者对症治疗的作用

对尚无特殊解毒药的毒物中毒，对症治疗很重要，应把保护生命脏器，维持机体各系统功能放在首位。严重中毒者应卧床休息，注意保暖；加强生命体征的监护，出现脑水肿者，用脱水剂如20%甘露醇或地塞米松等；惊厥者应保护患者避免受伤，选用速效巴比妥类，地西泮等；昏迷者，应保持呼吸道通畅，给予吸氧，维持呼吸功能；输液或鼻饲营养支持；定时翻身以免发生坠积性肺炎和压疮等并发症。酌情应用保护心、脑、肝、肾等脏器的药物。纠正水电解质及酸碱平衡紊乱，应加以警惕并及时进行处理急性中毒可诱发的并发症，如肺水肿、呼吸衰竭、休克、心律失常、心脏骤停、急性心肌梗死、急性肾衰竭和急性脑血管意外等。

45. 急性中毒患者如何做好清除毒物工作

急性中毒病情演变迅速，应迅速进行抢救，与医生合作做好清除毒物工作。

（1）呼吸道吸入有毒气体或蒸汽，要立即将患者转移到空气新鲜的地方，必要时予以吸氧。

（2）皮肤侵入的毒物，撤离中毒现场，并立即脱去污染的衣服，清洗接触部位的皮肤，毒物溅入眼内应立即用清水反复多次冲洗。

（3）口服毒物要停止服用，并给予催吐、洗胃、导泻和灌肠，早期彻底清除毒物可使病情明显改善。

（4）按医嘱留取呕吐物，胃内容物及血、尿、便标本送检。

46. 急性中毒患者如何加强病情监护

（1）对中毒患者应密切观察生命体征，意识状态、呼吸、脉率、血压、瞳孔、呼吸气味等。

（2）对昏迷患者，应保持呼吸道通畅，做好皮肤护理，防止压疮形成。

（3）做好心脏监护，以防止心律失常，心搏骤停。

（4）记录 24 小时出入量，维持水电解质平衡，避免水电解质、酸碱平衡失调的发生。

47. 中毒患者的饮食护理

呼吸道吸入或皮肤侵入中毒者，病情允许时，尽量鼓励患者多食高蛋白、高碳水化合物、高维生素的无渣饮食。口服中毒者，不宜过早进食，待病情稳定后 可以试用低脂、流质或半流质饮食，以防止胆道系统收缩，毒物再次进入胃内被吸收，导致症状加剧，腐蚀性毒物中毒者应早期给予乳类等流质饮食。

48. 中毒患者的对症护理

吞服腐蚀性毒物者应特别注意口腔护理，高热者可采用物理降温；尿潴留者予以导尿；惊厥者控制抽搐，防止外伤等。

49. 中毒患者的心理护理

对自杀患者抢救清醒后，应了解自杀的原因，社会文化背景、家庭和社会关系，家庭经济状况及心理需求，认真做好心理护理，帮助患者解决心理症结，给予心理上的安慰、疏导，耐心细致照顾体贴患者，了解他们内心痛苦，提供情感上的支持，同时做好家庭及亲属朋友同事的工作，以消除患者的后顾之忧。还应给予安全防范措施，清醒服毒者不可独居一室，患者伸手可及的锐利器械和毒物均需严格保管，以防再次自杀。

50. 中毒患者的健康教育

（1）普及防毒知识　在厂矿、农村、城市居民中结合实际情况，向群众介绍有关中毒的预防和急救知识，可同时因地制宜进行防毒的健康教育，如我国北方初冬向居民宣传预防煤气中毒；农村使用农药季节宣传预防农药中毒。

（2）不吃有毒或变质的食品　新鲜腌制咸菜或变质韭菜、菠菜等含较多硝酸盐，进入肠道被细菌还原为亚硝酸盐，吸收后使血红蛋白氧化为高铁血红蛋白，导致机体缺氧，故新近腌制咸菜、变质韭菜、菠菜、萝卜等蔬菜不可食用。苦井水含较多硝酸盐和亚硝酸盐应禁食。另不要用镀锌器皿存放食品。棉籽油含有棉酚，为工业用油不可食用。大量食用未长熟（青紫皮马铃薯）或发芽马铃薯可引起急性中毒，少许发芽马铃薯应深挖其发芽部分，并浸泡半小时以上，才可煮炒食用。有些植物如蕈类如果不易辨认有无毒性，不可进食；有些动植物如河豚、木薯、附子等经过适当处理后，可消除毒性。

（3）加强毒物管理和个人防护　严格遵守毒物的防护和管理制度，加强毒物的保管 。在化学物质的生产过程中，应采用机械化、自动化、管道化、密闭化的设备，防止毒“跑、冒、滴、漏”。厂矿中有毒物的车间和岗位加强局部通风和全面通风，以排出毒物。遵守车间空气中毒物最高允许浓度的规定，注意废气、废水、废渣的治理。喷洒农药、灭鼠药、抢救意外事故，或进入空气中含有高浓度毒物的场所，要加强个人防护，穿防护衣服，戴防毒面具。农药中杀虫剂和杀鼠剂毒性很大，要加强保管，装杀虫剂容器要加标记，投放鼠药也应有标记，以免误食。

51. 毒物分类

国内生产的有机磷杀虫剂的毒性按大鼠急性经口进入体内的半数致死量（LD_{50}）分为四类，对有效抢救有机磷中毒具有重要参考价值。

（1）剧毒类　$LD_{50}<10mg/kg$，如甲拌磷（3911）、内吸磷（1059）、对硫磷（1605）八甲磷等。

（2）高毒类　$LD_{50}10\sim100mg/kg$，如甲基对硫磷、甲胺磷、氧化乐果、敌敌畏。

（3）中毒类　$LD_{50}100\sim1000mg/kg$，如美曲膦酯、乐果、碘依可酯、倍硫磷、二嗪农（地亚农）。

（4）低毒类　$LD_{50}1000\sim5000mg/kg$，如马拉硫磷等。

52. 中毒原因

（1）生产性中毒　在生产过程中，有机磷杀虫剂在精制、出料、包装等生产过程中，由于设备密闭不严，化学物跑、冒、滴、漏，或在事故抢修过程中，毒物污染衣服、口罩，或手套破损，污染皮肤，或吸入呼吸道所致。

（2）使用性中毒　有机磷杀虫剂在运输、保管和使用过程中，不注意个人防护，违反操作规程，有机磷杀虫剂经呼吸道、皮肤、黏膜吸收而中毒，有机磷杀虫剂具有高度脂溶性，易侵入皮肤，对皮肤无刺激，不易被察觉，中毒的危险性较大。

（3）生活性中毒　在生活环境中，由于误服被有机磷杀虫剂污染的水源、蔬菜和食物；误服或自服杀虫药，经消化吸收而中毒。

53. 毒物的吸收和代谢

有机磷杀虫剂主要经过胃肠道、呼吸道、皮肤和黏膜吸收。吸收后迅速分布全身各脏器，其中以肝内浓度最高，其次为肾、肺、脾等，肌肉和脑最少。有机磷杀虫剂主要在肝内代谢进行生物转化。一般氧化后毒性反而增强，然后经水解后降低毒性。如对硫磷氧化形成对氧磷，对胆碱酯酶的抑制作用要比前者强 300 倍；，内吸磷氧化后形成亚枫，其抑制胆碱酯酶的能力增加 5 倍。有机磷杀虫药最终大部分由肾脏、小部分由粪便排出，排泄较快，吸收后 6～12 小时血中浓度达高峰，48 小时后排出体外。

54. 中毒的机制

有机磷杀虫剂的毒性作用是与乙酰胆碱酯酶的酯解部位结合成磷酰化胆碱酯酶，后者比较稳定，且无分解乙酰胆碱能力。乙酰胆碱为胆碱能神经末梢的化学传导介质。胆碱能神经包括副交感神经节前和节后纤维，交感神经前纤维和部分节后纤维（支配汗腺分泌及血管收缩），横纹肌的运动神经-肌肉接头，以及中枢神经系统细胞的突触。乙酰胆碱大量积聚导致胆碱能神经先兴奋后抑制，出现一系列毒蕈碱样、烟碱样和中枢神经系统症状，严重者可昏迷以致呼吸衰竭而死亡。

55. 对中毒患者如何进行病史询问

应详细询问毒物侵入时间、途径、剂量，生产性及使用性中毒，应有明确的接触史；生活性中毒，多为误服或自服，有时为间接接触或摄入，均应详细询问患者或陪同人员；患者近来生活和工作情况、精神状态、情绪变化、现场有无药瓶或其他可疑物品、同餐者有无类似症状，同时还应注意患者呕吐物、呼出气味有无刺激性大蒜味等。

56. 急性中毒的临床表现

急性中毒发病时间与毒物种类、剂量和侵入途径密切相关。经皮肤吸收中毒，一般在接触 2～6 小时后发病，口服中毒在 10 分钟至 2 小时内出现症状。

（1）毒蕈碱样症状　主要是副交感神经末梢兴奋所致，类似毒蕈碱作用，表现为平滑肌痉挛和腺体分泌增加。临床表现恶心、呕吐、腹痛、多汗、流泪、流涕、流涎、腹泻、尿频、大小便失禁、心跳减慢和瞳孔缩小。支气管痉挛和分泌物增加、咳嗽、气促，严重患者出现肺水肿。

（2）烟碱样症状　乙酰胆碱在横纹肌神经-肌肉接头处过多蓄积和刺激，使面、眼睑、舌、四肢和全身横纹肌发生肌纤维颤动，甚至全身肌肉强直性痉挛，表现为全身紧缩和压迫感，而后发生肌力减退和瘫痪，呼吸肌麻痹引起周围性呼吸衰竭。交感神经节受乙酰胆碱刺激，其节后交感神经纤维末梢释放儿茶酚胺使血管收缩，引起血压增高、心跳加快和心律失常。

（3）中枢神经系统症状　主要表现头晕、头痛、疲乏、共济失调、烦躁不安、谵妄、抽搐、昏迷等。

（4）其他表现

1）症状复发：中、低毒类有机磷杀虫剂如乐果、马拉硫磷口服中毒，经急救后临床症状好转，可在数日至 1 周后突然急剧恶化，重新出现有机磷急性中毒的症状，甚至发生肺水肿或突然死亡。临床上称为中毒后“反跳”现象，这可能与残存在胃肠道、皮肤、毛发、指甲的有机磷杀虫剂重新吸收、或阿托品等解毒药停用过早或减量过快、或中毒性心肌炎引起严重心律失常等原因有关。

2）迟发性多发性神经病：个别重度中毒者，在急性中毒症状消失后 2～3 周可发生迟发性神经损害，出现感觉、运动型多发性神经病变表现，主要累及肢体末端，两侧对称、下肢较重，可向上发展。表现为肢端麻木、疼痛、腿软、无力、甚至下肢瘫痪，四肢肌肉萎缩等，目前认为这种病变可能是有机磷杀虫剂抑制神经靶酯酶并使其老化所致。

3）中间型综合征：少数病例在急性中毒症状缓解后和迟发性神经病变发生前，一般在急性中毒后 24～96 小时突然发生肢体近端肌肉、脑神经支配的肌肉以及呼吸肌麻痹而死亡，称“中间性综合征”，其发病机制与胆碱酯酶长期受抑制，导致突触后神经-肌肉接头处功能障碍有关。病死前先有颈、上肢和呼吸肌麻痹。累及脑神经者，出现眼睑下垂，眼外展障碍和面瘫。

4）局部损害：有机磷杀虫剂污染眼部，引起结膜充血，瞳孔缩小。敌敌畏、美曲膦酯、对硫磷、内吸磷污染皮肤，可引起过敏性皮炎、水泡和脱皮。

57. 中毒程度的分级

按病情可分为三级：

（1）轻度中毒　表现为头晕、头痛、流涎、恶心、呕吐、腹痛、多汗、视力模糊、瞳孔轻度缩小。

（2）中度中毒 除轻度中毒症状外，尚有肌束颤动、大汗淋漓、瞳孔明显缩小、呼吸困难、精神恍惚、步态蹒跚。

（3）重度中毒 除上述外，瞳孔极度缩小、呼吸极端困难、发绀、昏迷、惊厥。

58. 中毒患者腹软心理社会状况评估

误服误用者因突然发病而导致精神紧张、恐惧感或愤怒怨恨的心理，并为是否留有后遗症而担忧。蓄意服毒患者往往心理素质脆弱、缺乏自我调节能力，易出现激动、愤怒或抑郁的情绪反应；苏醒后，易产生矛盾心理，既想解脱身心痛苦，又交织着悔恨、羞耻等复杂心理，产生自卑、抑郁，不愿亲友同事探访。个别患者消极情绪严重，有再自杀的念头。

59. 中毒患者的实验室检查

血液中胆碱酯酶活力测定是诊断急性有机磷杀虫剂中毒的特异性指标，是判断中毒程度、评估疗效及预后的重要依据。血液中胆碱酯酶活力与病情轻重相平行，如以正常人血液胆碱酯酶活力值定为100%，轻度中毒者血液胆碱酯酶活力为70%～50%；中度中毒者血液胆碱酯酶活力为50%～30%；重度中毒者血液胆碱酯酶活力为30%以下。对患者胃内容物或呼吸道分泌物做有机磷化合物鉴定，或尿中有机磷分解产物测定，有助于诊断。

60. 中毒患者的急救原则

急性有机磷杀虫剂中毒往往发病急，病情变化快，在抢救过程应严密观察，根据病情及时采取抢救措施：

（1）迅速清除毒物。

（2）特效解毒药使用。

（3）对症治疗。

61. 中毒患者如何迅速清除毒物

经呼吸道吸入中毒者，立即脱离现场，转移至空气新鲜地方；皮肤染毒者脱去污染的衣服，用肥皂水或清水彻底清洗污染皮肤、毛发和指甲；眼部污染者可用2%硫酸氢钠溶液或生理盐水冲洗。口服中毒者用清水、生理盐水、2%硫酸氢钠溶液（美曲膦酯忌用）或1∶5000高锰酸钾溶液（对硫磷、乐果忌用）反复洗胃，直至洗清无异味为止。重度中毒者常需反复洗胃，洗胃后硫酸钠导泻。

62. 特效解毒药如何应用

（1）胆碱酯酶复能剂 常用药物为解磷定、氯解磷定、双复磷、双解磷，其作用为肟类化合物通过竞争作用，夺取磷酰化胆碱酯酶中的磷酰基，使其与胆碱酯酶的酯解部位分离，从而使被抑制的胆碱酯酶恢复活力，消除烟碱样症状；对毒蕈碱样症状作用较差。解磷定和氯解磷定对内吸磷、对硫磷、甲胺磷、甲拌磷等中毒的疗效好，对美曲膦酯、敌敌畏等中毒疗效差，对乐果和马拉硫磷中毒疗效可疑。双复磷对敌敌畏及美曲膦酯中毒效果较解磷定为好。胆碱酯酶在72小时已老化，肟类化合物对老化的胆碱酯酶没有复能作用，对急性中毒迁延过久或慢性中毒无效。应用原则早期、适量、联合、反复、短程（持续时间不超过72小时）。

（2）抗胆碱药 常用制剂为阿托品，其作用能拮抗乙酰胆碱对副交感神经和中枢神经系统的作用，解除平滑肌痉挛，抑制腺体分泌，防止肺水肿，消除毒蕈碱样症状；兴奋呼吸中枢，消除或减轻中枢神经系统症状。对烟碱样症状无效，也不能恢复胆碱酯酶活力。应用原则是早期、足量、联合、反复、全程。

阿托品使用剂量可以根据病情而定，每10～30分钟或1～2小时给药一次，直到症状明显好转或患者出现“阿托品化”表现为止。阿托品化的指标为：瞳孔较前扩大、口干、皮肤干燥、颜面潮红、心率增快、肺部湿啰音基本消失、意识障碍减轻以致苏醒。此时应减少阿托品剂量或停药。用药过程中应密切观察阿托品化指标，并随时调整剂量，防止阿托品中毒。如出现瞳孔扩大、神志模糊、烦躁不安、抽搐、昏迷和尿潴留等，提示阿托品中毒，应立即停用。

胆碱酯酶复能剂与阿托品两药合用，是治疗有机磷杀虫剂中毒最理想的方法。轻度中毒可单独应用胆碱酯酶复能剂。两种药物联合应用时，阿托品的剂量应减少，以避免发生阿托品中毒。

（3）复方制剂　是将生理性拮抗剂与中毒酶重活化剂组成复方制剂。它既能对毒蕈碱样、烟碱样和中枢神经系统症状有较好的对抗作用，又能对被抑制的胆碱酯酶恢复活性。常用解磷注射液（每支含阿托品 3mg，苯那辛 3mg，氯解磷定 400mg），首次剂量：轻度中毒 1～2ml，中度中毒 2～4ml，重度中毒 4～6ml，必要时可重复应用，但需另加解磷定，轻度中毒 0.5g 以内，中度中毒 0.5～1.0g，重度中毒 1.0～1.5g，常规采用肌内注射，必要时可静脉注射，该制剂起效快，作用时间持久，目前临床上已广泛使用。

63. 对中毒患者如何进行对症治疗

有机磷杀虫剂中毒主要的死亡原因是呼吸衰竭，其次为休克、心肌损害和心搏骤停。呼吸衰竭的原因有肺水肿、呼吸肌麻痹及脑水肿。因此，对症治疗的重点就是维持正常呼吸和循环功能，保持呼吸道通畅，合理用氧，应用机械通气。防止脑水肿、肺水肿、心律失常、休克、急性肾衰竭；纠正水电解质紊乱，维持酸碱平衡。脑水肿者应用脱水剂；肺水肿者应用阿托品；心律失常者应用抗心律失常药；持续发生惊厥者可用地西泮控制抽搐；休克者应用抗休克药；有感染者应用抗生素。

64. 中毒患者的急救护理

（1）迅速清除毒物。

（2）加强病情监护　有机磷杀虫剂中毒发病急骤，症状严重，病情变化迅速，故应加强病情监护，密切观察病情变化。

65. 如何迅速清除毒物

（1）呼吸道吸入性毒物　迅速将患者撤离中毒环境，转移到空气新鲜地方，松开上衣领口和裤带，必要时吸氧。

（2）皮肤黏膜侵入性毒物　脱去污染衣服，用清水冲洗皮肤、指甲、毛发，若溅入眼内应立即清水反复冲洗，忌用热水及乙醇擦洗。

（3）口服中毒　即刻予以催吐、洗胃、导泻和灌肠，早期反复洗胃，可彻底清除胃内毒物，改善病情，洗胃过程中应密切观察呼吸、心率、节律、神志等变化，一旦有呼吸、心搏骤停、应立即停止洗胃，迅速抢救。待病情平稳后再继续洗胃，直至洗到洗出液澄清、无有机磷杀虫药味为止，但仍应保留胃管 24 小时以上，以防止症状反复，有再洗胃必要。洗胃时动作应轻柔，插胃管时必须保证胃管确在胃内，才能注入洗胃液，每次注入量不超过 300ml，且每次灌液后尽量排尽，拔管前先将胃管前部夹住，再拔管。避免吸入性肺炎、食管破裂、胃穿孔等并发症发生。

66. 如何加强病情监护

有机磷杀虫剂中毒发病急骤，症状严重，病情变化迅速，故应加强病情监护，密切观察病情变化。

（1）加强生命体征监测　注意体温、脉搏、呼吸、血压、瞳孔、尿量、神志的变化。

（2）阿托品的应用与护理　有机磷杀虫剂中毒后，体内有大量乙酰胆碱积聚，对阿托品耐受力明显增加，用量远远超过常规剂量，特别是重度中毒，所需总量更大。故临床实践中应严密观察毒蕈碱中毒症状程度，以此来决定阿托品的用药剂量；不可按固定医嘱用药，应按照在观察中应用，在应用中观察的用药原则，仔细观察病情，将阿托品用至肺部湿啰音明显减少，即达到阿托品化为度。阿托品化后减量或延长给药间隔时间。在用药过程中密切阿托品化指标，并随时调整剂量，防止阿托品中毒，由于阿托品化与阿托品中毒剂量很接近，既要积极足量使用，又要谨慎细致观察，一旦出现阿托品中毒表现，应及时停用阿托品，进行观察。必要时大量补液，或用毛果芸香碱进行拮抗。治疗中，应注意观察体温、心率、瞳孔大小、皮肤黏膜颜色、神经系统表现，以及有无尿潴留等，有助于阿托品化与阿托品中毒的鉴别。

（3）胆碱酯酶复能剂的应用与护理 胆碱酯酶复能剂能使被抑制的胆碱酯酶恢复活力，消除烟碱样症状，因此在应用过程中，严格掌握复能剂应用原则、药理作用、给药方法、足量和停药指标以及使用注意事项。密切观察有无毒副作用的发生，以防止过量中毒。

（4）复方制剂的应用与护理 常用有解磷注射液，根据中毒程度调整剂量，首次用药1～2小时后，若中毒症状基本消失，全血胆碱酯酶活力恢复至正常值的50%～60%及以上时，可考虑停药观察；若中毒症状未完全消失或血胆碱酯酶活力低于 50%以下时，遵医嘱给予首次用药的半量，并密切观察病情变化，注意有无新的症状出现或原有症状加剧。停药后无明显中毒症状和胆碱酯酶活力仍可保持在正常值的60%以上时即可出院。

解磷注射液虽为抢救重度有机磷杀虫剂中毒的首选用药，但在应用过程中仍应注意观察不良反应的发生，如瞳孔散大、口干、皮肤干燥、颜面潮红、心率加快等，用药过量可出现头痛、神志模糊、烦躁不安、抽搐、昏迷和尿潴留等，无需特殊处理，停药后即可恢复。

（5）密切观察有无“反跳”与猝死的发生。

67. 阿托品化与阿托品中毒的主要区别（表43-1）

表 43-1 阿托品化与阿托品中毒的区别

项目	阿托品化	阿托品中毒
体温	正常或轻度升高 <39℃	高热 >39℃
心率	增快≤120次/分，脉搏快而有力	心动过速、甚至有室颤发生，>120次/分
皮肤	颜面潮红、干燥	紫红、干燥、绯红
瞳孔	由小扩大后不再缩小，<4.5mm	极度扩大，>4.5mm
神经系统	意识清楚或模糊	谵妄、幻觉、双手抓空、昏迷
尿潴留	无尿潴留	有尿潴留

68. 胆碱酯酶复能剂的应用原则

早期、适量、反复、联合、短程。一旦确诊为有机磷杀虫药中毒，即刻使用，一般认为中毒30 分钟内使用效果最好，首次需冲击剂量（负荷量），如解磷定 10～30mg/（kg·K），达到有效血浓度后，再以适量静脉滴注。胆碱酯酶在72小时已老化，而复能剂很难使已老化的胆碱酯酶复活，且此类复能剂在体内排泄快，作用仅能维持1.5～2小时。故使用此类药物必须短程、反复给药。

69. 胆碱酯酶复能剂的常用药

胆碱酯酶复能剂的种类多，常用有氯解磷定：含肟量高，重活化作用较强，水溶性好，既能静脉注射，又能肌肉注射，1～5 分钟起效、半衰期 1～1.5 小时，毒副作用较小。WHO 已将氯解磷定推荐为救治急性有机磷杀虫剂中毒的首选肟类复活药。根据中毒程度给药，达到有效血浓度后，根据病情每1～4小时给药1次，每天不超过10g；碘解磷定：按1.53g等于氯解磷定1g换算，缓慢静脉注射，由于其水溶性差，副作用大，已逐渐被氯解磷定代替。

70. 胆碱酯酶复能剂的足量和停药指标

用药后烟碱样症状消失，血胆碱酯酶活力恢复至正常 40%～60%，则说明胆碱酯酶剂量过大，应停药，停药期间，应密切观察病情变化，及时复查血胆碱酯酶活力，必要时继续用药，但应防止中毒，若在用药过程中，每天剂量超过10g，烟碱样症状无改善，反而加剧，且出现口苦、恶心、血压升高，呼吸减慢则应立即停药，遵医嘱给予快速补液，大剂量维生素 C 以促进排泄和解毒功效，并同时观察生命体征变化。

71. 胆碱酯酶复能剂的毒副作用

氯解磷定副作用较小，用后有短暂的眩晕、视物模糊、血压升高、心律失常等，用量过大可引起癫痫样发作；解磷定剂量较大时，尚有口苦、咽痛、恶心、血压升高等，注射过快可引起短暂性呼吸抑制，甚至反抑制胆碱酯酶活力；双复磷可透过血脑屏障，迅速控制中枢神经系统症状，兼有阿托品样作用。故副作用较明显，可有头部发胀、口周麻木、颜面潮红、全身灼热感及恶心、呕吐、剂量过大，还可引起室性早搏、传导阻滞，甚至发生中毒性肝炎。

72. 胆碱酯酶复能剂的用药注意事项

（1）解磷定见光易变质，水溶性不稳定，因含碘刺激性大，不宜肌内注射，静脉注射时应避免药液外渗，引起剧烈疼痛和麻木感，且碘过敏者禁用。因此，静脉注射时必须保证针头在血管内才可注射药物。

（2）复能剂在碱性环境中极不稳定，易水解生成剧毒的氰化物，而使毒性加剧，故禁与碱性药物合并使用，若需用必须间隔给药。

（3）轻度中毒可单独使用胆碱酯酶复能剂，复能剂与阿托品合用时，阿托品剂量应减少，以免发生阿托品中毒。

73. 如何密切观察有无“反跳”与猝死的发生

“反跳”和猝死是有机磷杀虫剂中毒死亡的第二个高峰（第一个死亡高峰是中毒后 24 小时内，为胆碱能危象）。一般发生在中毒后 2～7 天，其死亡率占急性中毒的 7%～8%。为了避免或减少“反跳”的发生，首先应尽可能清除残存在胃肠道、皮肤、毛发、指甲处的有机磷杀虫剂，以防止重新被吸收入血；其次，严格掌控遵循阿托品使用原则，以及停药或减量的指征，切不可过早停药或过快减量；再次，在用药过程中，密切观察有无并发症发生，一旦有并发症出现，即刻予以相应处理。一旦发生“反跳”或“反跳”的先兆症状，如胸闷、流涎、出汗、言语不清、吞咽困难、神志模糊等，应争分夺秒地抢救患者，迅速建立静脉通路，彻底清除残存在体内或体表的毒物，尽早应用特效解毒剂，并密切观察药物的反应，减量或停药的指征，做好病情及 24 小时出入量记录，监测心、肝、肾等主要脏器功能，防止脏器衰竭，严密观察病情变化。

74. 中毒患者的饮食护理

吸入性或皮肤黏膜侵入性中毒，应鼓励患者早期进食，宜选择清淡、少渣的流质或半流质饮食，逐渐恢复普食；口服中毒者，不宜过早进食，待病情稳定，神志清醒后可试验性饮食，予以米糊、米汤、面糊、藕粉、蛋清等温流质为主，禁食刺激性，高脂食物，以免引起胆道系统和胃黏膜皱襞毒物再次进入血液，昏迷者应鼻饲，单糖或双糖类食物。禁用牛奶及高糖类食物。饮食中应注意营养素、水电解质、维生素的补充。

75. 中毒患者的对症护理

高热者采用物理降温；尿潴留者予以导尿；惊厥者控制抽搐防止外伤；有感染迹象的予以抗生素；呼吸困难者应予以保持呼吸道通畅，吸氧。

76. 中毒患者的口腔护理

口服中毒者因有机磷杀虫剂对口腔黏膜的刺激性，造成黏膜损害；插胃管或气管插管时对口腔或咽喉部黏膜的损害；再因用阿托品治疗，患者唾腺分泌减少，口腔自净能力减退，故容易导致口腔感染，因此，做好口腔护理是非常必要的。昏迷患者每天做 1～2 次口腔护理，以达到清洁口腔，消除口腔异味，预防感染的目的；神志清醒患者给予盐水或清水漱口。

77. 中毒患者的心理护理

对自杀患者应详细了解其心理社会状况，自杀患者清醒后都不愿讲出自杀的原因，但其内心矛盾复杂，十分痛苦，可能还有再次自杀的念头，因此，护理人员应以诚恳的态度与患者多交流，向患者解释自杀的危害性，开导患者叙述心理问题，建立良好护患关系，增加患者的信任感和安全感，给予说服、安慰、体贴、疏导、消除思想顾虑，打消自杀念头，同时应与患者家属、亲戚及同事沟通，做好他们的思想工作，争取社会各方面的同情和理解，帮助患者正确地对待人生，提高心理应激能力，出院后能尽快适应环境，投入社会。

78. 如何对中毒患者进行健康教育

（1）普及预防有机磷农药中毒的相关知识：向生产者、使用者特别是农民要广泛宣传各类有机磷农药都可通过皮肤、黏膜、呼吸道、胃肠道吸收，进入体内可致中毒，因此在喷洒农药时应遵守操作规程，加强个人防护，穿长袖衣裤及鞋袜，戴口罩、帽子及手套，下工后用碱水或肥皂洗净手和脸，方能进食、抽烟，污染衣物及时洗净。农药盛具要专用或用完后销毁，严禁装食品、牲口饲料等。生产和加工有机磷化合物的工厂，生产设备应密闭化，并经常进行检修，防止外溢有机磷化合物。工人应定期体检，测定全血胆碱酯酶活力，若全血胆碱酯酶活力在60%以下，应尽早治疗，不宜工作。

（2）出院时应向家属交待，患者需要在家休息2～3周，按时服药不可单独外出，以防发生迟发性神经症。急性中毒除个别出现迟发性神经症外，一般无后遗症。

（3）因自杀致中毒者出院时，患者已学会如何应对应激原的方法，争取家庭和社会支持极为重要。

二、一氧化碳中毒

1. 一氧化碳（CO）中毒的原因

CO相对分子质量为28.01，比重为0.967g/L。空气中的CO浓度达12.5%时，有爆炸的危险。人体吸入空气中CO含量超过0.01%时，就有急性中毒的危险。

（1）工业生产性中毒　高炉煤气、炼钢、炼铁、炼焦、烧窑、矿井、机动车尾气、煤气管道漏气、煤矿瓦斯爆炸等都可产生大量CO于环境中，若环境　通风不良或防护不当，使空气中CO浓度超过允许范围，而吸入中毒。

（2）日常生活性中毒　家用煤炉、煤气、吸烟和被动吸烟，若室内门窗紧闭，火炉无烟囱，或烟囱堵塞、漏气、倒风以及在通风不良的浴室使用燃气热水器；密闭空调车内滞留时间过长，都可能发生CO中毒；失火现场也可发生。

2. CO中毒的机制

（1）CO经呼吸道吸入，迅速弥散入肺泡壁毛细血管内，进入血液循环，约85%立即与血液中红细胞的血红蛋白（Hb）紧密结合，形成稳定的碳氧血红蛋白（COHb）。CO与Hb的亲和力比O_2与Hb大240倍，而其解离速度比氧合血红蛋白慢3600倍，COHb无携带氧的功能，并使血红蛋白氧解离曲线左移，血氧不易释放给组织，造成细胞缺氧。此外，高浓度的CO还可与肌蛋白结合，损害线粒体功能；CO与细胞色素氧化酶结合，抑制细胞色素氧化酶的活性，阻碍细胞对氧的利用。CO可透过胎盘屏障对胎儿产生毒害作用。

（2）CO中毒时，大脑和心脏最易遭受损害。表现为：脑血管麻痹脑内微循环障碍，三磷腺苷耗尽，钠泵运转障碍，而致脑水肿；缺氧产生大量氧自由基等，损伤脑组织及血脑屏障，因此，重症者可发生脑疝，危及生命。

3. CO中毒的病史询问

应询问发病现场情况，如煤炉烟囱有无堵塞、外漏，室内通风如何，患者停留时间，以及同室他人有无同样症状等。

4. CO 中毒的分级

按中毒程度可分为轻度、中度、重度三级

（1）轻度中毒　患者有头痛、头晕、恶心，呕吐、心悸、四肢无力、视物不清、感觉迟钝、嗜睡等，原有冠心病的患者可出现心绞痛。血液 COHb 浓度为 10%～30%，患者神志清楚，脱离中毒环境及时吸入新鲜空气或氧疗后症状很快消失。

（2）中度中毒　患者处于浅昏迷或中度昏迷状态；皮肤、黏膜发绀或呈樱桃红色。血液碳氧血红蛋白浓度为 30%～50%。经积极治疗，数小时后可清醒，无明显并发症和后遗症。

（3）重度中毒　患者深昏迷，初期四肢肌张力增强，以后各种反射减弱、消失；常有惊厥、瞳孔散大、呼吸不规则或呼吸抑制，大小便失禁；可有血压下降、心律失常、酸中毒。血液碳氧血红蛋白浓度高于 50%。多数患者经积极治疗，可逐渐痊愈；少数患者可并发吸入性肺炎、肺水肿、心肌损害、心脏传导阻滞、上消化道出血、脑局灶损害。

5. 急性 CO 中毒迟发脑病的临床表现

急性 CO 中毒迟发脑病（神经精神后发症）部分重度急性 CO 中毒患者抢救苏醒后，经过 2～21 天的“假愈期”，可出现下列临床表现之一：

（1）精神意识障碍　呈现遗忘症、痴呆、谵妄状态或去大脑皮质状态。

（2）锥体外系神经障碍　出现震颤麻痹综合征（表情淡漠、四肢肌张力增强、静止性震颤、前冲步态）。

（3）锥体外系神经损害　如偏瘫、病理反射阳性或大小便失禁等。

（4）大脑皮质局灶性功能障碍　如失语、失明、不能站立及继发性癫痫。

（5）周围神经炎及球后视神经炎、脑神经麻痹。

6. 中毒患者的心理社会状况

CO 中毒常为意外发生，短期内病情严重，患者及家属毫无思想准备，无应对能力而表现为慌乱、措手不及，责备自已缺乏安全措施，感到懊悔，对病情的变化表现出焦虑不安，希望医护人员全力抢救，重度中毒者常因并发症迟发性脑病而出现悲观失望、自卑厌世的心理。对蓄意中毒者，产生矛盾心理，表现出自卑、抑郁、甚至再自杀的念头。

7. CO 中毒的实验室检查

（1）血液 COHb 测定　血 COHb 测定是诊断 CO 中毒的特异性指标，明确诊断且有助于分型和估计预后。但需在脱离现场 8 小时内采取血标本诊断价值较大，因为脱离现场 8 小时后 COHb 即逐渐消失，采用加减法和分光镜检查法可有阳性反应。

（2）脑电图检查　可见弥漫性低波幅慢波与缺氧性脑病进展相平行。

（3）头颅 CT 检查　脑水肿时可见脑部有病理性密度减低区。苍白球常见软化、坏死，两侧常对称，大脑深部白质坏死、髓鞘脱失改变。

8. CO 中毒的急救原则

（1）立即脱离中毒环境　迅速将患者转移到空气新鲜的地方，松开衣领和裤带，注意保暖，有条件给予吸氧。呼吸心搏骤停者，立即行心肺脑复苏。

（2）积极纠正缺氧　吸入氧气能加速碳氧血红蛋白离解，促使 CO 排出。吸入含 5%～7%二氧化碳的氧气比纯氧更能有效地刺激呼吸，加速 CO 排出。吸入新鲜空气时，CO 由 COHb 释放出半量约需 4 小时，24 小时可全部排出；吸入纯氧时可缩短至 30～40 分钟，吸入 3 个大气压的纯氧可缩短至 20 分钟。对昏迷、有癫痫样发作、血液 CO 浓度高于 25%者，应给予高压氧疗法。在 3 个大气压下吸入纯氧，能提高肺泡氧分压，促使毛细血管中的氧向细胞内弥散、可在半个小时内使绝大部分 CO 排出，迅速纠正组织缺氧，降低病死率，减少并发症。早期治疗有效率达 95%，若中毒超过 36 小时，则收效甚微。

（3）防治脑水肿　重度中毒 24～48 小时，脑水肿发展到高峰，常用脱水剂为 20%甘露醇 125～250ml 静脉快速滴注，根据病情每日 2～4 次，待 2～3 天后，颅内压增高现象好转可减量、停药。

（4）促进脑细胞代谢　常用药物有细胞色素 C，大剂量维生素 B 族、维生素 C、COA、ATP、胞磷胆碱等。

（5）对症治疗　脑性高热或昏迷时间超过 10 小时者，可用物理降温方法如冰帽或实施人工冬眠疗法，使体温保持在 32℃左右；抽搐者选用地西泮，10～20mg 静脉注射；呼吸衰竭者应保持呼吸道通畅，及时实施气管插管或气管切开，或辅助机械通气；有感染迹象者，应用抗生素防治感染；注意加强营养，纠正酸中毒，维持水电解质平衡。

（6）防治并发症和后遗症　昏迷患者定时翻身，适当选用抗生素，防止发生压疮和肺炎；重度中毒者经抢救苏醒后，应绝对卧床休息，密切观察 2 周，防止神经系统和心脏并发症的发生，以便及时治疗。

9. CO 中毒的急救护理

（1）吸氧　使患者尽快脱离中毒现场，保持呼吸道通畅，清除呼吸道分泌物，必要时行气管插管或气管切开，给予纯氧或含 5%～7%二氧化碳的混合氧吸入，有利于 CO 排出，有条件时应积极采用高压氧舱治疗，COHb 的半衰期约为 4 小时，故用高压氧治疗宜早期，最好在中毒后 4 小时内进行。高压氧下动脉血溶解氧即可满足组织细胞的氧供，而不需要 Hb 携氧；并使毛细血管内的氧向周围细胞弥散，迅速纠正组织缺氧；并加速 COHb 的离解，恢复 Hb 的正常功能；同时可使颅内血管收缩而降低颅内压，改善有氧代谢有利于纠正酸中毒。一般高压氧舱治疗压力为 0.2～0.3Mpa，每次 1 小时，每天 1 次，重度中毒者，每天 2 次，7～10 次为 1 疗程。高压氧治疗的副作用最多见为中耳气压伤，可用 10%麻黄碱（或 1%呋嘛滴鼻剂）治疗。

（2）加强病情监护

1）严密观察病情变化，对重度中毒患者注意呼吸、血压、脉搏、心率和瞳孔的变化，一旦病情恶化，应及时通知医生予以相应处理。

2）对昏迷患者应保持呼吸道通畅，定时翻身以防止压疮和肺炎发生，注意营养，必要时鼻饲，高热抽搐者能影响脑功能，可采用物理降温法，如头部用冰帽，体表用冰袋，使体温保持在 32℃左右，如降温过程中出现寒战或体温下降困难时，可用冬眠药物。

3）对昏迷苏醒的患者，应做咽拭子、血、尿培养，如有并发症，给予相应处理，为有效控制肺部感染，应选择广谱抗生素。此外对苏醒患者，应密切观察神经系统和心脏并发症的发生，尽可能临床观察 2 周，准确记录 24 小时出入量，注意补液种类、补液量、速度，以防脑水肿、肺水肿，以及水电解质失调等。

4）一旦有急性 CO 中毒迟发性脑病发生，应及时予以高浓度吸氧，有条件高压氧舱治疗；保持呼吸道通畅，呼吸停止者应做人工呼吸，必要时做气管切开，备好呼吸机；有效控制脑水肿、肺水肿和心肌损害，纠正水电解质、酸碱平衡；高热者予以头部物理降温为主的冬眠疗法；抽搐者予以地西泮 10mg 静脉注射，同时加强护理，再予以促进脑细胞代谢药物，可给予纳洛酮 0.4～0.8mg 静脉注射，促进清醒，必要时可重复用药，以缩短昏迷时间。

10. CO 中毒的一般护理

（1）饮食护理　轻、中度 CO 中毒后，神志清可给予清淡、易消化流质或半流质饮食，宜选用高热量、高蛋白、高维生素、少刺激、少油腻的食物。重度 CO 中毒者，神志不清，可予以鼻饲营养，应进高热量，高维生素饮食，呕吐者应加强口腔护理，头偏向一侧，防止呼吸道阻塞。

（2）对症护理　高热者采取物理降温，降温同时应注意保暖，行人工冬眠患者应注意观察体温、脉搏、血压等基础生命指标，肛温保持在 32℃为宜。惊厥者控制抽搐，做好安全防护，防止自伤或坠伤，尿潴留者予以导尿，勤翻身，多按摩，以防压疮形成和呼吸、泌尿系感染发生。

（3）心理护理　轻、中度CO中毒者，可不留后遗症，但患者有心理紧张，焦虑、恐惧、担心有后遗症发生，因此，护理人员应有高度的同情心和责任心，关心疏导、解释、消除患者思想顾虑，对重度CO患者可留有严重的神经系统后遗症，神志清醒后，常产生紧张、恐惧、焦虑等不良心理反应，护理人员应多守候病室，与患者交谈，建立良好的护患关系，增加患者的信任和安全感，给予解释、关心、体贴、同情、疏导，消除不良的心理情绪，增强康复信心，以便更好配合护理和功能锻炼。

11. CO中毒的健康教育

（1）加强预防CO中毒的宣传，家庭用火炉要安装烟囱，使烟囱严密不可漏气，保持室内通风。

（2）厂矿要认真执行安全操作规程。煤气发生炉和管道要经常维修以防漏气。应设置专人负责矿井下空气中 CO 浓度的监测和报警。进入高浓度 CO 的环境内执行紧急任务时，要戴好特制的CO防毒面具，系好安全带，两人同时工作，以便彼此监护和互救。要定期测定存在CO的车间及实验室空气中CO浓度（我国规定车间空气中CO最高容许浓度为30mg/m^3）。

（3）轻度中毒可完全恢复，重症昏迷时间长者，常预后较差，合并迟发性脑病者恢复较慢，多呈持久性症状。

（4）出院时留有后遗症者，应鼓励继续治疗的信心，如有智力丧失或低能者应嘱其家属细心照料，并教会家属对患者进行语言或肢体功能训练的方法。

三、镇静安眠药中毒

1. 镇静安眠药中毒的含义

镇静催眠药物中毒系一次性或短时间内服用大剂量具有镇静、催眠作用的药物引起的以中枢神经系统抑制为主要症状的急性疾病，严重者可导致死亡。长期滥用催眠药物可引起耐药性和依赖性而导致慢性中毒。突然停药或减量可引起戒断综合征。

2. 镇静安眠药的中毒原因

镇静催眠药物最常见的为苯巴比妥类和苯二氮草类，中毒原因常为药物的滥用、误服和自杀自服，中毒途径绝大多数是口服，少数为静脉或肌肉途径。镇静催眠类药物作用时间及常用药物。

3. 镇静安眠药作用时间及常用药物（表43-2）

表43-2　镇静安眠药作用时间及常用药物

	巴比妥类		苯二氮草类	
	半衰期（h）	药物	半衰期（h）	药物
长效类	24～96	巴比妥类和苯巴比妥	>30	氯氮草、地西泮、氟西泮
中效类	18～48	异戊巴比妥	6～30	硝西泮、去甲羟安定
短效类	18～36	司可巴比妥	<5	甲基艾司唑仑
超短效类	3～6	硫喷妥钠		

4. 镇静安眠药中毒的机制

（1）苯二氮草类为弱安定剂，主要起镇静、抗焦虑、抗惊厥及中枢性肌肉松弛作用，催眠作用较弱。苯二氮草类与苯二氮草类受体结合后可加强γ-氨基丁酸（GABA）与受体结合的亲合力，使与GABA受体偶联的氯离子通道开放而增强GABA对突触后的抑制功能，中毒可使中枢神经系统及心血管系统受到抑制。致死量地西泮约为100～500mg，最小致死血浓度为2mg/dl。

（2）巴比妥类对 GABA 能神经有与苯二氮草类相似的作用，但也有所不同。巴比妥类能增加膜的稳定性，抑制神经元的去极化，从而抑制网状上行激活系统，抑制大脑皮质功能而引起意识障碍。其抑制作用随着剂量的增加，由镇静、催眠到麻醉，大剂量使用延髓呼吸中枢和血管运动中枢麻痹。一般致死量为其治疗量的 10 倍，但受个体健康状况及耐受性的影响。乙醇能促进巴比妥类吸收，并阻碍其在肝脏的代谢，故可加重中毒致死。

5. 镇静安眠药中毒的健康史询问

询问有无服用大量镇静催眠药史，有无长期滥用催眠药史，了解用药种类、剂量及服药时间，既往是否常服该药物，服药前或服药后同时是否服用其他食物和药物，如农药、乙醇等，有无与家人或其他人争吵、生气等情绪变化。

6. 镇静安眠药中毒的临床表现

根据中毒程度分轻度、中度、和重度中毒，重度中毒主要表现为呼吸、心血管和神经系统抑制的症状和体征。

（1）轻度中毒　主要症状是嗜睡、头晕、疲乏无力、注意力不集中、记忆力减退、神志恍惚、反应迟钝、言语不清、步态不稳、眼球震颤、判断和定向障碍。

（2）中度中毒　可出现沉睡、强刺激虽能唤醒，但不能答问，随后进入昏睡状态。呼吸略变浅慢，唇、手指、眼球可有震颤，血压低、体温不升等。

（3）重度中毒

1）中枢神经系统抑制：由嗜睡到深昏迷，意识障碍可持续 1 周左右，体温低，常在 34～35℃之间，早期可有四肢强直，腱反射亢进，肌张力增高、踝阵挛阳性、瞳孔由小变大、震颤等。后期则各种反射消失。

2）呼吸系统抑制：本类药物中毒均有不同程度呼吸抑制，开始表现为呼吸浅而慢，逐渐出现呼吸困难和呼吸性酸中毒，严重时可致呼吸停止。

3）心血管系统抑制：本类药物能引起容量血管扩张，心输出量减少，导致有效循环血容量减少，出现血压下降，脉搏增快及尿量减少等，重者出现休克、尿闭、氮质血症、心搏骤停和肾衰竭。

7. 镇静安眠药中毒的心理社会状况评估

对不同原因引起的镇静催眠药中毒的患者其心理状况是不一致的，因此在评估时应具体分析。对误服者突然造成中毒，而产生恐惧，担心会有危险而导致死亡，并抱怨自己，责备自己不该服用某食物或药物；对蓄意服毒者，常产生矛盾心理，既想解脱身心痛苦，又交织悔恨、羞耻感等复杂情绪，并不愿亲友同事探访；对因失眠而长期服药导致过量者，常产生紧张、焦虑、恐惧心理。

8. 镇静安眠药中毒的实验室检查

对诊断不明确的，可取患者呕吐物、血、尿样进行药物定性或定量检测。

9. 镇静安眠药中毒的急救原则

（1）迅速清除毒物

1）口服中毒：神志清醒者，可首先使用催吐法清除毒物，昏迷者宜插管洗胃，洗胃液宜选用温清水，服药时间超过 4～6 小时者，虽洗胃效果不佳，但服药剂量大者，仍有洗胃必要。洗胃后经胃管注入药用炭 50～100g 加 100ml 水制成的混悬液，并用硫酸钠 10～15g 导泻，以减少药物吸收。忌用硫酸镁导泻，因镁剂加重对中枢神经系统的抑制作用。

2）静脉或肌内注射中毒：可采用促进药物排出的方法，如利尿、血液净化等。

（2）促进已吸收药物的排出

1）大量补液：静脉补充 5%葡萄糖液或等渗盐水每天 2000～3000ml。

2）利尿：选用快速利尿剂或甘露醇，如呋塞米按 1mg/kg 静脉注射，每 6 小时重复使用，使尿量达 300～400ml/h，用药前应注意水及电解质平衡，此法对中、长效苯巴比妥类药物中毒效果较好。

3）碱化尿液：用 5%碳酸氢钠 150～250ml 静脉注射，使尿 pH 达 7.5～8.0，可促进巴比妥类药物经肾脏排出。

4）透析：重症患者经上述治疗效果不佳可采用血液或腹腔透析。

5）血液灌流：严重大量苯巴比妥类药物中毒，可行血液灌流，可缩短患者中毒昏迷时间，效果较透析为好。

（3）特效解毒剂应用　氟马西尼是中枢性苯二氮䓬类药物拮抗剂，能通过竞争抑制苯二氮䓬受体而阻断苯二氮䓬类药物的中枢神经系统作用。剂量：0.3mg 缓慢静脉注射，需要时每隔 10 分钟重复注射；由于半衰期短，单次给药患者清醒 45 分钟后可再次昏迷，一般疗效于 1～3 小时逐渐消失，故可反复给药，总量可达 5mg。禁忌证：苯二氮䓬类成瘾、癫痫发作、三环类抗抑郁药过量者。

（4）加强生命支持治疗　本类药物中毒的主要致死原因为呼吸和循环衰竭，因此维持有效的气体交换和有效血容量是抢救成功的关键。深昏迷伴呼吸抑制者，保持呼吸道通畅，应使用呼吸兴奋剂，宜尽早气管插管，必要时气管切开，建立人工呼吸；纠正低氧血症并维持酸碱平衡；无自主呼吸者及时行心肺复苏术；对出现低血压者，应首先扩容，必要时使用血管活性药物，如多巴胺静脉滴注。

（5）对症治疗　低温者，应注意保暖；心律失常，予以心电监护，在纠正水与电解质平衡的基础上，给予抗心律失常药物治疗；昏迷、抽搐者可用脱水剂和利尿药物，以减轻脑水肿；纳洛酮为阿片受体的竞争拮抗剂，能有效拮抗镇静安眠药产生的意识和呼吸抑制，每次 0.4～0.8mg 静脉注射，可根据病情间隔 15 分钟后重复一次，以后每隔 1～2 小时注射 0.4mg，直至意识转清醒；以防继发感染，可预防性应用抗生素。

10. 镇静安眠药中毒的急救护理

（1）迅速清除毒物

1）催吐、洗胃、导泻：对神志清醒者可行催吐法，但催吐过程中注意观察病情变化，防止催吐物误入气管致窒息和吸入性肺炎，故应将患者头偏向一侧，每次呕吐后清洁口腔，神志不清者插胃管应尽早，插管时和洗胃过程中密切观察病情变化，防止呼吸和心脏骤停。

2）促进已吸收毒物的排出：补液、利尿、碱化尿液，透析、血液灌流等，应注意患者水电解质、酸碱平衡，补液速度不宜过快，避免使用大剂量利尿剂等。

（2）加强病情观察

1）定时测量体温、脉搏、呼吸、血压、密切观察意识状态，瞳孔大小，对光反射，角膜反射，若瞳孔散大、血压下降、呼吸变浅或不规则，常提示病情恶化，应及时向医生报告，以便采取紧急处理措施。

2）记录 24 小时出入量，并做好病程记录。

3）保持呼吸道通畅，患者取仰卧位头偏向一侧，或侧卧位，可防止舌向后坠阻塞气道。有呕吐物或痰液时，应及时用吸痰器吸出，必要时可行气管切开或使用呼吸机。

（3）吸氧　由于脑组织缺氧可促进脑水肿，加重意识障碍，故持续氧吸入是重要的，氧流量应为 2～4L/min。

（4）昏迷的护理　按昏迷护理常规进行护理，以减少并发症：①定时吸痰、拍背，可减少肺部感染；②每 2～3 小时翻身一次，用热温毛巾擦洗皮肤，骨突出部局部按摩，以防压疮发生；③做好口腔护理，每天 2 次口腔清洗，张口呼吸者可用湿纱布盖在口鼻部，以吸入湿润空气；④放置导尿管者要每周换一次导尿管，并定时用无菌生理盐水冲洗膀胱，同时注意清洗尿道外口分泌物；⑤每次大便后用高锰酸钾溶液冲洗肛门。

（5）药物应用的护理　遵医嘱静脉输液、使用中枢兴奋药如纳洛酮、贝美格及抗生素等，若为巴比妥类药物中毒可遵医嘱输入5%碳酸氢钠100～200ml，以利药物从尿液排出。苯二氮䓬类中毒遵医嘱可用拮抗剂氟马西尼静脉注射。

（6）血液透析、血液灌流 服催眠药剂量过大，又符合血液净化治疗，则遵医嘱进行血透或血液灌流。

11. 镇静安眠药中毒的一般护理

（1）饮食护理 昏迷时间超过3～5天，患者营养不易维持者，可由鼻饲补充营养及水分。一般给予高热量、高蛋白易消化的流质饮食，避免刺激性、油腻性食物，并做好口腔护理。

（2）对症护理 低温者，注意保暖；高热者予以物理降温；昏迷、抽搐者应控制抽搐，做好安全防护措施，防止外伤。并应用脱水剂和利尿剂，以减轻脑水肿，定时翻身、按摩，以防止压疮和呼吸道感染发生。

（3）心理护理 急性中毒者一方面是自杀，另一方面是精神异常，而慢性中毒多因失眠长期服催眠药导致药物过量，因此护理人员应始终陪伴患者，与其交流、沟通，建立良好护患关系，增加患者的信任感和安全感，向患者解释失眠的原因，教会患者避免失眠的方法，了解患者的心理状态和心理需求。同时做好患者家属、亲友以及同事的工作，帮助患者树立良好的信心，使患者更快回归社会和家庭，对自杀患者应有专人陪伴，以防止再度自杀。

12. 健康教育

（1）向失眠者普及睡眠紊乱的原因及避免方法的常识 失眠者自身因素常为过度紧张或强脑力劳动、或精神受到应激原刺激可导致失眠。午睡时间过长或夜尿过多也可致失眠，环境因素多为外界吵闹、噪音使患者不能入睡。避免方法：脑力过度疲劳或处于应激状态者，晚上要做些轻松的工作，睡前沐浴或用热水洗脚，睡前可喝热牛奶一杯，禁饮有兴奋作用的饮料。白天坚持锻炼，运动种类可步行、慢跑、体操等，对减轻应激反应、促进睡眠有一定的帮助。保持睡眠的规律性是重要的，按时上床，早睡早起有利健康。午睡半小时左右较合适。尽量避免外界环境干扰。偶尔服用催眠药是可以的，但不能长期服用，失眠者应采取心理及物理疗法为主。

（2）对已服用催眠药患者的指导 向患者解释长期服用各类催眠药均可产生耐受性，久用后会产生依赖性，且在治疗剂量时常有不良反应如轻度头晕、乏力、困倦等。嘱咐患者首先不要长期服用催眠镇静药，已服用者在撤药过程中要逐渐减量，严防突然停药。

（3）药物管理及预后 药房、医护人员对镇静催眠药保管、处方、使用管理要严格，家庭中有情绪不稳定或精神不正常者，家属对该类药物一定要妥善保管，以免发生意外。轻度中毒无需治疗可以恢复，中度中毒经治疗一般1～2天可恢复，重度中毒可能需要3～5天才能清醒，死亡率低于5%。

第四十四章　新生儿的护理

1. 新生儿重症监护中心的含义

新生儿重症监护中心是集具有系统专业培训、训练有素、抢救危重患儿经验丰富的专业医护人员及现代化仪器及治疗设备为一体的治疗中心。通过对危重新生儿的持续监护及及时救治，大大提高了危重新生儿的抢救存活率及存活儿的生存质量。

2. 什么是新生儿的重症监护室

新生儿重症监护室（NICU）是集中治疗危重新生儿的病室，需要较高的医护技术力量，众多的护理人员和现代化仪器设备。其目的是为了降低新生儿的死亡率，减少并发症，提高医疗护理质量。

3. NICU 人员有哪些标准

（1）护理人员素质要求　应选择品德、业务、身体各方面素质优秀的人员。既要有新生儿临床护理经验和一般护理技能，还应熟练掌握各种抢救技术操作和急救护理，熟悉临床监护指标，综合观察病情变化，不机械执行医嘱，有超前的抢救意识。

（2）护理人员配备的要求　按护理所需时间的总和以及每周实际工作时间而定，一般认为护士数：患者数为 2.5：1。

（3）护理人员培训的要求　进入 NICU 工作的护士，必须经过培训，并在工作中不断接受继续教育。培训内容除一般新生儿疾病知识外，着重培训新生儿急救技术与护理。

4. NICU 病区设施有哪些要求

NICU 为独立病区，以邻近新生儿室、产房、手术室、急诊室为宜。室内光线应充足且有层流装置，温度以 24～26℃，湿度以 55%～60%为宜。病区分为加强护理区、中间护理区两部分，另设辅助房间。

（1）加强护理区　床位最好设置 4～6 张，主张集中式安排。另设 1～2 间隔离病区供特殊使用。抢救床位应具备的基本设施：暖箱或辐射保暖床、监护仪、呼吸机、负压吸引器、测氧仪、输液泵、复苏用具和生命岛（为床旁大柜）。

（2）中间护理区　又称恢复区，当危重新生儿经抢救好转后转入本室继续治疗。

（3）辅助房间　包括医、护办公室、治疗室、仪器室、家属接待室等。

5. NICU 环境管理的重要意义

一个拥有最适宜的物理、心理、社会和伦理环境的 NICU 对新生儿恢复至最佳状态是极其重要的。频繁的 NICU 医疗常规操作如气道吸引、足底采血、静脉置管、胸部 X 线摄片检查等是新生儿较严重的压力来源，同时也干扰了他们的睡眠状况，尤其是早产儿，来自 NICU 环境中的各种因素，如明亮的灯光、高分贝的噪声、频繁的护理操作，以及更换尿布、哺乳、生命体征的测量等均会形成压力源使其身心受到刺激。因此，必须关注 NICU 的环境管理。Slevin 等研究认为，在一定的时间内，对 NICU 的环境如光线、噪声、新生儿的护理操作和工作人员的行为等进行积极地改善，可降低舒张压、平均动脉压，减少新生儿的活动，从而缓解新生儿的压力。

6. 声音环境对新生儿的意义

声音过大不仅给新生儿带来压力刺激，也可引起听力丧失，甚至影响其情感发展。NICU 里暖箱发动机的声音 55～60dB，加热床垫约 62dB，使用机械通气和 CPAP 机的声音及报警音更高而较大。尖锐的声音能将噪声水平提高到 100～200dB，这些噪声水平远远超过了 1997 年美国儿科学院环境健康委员会建议的 NICU 最安全的声音水平（45dB 以下）。噪声可损害新生儿的听神经，尤其容易发生在使用氨基苷类耳毒性药物的患儿；此外，还可引起一些生理改变，如心动过速、呼吸急促或暂停、氧饱和度下降、一过性平均动脉压升高、睡眠紊乱、患儿惊厥，甚至可致小早产儿颅内出血。因此，必须采取有效的措施降低 NICU 的噪声水平，其中规范医护工作人员行为最为重要，Chang 等研究显示，在 48 小时的观察期间，记下了 4994 个噪声高峰，其中约 90%与人为因素有关。

7. 在护理治疗中如何维护好声音环境

在护理治疗工作中，医护人员应做到四轻：说话轻、走路轻、关门或抽屉轻、操作轻。不在暖箱上写字或放置物品；降低报警声等，同时还可使用简单有效的方法降低噪声，如给新生儿戴上耳罩、帽子，在暖箱上覆盖布单并合理放置吸音设备如泡沫材料板等，均可有效降低噪声的水平。另一方面，母亲的声音和舒缓柔和的轻音乐可传递母爱，感情和智慧，帮助新生儿发挥潜能，以益于其健康成长。

8. 光照环境对新生儿的重要性

新生儿不可长期暴露于明亮的光照环境中，持续明亮的灯光易使早产儿视网膜受损致视力下降，以往人们认为在黯淡的光照环境里，早产儿的睡眠觉醒模式发育更快，而近年来，Brandon 研究指出，胎龄满 31 周接受光照循环的早产儿和同胎龄而持续处在较黯淡环境的早产儿比较，其体重增长是不言而喻的，安静时间段是由 Straunch 等提出并得到 Robertson 等支持认可的方法，他们指出，在每个班次的最后几个小时内，将灯光调暗，除必要的护理操作外，尽量不打扰新生儿，可帮助新生儿拟定睡眠计划，使其生理功能处于平衡状态，研究结果显示，此段时间内，新生儿哭吵很少，睡眠较深，生理状态稳定。总之，应尽量减少光照对早产儿的影响，可调节病室内灯光亮度，建立 24 小时光照循环；需要时开灯，避免灯光直射眼部。

9. 舒适的体位对早产儿的重要性

早产儿缺乏肌张力控制身体运动，倾向于四肢伸直"长时间处于此种体位可导致早产儿肌肉运动发育障碍，严重时可致畸形"合理的体位可促进身体的伸展和屈曲的平衡，一般摆放体位的原则是避免不正确的姿势，促进身体的对称性，四肢中线屈曲位，可发展手口综合能力（把手放在口边），提高患儿的自我安慰度"可使用等长布条来控制或将新生儿置于鸟巢式的体位中，鸟巢式的体位可提高自我调节能力，是保持新生儿最有利体位的关键因素之一，应该被作为日常工作程序执行，也有研究指出，在护理操作中，将平卧或侧卧的早产儿摆放在肩稍抬高的体位，可保持较好的氧合、体温和睡眠。最近的研究又指出，将极低体重出生的早产儿置于吊床内仰卧位，有利于他们神经肌肉的成熟和自主稳定。

10. NICU 工作常规有哪些

NICU 护理人员对新生儿全部进行特护，应到床头交接班，详细交待诊断、病情、治疗及护理要点。

（1）入院前准备　预热暖箱，检查抢救单元设备和功能，保证完好。

（2）入院时措施　需急时处理的患儿立即放辐射台上行心肺复苏、气管插管、吸痰、建立静脉通道、连接各种监护仪器等。

（3）入院后常规护理和监护 24 小时守护床旁。

1）呼吸、心血管系统：多参监护仪监护心率、心电图、呼吸频率、呼吸暂停、每小时记录 1 次，但每 2 小时尚需亲自听、数、记心率、呼吸 1 次。呼吸道管理者，每 2～4 小时吸痰，并记录痰液的性质和量。用呼吸机者每 2 小时记录各项参数 1 次。

2）神经系统：意识、反应、瞳孔、肌张力、颅内压监测者每 2 小时测记 1 次。

3）消化系统：腹胀、呕吐、大便性质、鼻饲前检查胃残留物容量。

4）泌尿和代谢系统：称体重每日 1 次，记 24 小时出入量，每日测尿比重、尿糖、血电介质、血糖 1 次，测记体温、箱温每 2～4 小时 1 次，临床上常规监测大部分借助监护仪，但仔细的临床观察仍必不可少，如神志、反应、腹胀、呕吐等非仪器所能测出，而它往往是病情变化的重要线索。

11. NICU 消毒隔离有哪些要求

NICU 是危重病儿集中的地方，极低出生体重儿多，严格执行消毒隔离制度尤为重要。

（1）工作人员应定期健康体检，入室前更衣、戴工作帽、穿专用鞋，认真洗手。操作、护理患儿前后均要求流动水洗手或用速效手消毒剂。

（2）空气消毒　常规用循环风紫外线空气消毒器或紫外线照射，每周用乳酸熏蒸 1～2 次。

（3）地面用湿吸尘器或湿拖每日 2 次，床间距应大于 1m。

（4）仪器设备每日用清水擦拭后用消毒水擦拭，呼吸机、吸痰器管道，湿化瓶等每次使用后均消毒。

（5）感染性患儿与非感染性疾病患儿分区放置，分类隔离。

12. NICU 仪器设备如何保管与维修

NICU 是仪器设备密集的科室，护士长应做好管理工作。

（1）日常管理

1）建立仪器设备档案，做到账、物、卡相符，及时记录运转时间、状态和维修内容。

2）定点放置、定人管理，有条件的医院可由专职人员担任。

3）新仪器进入科室要制订操作规程，对护士进行培训，告诫有异常时不盲目操作。

（2）消毒保养

1）仪器工作的环境应通风、电压稳定，避免强光强电磁场干扰及剧烈振动。

2）日常做好清理和清洁，终末按常规消毒后加罩备用。

13. 新生儿重症监护室主要收治哪些患儿

新生儿重症监护室收治早产儿、新生儿窒息、新生儿黄疸、肺炎、呼吸窘迫综合征、呼吸衰竭、颅内出血、缺血缺氧性脑病、新生儿出血性疾病等。

14. 新生儿重症监护室主要监护内容

（1）心电监护　主要监测患儿心率、节律、心电波形变化。

（2）呼吸监护　主要监测患儿呼吸频率、节律变化及呼吸暂停。

（3）血压监护。

（4）体温监护。

（5）血气监护。

15. 危重新生儿转运时有哪些要求

危重新生儿的转运工作绝不是一般的运送患儿，应该在转运的同时能对患儿进行急救和监护。出色的转运工作在降低危重新生儿的死亡率与致残率上发挥重要作用。NICU 的编制应包括有随时出发接送的一名医生和护士。护士负责管理转运所需器械物品和药品，转运完毕及时做好转运记录和小结。

16. 什么是新生儿机械通气

新生儿机械通气是指新生儿无自主呼吸或自主呼吸微弱，不能满足生理需要时而建立人工气道，以呼吸机辅助呼吸的方法。

17. 新生儿机械通气的护理要点有哪些

（1）翻身拍背　目的是使附着在支气管的黏液松动易于排出，重点拍两侧前胸、腋下、肩胛间和肺底部，用手腕力量迅速、轻柔地拍打，共拍 5～10 分钟。

（2）吸痰　于拍背后吸痰，根据呼吸道分泌物多少，每隔 2～4 小时吸一次，选择不超过气管导管内径 2/3 的吸痰管进行，由两人同时操作，严格遵守无菌技术，避免微生物进入呼吸道。

1）将消毒吸痰管连接于吸引器管道上，调节吸引器负压，早产<100mmHg，足月儿<150mmHg。

2）气管导管自呼吸道脱开，用注射器滴入 5～6 滴无菌生理盐水于气管导管内，然后将呼吸囊接上氧气，抱球 10～15 秒。

3）另一人戴上无菌手套，接无菌吸痰管轻轻插入气管导管内，至遇到阻力或患儿出现反应时往外拨出 1cm，然后一边吸引一边捻转向外退，每次吸痰不超过 10 秒（这样可以减少坏死性气管支气管炎的发生）。

4）气管导管再接上呼吸囊，用纯氧抱球 20 秒左右或使患儿青紫消失为止，再滴入生理盐水于气管导管内，再吸引一次，如口咽部分泌物多，也应同时吸净。

5）转动患儿向右侧或左侧。使吸痰管更易进入对侧主支气管，每侧吸引 2 次。

6）若痰很黏稠，阻塞吸痰管，可用 1.3%SB 代替生理盐水注入气管导管内，可促使痰液溶解易于吸出。

7）吸痰时有时可见血性分泌物，常由于吸痰管过硬，顶端开口处锐利，或负压过大所致，滴入几滴 0.01%肾上腺素有利于止血。

8）吸痰过程应有心电监护，如患儿出现青紫、心率减慢，立即接纯氧做抱球呼吸，直至面色转红，心率恢复正常为止。

9）整个过程结束后，用呼吸囊抱球呼吸 60～90 秒，重新检查气管导管是否移动有无脱出或插入过深，然后再接上呼吸机。

18. 新生儿颅内出血患儿潜在并发症

（1）脑疝　与颅内出血、脑水肿有关。

（2）有窒息的可能　与呕吐、呼吸功能抑制有关。

（3）有感染的可能　与机体抵抗力降低有关。

（4）体温过低　与早产、体温调节中枢发育不全、寒冷、感染有关。

（5）吸吮困难　与面部硬肿活动受限有关。

（6）有肺出血的危险。

（7）呼吸模式改变——机械通气。

（8）有感染的危险　与人工气道存在患儿抵抗力低下有关。

（9）有皮肤黏膜完整性受损的危险　与人工气道、皮肤娇嫩有关。

（10）体温异常　与感染有关。

（11）营养失调，低于机体需要量　与人工气道存在不能自行进食有关。

（12）清理呼吸道无效　与呼吸道分泌物增多咳嗽无力有关。

（13）有窒息的危险　与呛咳，奶汁吸入有关。

（14）有心输出量减少的危险　与肺功能不全有关。

（15）活动无耐力　与疾病有关。

（16）有皮肤完整性受损的可能　与皮肤娇嫩长期卧床有关。

19. 新生儿颅内出血患儿脑疝的护理措施

（1）将患儿头肩部抬高 30°，头偏向一侧。

（2）按计划地集中完成各种必要的治疗护理操作，尽量减少搬动和刺激患儿。

（3）遵医嘱使用镇静剂。

（4）遵医嘱按时使用止血剂和脱水剂。

（5）给氧。

（6）密切观察病情，注意神志、瞳孔、呼吸、血压等生命体征的变化。

20. 新生儿颅内出血患儿窒息的护理措施

（1）床旁备吸痰器，及时清理呼吸道分泌物和吸入的呕吐物，保持气道畅通。

（2）给氧。

（3）保持患儿安静，避免加重颅内出血而抑制呼吸中枢功能。

（4）床旁备气管插管、呼吸机等人工通气装置。

21. 新生儿颅内出血患儿感染的护理措施

（1）护理患儿前后应严格洗手。

（2）严格执行无菌技术操作。

（3）每 4 小时检测体温一次并做详细记录。

（4）必要时遵医嘱给予抗生素。

22. 新生儿颅内出血患儿体温过低的护理措施

（1）提高环境温度。

（2）先将患儿置于室温 22～26℃的房间内 1 小时。

（3）然后将患儿裸露于 28～34℃的暖箱中保暖（根据患儿出生体重和体温决定箱温的高低，最高不超过 36℃）。

（4）根据医嘱按时完成静脉补液量。

（5）尽早喂奶，首选母乳喂养。

（6）视病情及时给予氧气吸入。

23. 新生儿颅内出血患儿吸吮困难的护理措施

（1）强烈的责任心，喂奶及时、耐心、仔细。

（2）增加喂奶次数，缩短喂奶间隔时间。

（3）吸吮无力时采取滴管喂养或鼻饲。

24. 新生儿颅内出血患儿肺出血的护理措施

（1）缓慢复温，12～24 小时内逐渐将患儿体温恢复正常。

（2）低流量给氧 0.5～1L/min。

（3）密切观察呼吸情况和肺部体征。

（4）如鼻腔有少量淡红色泡沫溢出，尽早使用 CPAP，呼气末正压 5～8cmH_2O。

25. 新生儿颅内出血患儿机械通气的护理措施

（1）给予保护，记特护记录。

（2）密切观察患儿面色、心率呼吸，双侧胸廓起伏，双肺呼吸音。

（3）正确安装呼吸机，保证呼吸机正常运转有效通气。

（4）妥善固定气管插管，避免脱管。

（5）随时吸痰，保持呼吸道通畅。

26. 新生儿颅内出血患儿机械通气时感染的护理措施

（1）实行保护性隔离。

（2）气管内吸痰时，严格无菌操作。

（3）将口腔吸痰与气管内吸痰的吸痰缸分开并做好标记，吸痰管道一人一用，一日一更换，吸痰瓶每日倾倒 1 次，吸痰瓶内放入消毒液 200ml，每周刷洗 1 次。

（4）做好基础护理，预防口炎、眼炎、脐炎、臀炎的发生。

27. 新生儿颅内出血患儿皮肤黏膜完整性受损的护理措施

（1）定时翻身，更换体位。

（2）随时检查易破损及受压部位，用50%乙醇按摩骨突出部位。

（3）如果发生皮肤发红及时给0.02%呋喃西林湿敷。

28. 新生儿颅内出血患儿营养失调的护理措施

（1）给予鼻饲喂养，如果经胃喂养不耐受，可给予十二指肠喂养。

（2）鼻饲管每周更换1次。

29. 新生儿颅内出血患儿清理呼吸道无效的护理措施

（1）患儿取半卧位，头偏向一侧。

（2）拍背，吸痰。

（3）给氧。

（4）有胎粪吸入较多者，必要时行支气管灌洗。

（5）超声雾化，每日3次。

（6）翻身，每2小时1次。

30. 新生儿颅内出血患儿有窒息危险的护理措施

（1）吃奶时患儿取侧卧位或半卧位头偏向一侧，或斜抱位喂奶。

（2）奶嘴奶孔宜小。

（3）间歇喂奶，以吃奶时患儿不感呼吸困难为宜。

（4）病情较重，呼吸困难，呛咳明显者给予鼻饲或滴管喂奶。

（5）喂奶时护士应耐心、仔细。

31. 新生儿颅内出血患儿心输出量减少危险的护理措施

（1）采用半卧位，减少回心血量。

（2）用输液泵控制输液速度在12ml/h。

（3）保持患儿安静，减少搬动和刺激。

（4）密切观察病情变化，包括呼吸、心率、肝脏情况以及肺部体征等。

（5）给氧。

32. 新生儿颅内出血患儿活动无耐力的护理措施

（1）遵医嘱按时应用有效抗生素，完成输液量。

（2）保证奶量的摄入，如果热卡不足，可给予鼻饲喂养。

33. 新生儿颅内出血患儿体温异常的护理措施

（1）测4次体温，如果发热应给予物理降温，体温超过37.5℃，应给予散包降温；体温 > 38.5℃，给予温水洗浴，必要时给予冷水袋降温。

（2）物理降温后20分钟量体温。

（3）如果是温箱内患儿应降低箱温，必要时给予物理降温。

（4）如果体温过低，应给予保温。

34. 新生儿肺炎的护理诊断

（1）清理呼吸道无效　与呼吸道狭窄、分泌物过多、咳嗽反射弱、不能将异物或炎性分泌物排出有关。

（2）气体交换受损　与肺部感染有关。

（3）体温调节无效　与感染后机体免疫反应有关。

（4）营养失调　与患儿反应差、摄入困难、消耗增加，使营养供应不足有关。

（5）潜在并发症　心力衰竭。

35. 新生儿肺炎的护理目标

（1）保持呼吸道通畅。

（2）纠正缺氧，改善呼吸功能。

（3）使患儿体温正常。

（4）患儿每日获得足够的营养和水分。

（5）住院期间不发生心力衰竭。

36. 新生儿肺炎的护理措施

（1）保持呼吸道通畅，合理用氧，改善呼吸功能。

（2）维持正常体温　保持适度的温度和湿度，室温为 24～26℃，湿度以 55%为宜。早产儿和体温不升者，可置于远红外辐射台上进行处理或置暖箱中，使新生儿皮肤温度在 36.5℃。

（3）保证足够能量，喂养应遵循少量多次原则。

（4）遵医嘱应用抗生素、抗病毒药物，并密切观察药物的作用。采用输液泵，控制输液速度，避免短时间内输入大量液体引起肺水肿，导致心力衰竭。

37. 新生儿肺炎患儿如何保持呼吸道通畅

（1）患儿取半卧位，头偏向一侧，以减轻呼吸困难和发绀。经常更换体位，使呼吸道分泌物易于排出，治疗集中进行，保持患儿安静，以免患儿哭闹加重心脏负担。及时有效的清除呼吸道分泌物和吸入物，无呼吸及疑有分泌物阻塞气道者，立即行气管插管，通过气管内导管将黏液吸出。

（2）供氧　保持室内空气新鲜，温湿度适宜；根据病情和血氧监测情况采用鼻导管（0.3～0.6L/min）、面罩（1～1.5L/min）、头罩（5～8L/min）等方法吸氧，使其 PaO_2 维持在 60～80mmHg（8.0～10.7kPa），重症并发呼吸衰竭者，给予正压通气；给氧浓度不宜过高，时间不宜过长，以免发生氧中毒。

（3）肺部物理疗法　包括翻身，体位引流，肺部叩击及雾化吸痰。

1）体位引流：分泌物多时根据病情 2～4 小时翻身一次。

2）胸部叩击：婴儿呼气时用腕部的力量轻叩肺部，叩击部位在前胸、腋下、肩胛间和肩胛下左右共八个部位，叩击速度为 100～120 次/分，每次叩击提起 2.5～5cm，每次叩击 1～2 分钟，每个部位反复 6～7 次，总共时间不要超过 10 分钟。叩击时要注意观察患儿的呼吸、心率及皮肤和口唇是否青紫。胃管喂养 30 分钟内不能进行此操作。

3）雾化吸入：雾化液中加入 α-糜蛋白酶、地塞米松及相应的抗生素，雾化吸入每次不超过 20 分钟，以免引起肺气肿。

4）吸痰：每次体位引流、拍背、雾化后给予吸痰。吸痰的压力<100mmHg（13.3kPa），每次吸痰时间不能超过 15 秒，若吸痰后出现青紫可加大氧流量 10%～15%。

38. 对新生儿肺炎患儿如何观察病情

（1）注意患儿的呼吸、心率、反应等的变化，如出现烦躁不安、心率加快、心音减弱、发绀加重、呼吸急促、肝脏在短时间内迅速增大，提示可能合并心力衰竭，应立即吸氧，遵医嘱给予强心、利尿药物。

（2）若突然出现呼吸不规则、呼吸暂停或发绀加重，可能为呼吸道梗阻，应及时吸痰。

（3）如喘憋加重并有反复窒息情况，需专人护理，并做好抢救准备。

39. 新生儿呼吸衰竭的含义

新生儿呼吸衰竭（NARF）是呼吸中枢和（或）呼吸器官的原发或继发病变，导致肺部通气和（或）换气功能障碍，导致缺氧或伴有二氧化碳潴留，进而发生一系列病理生理变化、代谢障碍及相应表现的临床综合征。

40. 新生儿呼吸衰竭的病因

（1）肺部疾病　肺透明膜病（HMD）、肺炎、肺不张、吸入综合征、肺出血、肺水肿、早产儿肺功能不良等。

（2）气道阻塞　先天性大叶肺气肿、气道软化症、会厌狭窄、鼻后孔闭锁、声带麻痹、鼻咽肿块等。

（3）肺受压　脓胸、胸内肿瘤、食管裂空疝、胃或腹部膨胀、气胸、膈疝、胸内肿瘤等。

（4）心脏病　先天性心脏病、心肌炎、动脉导管未闭伴心力衰竭。

（5）其他　窒息、早产儿呼吸暂停、颅内出血、脑膜炎、惊厥、破伤风、脊髓损伤、膈神经麻痹等。

41. 新生儿呼吸衰竭的发病机制

（1）通气功能障碍　是肺泡与外界气体交换障碍。

1）阻塞性通气功能障碍：又称气道阻力增加，主要是气道狭窄，炎性分泌物积聚，是常见的一种。新生儿气道直径小，气管、细支气管的直径分别为成人的 1/3 和 1/2，支气管壁软弱，易于塌陷，增加气道阻力。

2）限制性通气功能障碍：主要是由于胸廓或肺扩张受限制所致，如胸腔积气、积液及新生儿肺泡表面活性物质缺乏。新生儿胸骨软弱，呼吸肌发育不良等易呼吸疲劳。

（2）换气功能障碍　肺泡与血液间的气体交换障碍。

1）气体弥散障碍：是指肺泡内气体与泡壁毛细血管中血液进行交换的过程发生障碍，如肺充血、肺水肿、肺炎等。

2）通气与血流比例失调：两者比值小于或大于 0.8 时均可发生低氧血症，严重时可出现高碳酸血症。

42. 新生儿呼吸衰竭的临床表现

（1）呼吸系统症状　呼吸困难是临床最早出现的症状。在安静时呼吸频率超过 60 次/分或低于 30 次/分，出现呼吸节律改变甚至呼吸暂停，三凹症明显，伴有呻吟。

（2）缺氧和二氧化碳潴留的表现　缺氧早期表现为烦躁不安、面色苍白、心率加快、口唇发绀，严重时可有嗜睡、昏迷或惊厥。二氧化碳潴留表现为多汗、口唇樱红、皮肤潮红、眼结膜充血。心率增快，血压升高，严重时可昏迷惊厥。

（3）循环改变　指端凉，皮肤毛细血管再充盈时间延长，心率小于 100 次/分。

（4）其他　可发生脑水肿、颅内压增高，严重时可发生脑疝。

43. 新生儿呼吸衰竭的护理诊断

（1）清理呼吸道无效　与呼吸功能受损、呼吸道分泌物黏稠积聚有关。

（2）气体交换受损　与肺通气、换气功能障碍有关。

（3）不能维持自主呼吸　与呼吸中枢抑制、呼吸无力有关。

（4）水电解质、酸碱平衡紊乱　与缺氧、二氧化碳潴留有关。

（5）潜在并发症　营养失调；继发感染；长期使用呼吸机引起感染，并且摄入量不足。

44. 新生儿呼吸衰竭的护理目标

（1）保持呼吸道通畅。

（2）纠正缺氧，改善呼吸功能。

（3）恢复自主呼吸。

（4）住院期间不发生水电解质及酸碱平衡的紊乱。

（5）患儿每日获得足够的营养和水分，住院期间无感染的发生。

45. 新生儿呼吸衰竭的护理措施

（1）改善呼吸功能。

（2）合理给氧 早期呼吸衰竭单纯低氧血症时可用口罩给氧，氧流量 1～2L/min；头罩给氧，氧流量 5～8L/min；氧浓度 40%左右较为适宜。头罩给氧要随时调节头罩密封程度和氧流量，避免罩内湿度和二氧化碳浓度过高，使 PaO_2 维持在 60～80mmHg（8.0～10.7kPa）。

（3）复苏囊加压给氧 适用于呼吸浅弱、暂停或复苏紧急时。用时肩部垫高使气道开放，操作者一手将面罩紧扣患儿的口鼻，另一手加压复苏囊将气体压入气道。如有腹胀可上胃管抽出气体。

（4）持续气道正压（CPAP）给氧。

（5）纠正酸中毒 应用碱性药物，常有 5%碳酸氢钠，用量为 3～5ml/kg，缓慢静脉滴注。

（6）肾上腺皮质激素的应用 激素能减少炎性渗出、缓解支气管痉挛、改善通气，降低脑血管通透性、减轻脑水肿。一般采用氢化可的松，每日 5～10mg/kg，或地塞米松每日 0.5mg/kg，疗程 3～5 天。

（7）人工呼吸机的护理。

1）应用指征：血气分析示 $PaCO_2$ 在 60～70mmHg（8～9.33kPa）；吸入 60%氧时，动脉血 PaO_2<60mmHg（8kPa）。

2）护理要点：①应用专人监护；②防止继发感染；③做好呼吸机的消毒和保管。

（8）保暖及营养支持 患儿应置于辐射保暖床或暖箱内，保持周围环境温度在中性温度范围。保证营养及水分供给，重症患儿准确记录 24 小时出入量。

46. 新生儿呼吸衰竭的病情观察及并发症的防治

（1）监测患儿体温、脉搏、呼吸、血压，注意皮肤颜色、肢体温度变化。记录呼吸频率、节律、类型及心音、心率及节律和瞳孔、尿量的变化，以及应用呼吸兴奋剂后的反应。

（2）随时进行血气分析，以便调整吸氧及呼吸机的应用。

（3）观察气道是否通畅，定时拍背吸痰。

（4）观察缺氧程度，注意患儿的精神状态，有无烦躁不安、昏迷等情况。

（5）观察有无循环衰竭、心力衰竭、肺水肿、脑水肿等现象发生，一旦发现，及时通知医生配合抢救。

47. 新生儿呼吸衰竭的健康教育

（1）向患儿家长介绍病情及可能发生的并发症，帮助家长树立信心，减轻家长恐惧心理。

（2）尽量避免到人多的公共场所。

（3）天气变化时应注意随时增减衣服，防止上呼吸道感染。

（4）定期进行健康检查及预防接种。

48. 新生儿呼吸衰竭患儿如何改善呼吸功能

（1）湿化气道分泌物 可将氧气装置的湿化瓶盛 60℃左右的蒸馏水，使吸入的氧气温湿化或用超声雾化器进行雾化吸入。雾化液中有生理盐水、黏液溶解剂（糜蛋白酶、碳酸氢钠）、支气管解痉剂（氨茶碱、地塞米松、沐舒坦），每次 15 分钟，每日 3～4 次。供给足够的液体，以防脱水和痰液变干。

（2）协助排痰 定时翻身每 2 小时 1 次，轻拍背部，刺激咳嗽，以利于痰液排出。

（3）吸痰　必要时用导管定期对患儿咽部吸痰。对气管插管的患儿，每 1～2 小时吸痰 1 次，吸痰前先向气道内滴入 1～2ml 生理盐水。吸痰前充分吸氧，注意无菌操作，吸痰时间不宜过长。

49. 新生儿呼吸衰竭患儿的护理评价

（1）患儿呼吸道是否通畅。

（2）患儿缺氧症状是否改善。

（3）患儿的呼吸是否正常。

（4）是否供给患儿充足营养。

（5）是否发生并发症。

50. 新生儿的肠道外营养的含义

胃肠道外营养（parenteral nutrition）又称静脉内营养（intravenous feeding），是长期对不能接受经口喂养的患病新生儿及早产儿通过静脉供给热量、水分、蛋白质、碳水化合物、脂肪、维生素和矿物质，使他们得到足够的营养，以达到正常的生长发育。患病的新生儿以及体重较小的早产儿，由于疾病的影响或胃肠道发育不成熟，常需要静脉营养。

51. 新生儿静脉营养的适应证

任何新生儿因胃肠道先天畸形、发育不成熟或患病等原因，在较长时间内不能经口喂养而危及生命和健康的患儿都可应用。

（1）全胃肠外营养（total parental nutrition，TPN）　指患儿营养需要的全部均经静脉输入。

1）新生儿患严重胃肠道畸形手术前后、坏死性小肠结肠炎（　NEC）内科保守治疗及顽固性腹泻等。某些患儿可能做了广泛肠切除，需多次手术治疗或胃肠道需长期休息以治疗原发病。

2）极低出生体重儿胃肠道功能不成熟，特别是出生体重<1000g 者，或有呼吸窘迫，频繁呼吸暂停不能耐受胃肠道内喂养者，开始需 TPN。

（2）部分胃肠外营养（partial parental nutrition，PPN）　指新生儿经口喂养摄入不足的部分可从静脉内补足、适用于能够少量胃肠道喂养或撤离 TPN 时，早产儿给少量胃肠道营养，可刺激胃肠激素的释放，促使胃肠道功能成熟，对适应宫外营养摄入更有利，所以应尽早开始经口喂养代替 TPN。

52. 新生儿静脉营养的禁忌证

（1）患严重败血症、坏死性小肠结肠炎等的新生儿应在应用抗生素等治疗、病情稳定后方可考虑应用。

（2）脱水及代谢性酸中毒纠正后才能应用。

（3）循环衰竭、肝肾功能不全、尿素氮>12.9mmol/L（36mg/dl）者禁用。

（4）严重缺氧、高脂血症、间接胆红素>170 μ mol/L、血小板低者不能用脂肪乳剂。

（5）护理条件不高、不具备监护设备及微量生化检测技术者，宜转至有条件单位应用。

53. 新生儿营养的需要

（1）液体入量　新生儿、早产儿每天液体需要量包括不显性失水（皮肤及呼吸水分丢失），排尿量和大便的丢失。液体入量视其成熟度，生后日龄，周围环境和疾病等因素而定。

（2）热卡的需要　热卡的需要取决于日龄、体重、活动、环境湿度、器官功能成熟度和疾病等因素的影响。热卡的需要应包括维持基础代谢需要和生长需要两部分。

（3）蛋白质的需要　新生儿蛋白质的需要取决于胎龄、疾病及营养提供的方式。早产儿由于生长发育快而消化功能和酶发育不成熟，对蛋白质和量均有特定需要。

（4）氨基酸的需要。

（5）糖的需要。

（6）脂肪的需要。

（7）矿物质及微量元素的需要。

（8）维生素的需要。

54. 新生儿液体入量的影响因素

（1）胎龄、生后日龄的影响　新生儿总体液量相对比成人多，胎龄越小体液的比率越高，液体需要量越多。体重 1000g 的早产儿总体液量占体重的 85%，体重 2000g 的早产儿占 82%，足月儿占 75%。新生儿体重增多部分主要是细胞外液，早产儿细胞外液占体重 60%，足月儿占 45%。随着日龄增加，细胞外液逐渐减少，至生后 1 周降至 39%。新生儿第 1 天基础代谢低，活动少，加上细胞外液正常排出，液体需要少。随日龄的增长，液体需要量增加。新生儿每日液体需要量。

（2）环境的影响　活动量大，环境湿度低，寒冷刺激，发热，腹泻，胃肠道引流，光疗或辐射热保暖台，暖箱等需增加液量；环境湿度高，应用有机玻璃保热罩，塑料毯则减少液量。如在湿度较高的暖箱内或湿化给氧吸入或气管插管辅助呼吸可从 60～80ml/(kg·d)开始，到一周时增至 100～200ml/(kg·d)；如在开放暖箱或光疗情况下，则可从 80～100ml/(kg·d)开始；如湿度在 50%左右，可从 100ml/(kg·d)开始，到 1 周时增至 150ml/(kg·d)；体重<1000g 的早产儿可增至 200ml/(kg·d)。极低体重儿细胞外液量多，肾脏的浓缩和稀释功能差，对过多液体不能适应可导致动脉导管开放、充血性心力衰竭、支气管肺发育不良和坏死性小肠结肠炎；另一方面，其体表面极大，呼吸快，不显性失水多，不及时补充易出现脱水。由于生后几天内新生儿正处于体重下降阶段，有多余的细胞外液供体内应用，因此补液不必过多，保持在体重丢失<5%，可满足液体需要。总之，不同新生儿或同一新生儿在各种环境下所需的液体量均有差别，应按临床及生化检查结果调整。

（3）疾病的影响　如肾功能、充血性心力衰竭、外科手术后和脑膜炎等液体入量应减少；发热、腹泻、胃肠道引流等则需要增加液量。

55. 新生儿静脉营养的输液途径

（1）周围静脉　用 22～24 号静脉套管针或头皮穿刺周围静脉连接“Y”形管的一端。周围静脉穿刺操作简单已广泛使用，如技术操作熟练，固定稳固，也可维持较长时间。与中心静脉一样，所有输液容器和溶液每日更换一次，其缺点是不能用高渗液体和维持长期静脉营养较困难。

（2）中心静脉　硅胶管可从头皮和颈部穿刺静脉，经颈内静脉、颈外静脉、或锁骨下静脉送入上腔静脉近端在皮下前行一段，在顶、枕部穿出皮肤固定，导管也可从胸部皮下潜行至颈静脉插入。近年来，国外对早产儿采用细硅胶管从肘，腘静脉插入进入上腔、下腔静脉。从颈静脉插入导管长度为插入处到第 2 肋间的距离。置管后应立即拍 X 线片，确定其位置是否合适，并立即固定。导管插入处应用无菌纱布严格消毒密封，每 48 小时更换一次敷料。除导管外的所有输液容器及溶液每日更换一次，并常规做细菌培养。为保证其长期使用和不发生并发症，导管不得用于非静脉营养的其他目的，如输血、取血、做生化检查等。中心静脉的优点是可输入高渗性液体而血管不受损伤以及可长期使用，在精心护理下可安全使用 90 天，平均为 30 天。但要求操作熟练，否则易造成血管和组织损伤和严重感染。

（3）脐动脉　适用于低出生体重儿、早产儿、危重病新生儿。

56. 静脉营养的监测

（1）临床观察　一般情况观察包括体温、脉搏每日 3 次，每日记出入量。

（2）体格检查　体重每天测一次。身长、头围、上臂围计肱三头肌皮者厚度每周测一次，以评价其生长发育状况。

（3）试验室检测　静脉营养用量调整期间，每日查电解质、BUN、血糖，每周查 1～2 次血脂、白蛋白、肝功能，用量稳定后，每周查 1～2 次电解质、BUN、血糖、并每周查一次血脂、白蛋白、肝功能、胆红素、血清钙、磷、镁、凝血酶原时间、血小板，并根据新生儿情况酌情检查微量元素，必要时做血培养或插管培养。在静脉营养液输注时，可间断检测尿比重、尿糖等。

57. 新生儿静脉营养并发症

胃肠外营养的并发症可分为技术操作型、感染性和代谢性三方面。

（1）技术操作性并发症　主要鉴于中心静脉营养，组织、血管和神经损伤，与导管材料和操作技术熟练程度有关，如胸膜、心包及血管损伤，心脏穿孔和神经损伤等。中心静脉血栓形成或阻塞仍有发生。周围静脉用钙剂或葡萄糖（浓度>10%）可发生静脉炎或局部外渗造成血管周围渗透性坏死，如在关节处则可造成关节变形及功能障碍。目前常用肝素来防止静脉血栓形成，剂量为TPN液中肝素含1U/ml。亦可尿激酶使阻塞的导管畅通，它能激活纤溶酶原，使之转化为纤维蛋白溶酶，从而溶解纤维蛋白凝块。使用方法可一次大剂量或长期小剂量注射，新生儿用小剂量每小时200U/kg，持续滴注，最长用到24小时，未见副作用。

（2）感染性并发症　感染性并发症是最常见和最危险的并发症。包括导管入口处的感染、导管性败血症、细菌栓塞和栓子等。其中导管性败血症是主要问题。常见病原菌为正常皮肤存在的毒力不强的细菌，如表皮葡萄球菌、克雷白杆菌、铜绿假单胞菌、肠道细菌、变形杆菌、真菌等。如发现感染表现，应立即停止正在应用的TPN溶液，操作时要严格无菌，保持伤口干燥，每天更换输液管、敷料，消毒伤口部位皮肤。如患儿有不明原因发热等情况，应怀疑感染的可能，即查血白细胞及分类，从导管抽血做血培养，并及时使用抗生素。如为导管引起的感染，则应立即拔管。

（3）代谢性并发症

1）高血糖症。

2）低血糖症。

3）电解质紊乱。

4）肝功能不全。

5）胆汁淤积。

6）高脂血症。

7）骨代谢病。

58. 新生儿静脉营养的注意事项

（1）输液设置专人负责。

（2）营养液的输注最好用输液泵均匀输入，输液装置应有报警器，以防空气栓塞。

（3）静脉导管专用，不能输注其他药物或抽取血标本。

（4）皮肤切口每天消毒，更换敷料。

（5）静脉营养时注意观察患儿的生命体征并进行必要的实验室检查。

参 考 文 献

卜凤荣. 1998. 血液代用品的研究现状和进展，军事医学科学院院刊，22（2）：150-153.
曹宏宇. 1997. 临床急救. 江西：科学技术出版社.
陈国伟. 1999. 现代心脏内科学. 第 2 版. 长沙：湖南科学技术出版社.
陈灏珠. 2001. 实用内科学. 北京：人民卫生出版社.
陈红琴. 2006. 实用 ICU 护理手册. 北京：人民军医出版社.
丁小萍，钱火红，王筱慧. 1999. 中心静脉导管在造血干细胞移植中的护理. 中华护理杂志，34（8）：480-482.
丁小萍，周立，李兰英. 2001. 造血干细胞移植患者口腔黏膜炎的观察和护理. 中华护理杂志，36（1）：10-12.
都本洁. 1998. 心脏急症与抢救. 上海：上海科学普及出版社.
杜勇，王永铭. 1997. 药物不良反应监测研究进展. 药学进展，21（4）：212.
杜鹏，姚梅芳. 2002. ICU 综合征的防治与护理. 解放军护理杂志，19（1）：27.
杜晓东. 1998. 心肺脑复苏药物治疗新进展. 心血管病学进展，19（6）：366.
段杰. 2001. 神经外科护理. 北京：科学技术文献出版社.
范振华. 1999. 骨科康复医学. 上海：上海医科大学出版社.
高东升，董殿阶. 2000. 临床心血管疾病. 济南：山东科学技术出版社.
葛绳德. 1997. 烧伤临床解析. 天津：天津科学翻译出版公司.
谷勇，胡家胜. 2000. 心肺脑复苏进展. 安徽医学，21（6）：67
顾寿年，常启太. 1999. 危重急症诊疗手册. 南京：江苏科学技术出版社.
何长民. 1999. 肾脏替代治疗学. 上海：上海科学技术文献出版社.
何礼贤，徐元钊，胡必杰，等. 2000. 抗感染化学治疗. 上海：上海医科大学出版社.
何梦乔. 1998. 实用急救学. 上海：上海医科大学出版社.
胡全轩，杨鲲鹏. 1997. 胸心血管外科急症. 郑州：河南医科大学出版社.
黄津芳，刘玉莹. 1999. 护理健康教育学. 北京：科学技术文献出版社.
贾连顺，李家顺. 2000. 脊柱创伤外科学. 上海：上海医科大学出版社.
江基尧. 1999. 现代颅脑损伤学. 上海：第二军医大学出版社.
江建明. 2002. 脊柱脊髓损伤治疗与康复. 第九届全军康复学术会议论文汇编.
江一新，刘朝中，朱国英. 2001. 现代冠心病学. 北京：人民军医出版社.
姜大升，王东. 1999. 重症病人监护治疗手册. 南京：江苏科学技术出版社.
蒋健. 1999. 现代急诊内科学. 北京：科学出版社.
蒋朱明，蔡威. 2000. 临床肠外与肠内营养. 北京：科学技术文献出版社.
景华. 1999. 实用外科重症监护与治疗. 上海：第二军医大学出版社.
黎鳌. 1998. 现代创伤学. 北京：人民卫生出版社.
黎沾良. 1998. 现代危重病学. 合肥：安徽科学技术出版社.
李明华，殷凯生. 1998. 哮喘病学. 北京：人民卫生出版社.
李奇林，蔡学全，黄震. 2001. 现代危重病急症救治进展. 北京：军事医学科学出版社.
李树贞. 2000. 现代护理学. 北京：人民军医出版社.
李文硕. 1999. 液体治疗学. 北京：中国医药科技出版社.
李学文，薛训杰. 1999. 危重急症. 北京：科学技术文献出版社.
李学文，薛训杰. 1999. 危重急症. 北京：科学技术文献出版社.
梁继河，张永生，蔡春，等. 1999. 自体输血技术. 急诊医学，8（5）：347-349.
刘大为. 2000. 21 世纪医师丛书危重病学分册. 北京：中国协和医科大学出版社.
刘凤奎. 1999. 实用内科急症治疗手册. 北京：人民卫生出版社.
刘伏友. 2000. 腹膜透析. 北京：人民卫生出版社.
刘汉宁. 1998. 机械通气与临床. 第 2 版. 北京：科学出版社.
刘汉宁. 1998. 机械通气与临床. 第 2 版. 北京：科学出版社.
刘俊杰，赵俊. 1997. 现代麻醉学. 第 2 版. 北京：人民卫生出版社.
刘连成，张一兵，崔福兰. 1998. 糖尿病的预防、诊断与治疗. 北京：学苑出版社.
刘淑媛，陈永强. 2006. 危重症护理专业规范化培训教程. 北京：人民军医出版社.
刘晓虹. 1998. 护理心理学. 上海：第二军医大学出版社.
刘振声，金大鹏，陈增辉. 2000. 医院感染管理学. 北京：军事科学出版社.
卢美秀，魏玲玲，郑素月. 1999. 最新内外科护理（上册）. 北京：科学技术文献出版社.
彭刚艺. 2001. 急重症护理学. 北京：人民军医出版社.
秦力君. 2001. 专科护理技术操作培训教材. 北京：解放军出版社.

秦叔逵，王健民，王杰军. 2001. 中国临床肿瘤学教学专辑. 北京：中国医药科学出版社.
秦文瀚. 2000. 临床重症监护治疗手册. 北京：人民军医出版社.
冉春风，董秀兰，王中彬. 2000. 现代康复医学. 北京：科学技术文献出版社.
石秉霞，吴海生. 1998. 临床康复学. 青岛：青岛出版社.
石应康. 1999. 急诊手册. 北京：人民卫生出版社.
石应康译. 2000. 心胸外科学. 北京：人民卫生出版社.
宋志芳. 1999. 现代呼吸机治疗学—机械通气与危重病. 北京：人民军医出版社.
苏鸿熙. 1996. 重症加强监护学. 北京：人民卫生出版社.
孙定人，王士凡，王功立，等. 1998. 药物不良反应. 第 2 版. 北京：人民卫生出版社.
孙玉华，王洪涛，梅芳瑞. 1999. 脊髓损伤后神经性膀胱的功能康复. 中华护理杂志，34（9）：570，571.
汪承滋，刘治. 1999. 实用重症护理学. 北京：人民卫生出版社.
汪鸿志，曹世植. 1999. 现代消化性溃疡病学. 北京：人民军医出版社.
王道新，李翔. 1999. 急性脊髓损伤中继发性死伤的治疗进展. 临床骨科杂志，2（3）235-237.
王慧，刘志宏. 2001. 医学心理学. 上海：第二军医大学出版社.
王礼振. 1998. 临床输液学. 北京：人民卫生出版社.
王力红，石海鸥. 2002. 重症监护患者医源感染前瞻性研究. 中华医院感染学杂志，12（4）：269.
王茂斌，曲镭. 2000. 心脏疾病的康复医疗学. 北京：人民卫生出版社.
王培东. 2000. 临床高压氧医学与脑复苏新进展. 北京：世界医药出版社.
王十昌. 1998. 心脏病诊治与康复. 北京：人民卫生出版社.
王雪. 2000. 现代急诊护理手册. 北京：北京医科大学出版社.
王一山. 2002. 实用重症监护治疗学. 上海：上海科学技术文献出版社.
王志红，周兰林. 2003. 危重症护理学. 北京：人民军医出版社.
王忠诚. 1998. 神经外科学. 武汉：湖北科学技术出版社.
王忠诚. 1998. 神经外科学. 武汉：湖北科学技术出版社.
吴孟超. 2000. 肝脏外科学. 上海：上海科学技术文献出版社.
吴欣娟. 2011. 临床护理技术操作并发症与应急处理. 北京：人民卫生出版社.
伍素华. 2000. 烧伤护理学. 北京：科学技术文献出版社.
夏德发，杨卫华. 2002. 内源性医院感染发病研究. 中华医院感染学杂志，12（3）：239.
胥少珍，葛宝丰，徐印坎. 1999. 实用骨科学. 北京：人民军医出版社.
徐宏耀，吴信. 2001. 心脏外科监护. 北京：人民军医出版社.
许业珍，江朝光. 2001. 重症加强护理学. 北京：军事医学科学出版社.
叶朝阳. 2001. 血液透析血管通路的理论与实践. 上海：复旦大学出版社.
应明英. 1998. 实用危重病监测治疗学. 北京：人民卫生出版社.
于皆平，沈志祥，罗和生. 1999. 实用消化病学. 北京：科学出版社.
于学忠. 2000. 急救护理学. 北京：中国协和医科大学出版社.
俞森洋，蔡柏蔷. 1998. 呼吸内科主治医生 410 问. 北京：北京医科大学中国协和医科大学联合出版社.
曾因明，孙大金. 2000. 重症监护治疗与复苏. 上海：上海科学技术文献出版社.
曾因明. 2000. 危重病学. 北京：人民卫生出版社.
张惠兰，陈荣秀. 1999. 肿瘤护理学. 天津：天津科学技术出版社.
张家华，黄平. 1997. 现代血液病治疗学. 北京：人民军医出版社.
张家泰. 1998. 临床药理学. 第 2 版. 北京：人民卫生出版社.
张开滋. 2000. 临床心律失常. 长沙：湖南科学技术出版社.
张伟英. 2005. 实用重症监护护理. 上海：上海科学技术出版社.
张文武. 2001. 急诊内科学. 北京：人民卫生出版社.
张秀明. 2001. 现代临床生化检验学. 北京：人民卫生出版社.
张志强. 2000. 对临床应用的长程脑电监护设备的几点要求. 临床脑电学杂志，9（2）：119.
赵静轩. 1998. 外科护理学新进展. 北京：北京医科大学中国协和医科大学联合出版社.
赵俊，李树人，宋文阁. 1999. 疼痛诊断治疗学. 郑州：河南医科大学出版社.
赵水平. 2000. 心脏内科研修精要. 长沙：湖南科学技术出版社.
周秀华. 2001. 急危重症护理学. 北京：人民卫生出版社.
周永军. 2000. 现代肝硬化诊断治疗学. 北京：人民军医出版社.
Bennett CJ，Young MN，Adikins RH，et al. 1995. Comparison of bladder management comparison outcomes in female spinal cord injury patients. J Urol，1458-1460.
Biering—Sorensen F，Harkopp A . 1995. Spinal cord Lesions. Curr Opin Neurol，8（6）：451-455.
Chai T，Chung AK，Belville WD，et al. 1995. Compliance and aomplication of clean intermittent catheterization in the spinal cord injured patient. Pareplegia，33：258.
OH Frazier. 2000. Mechanical cardiac assistance：historical perspective. Seminars in Thoracic and Cardiovascular Surgery，12（3）：207.

附　录

附录一　呼吸机常用中英文对照名称

潮气量	tidal volume
持续气道正压	continous positive airway pressure，CPAP
辅助	assist
呼气量	expiraory volume
呼吸	respiration
呼吸频率	respiratory　rate
呼吸暂停	apnea
机械控制通气	controlled mechanical ventilation，CMV
间隔的	interval
间歇正压通气	intermittent positive pressure ventilation，IPPV
控制指令通气	controlled mandatory ventilation，CMV
流量传感器	flow sensor
气道压力峰值	peak airway pressure
双水平正压通气	bi-level positive airway pressure，BiPAP
吸气流速峰值	peak inspiration flow
压力释放通气	airway pressure release ventilation，APRV

附录二　ICU 常用计算公式

1. 体表面积计算公式

体表面积（cm^2）=0.0061×身高（cm）+0.0128×体重（kg）−0.1529

2. kPa 和 mmHg、cmH_2O 换算公式

kPa×7.5=mmHg　　mmHg×0.13=kPa

kPa×10.0=cmH_2O

3. 脑灌注压计算公式

脑灌注压（CPP）=平均动脉压（MAP）−颅内压（ICP）

平均动脉压=舒张压+1/3 脉压

4. 氧浓度（FIO_2）换算公式

吸氧浓度%=21+4×氧流量（L/min）

5. 补钾计算公式

应补钾（mmol/L）=［（4.0−血清钾测得值）×体重（kg）］

所计算出的补钾总量应在 2 小时内输完。

6. 补钠计算公式

应补钠（mmol）=（140mmol−测得值）×体重（kg）×0.6（女性 0.5）

7. 补碱计算公式

应补碳酸氢钠（mmol）=（140mmol–测得值）× 体重（kg）

一般首次给计算量的 1/3～1/2，复查血气后再决定是否需要再补充。

8. 小儿用药剂量计算公式

（1）按体表面积计算公式

小儿用药剂量=成人剂量÷1.73（m^2）× 小儿体表面积（m^2）

小儿体表面积（m^2）=［4 × 体重（kg）+7］÷［体重（kg）+90］

（2）按体重计算公式

小儿用药剂量=成人剂量 × 小儿体重/50

在称小儿体重有困难时，可用以下方法推算：

1～6 个月，体重（kg）=3+月龄 × 0.6

7～12 个月，体重（kg）=3+月龄 × 0.5

1 岁以上：体重（kg）=8+年龄 × 2

9. 药物换算公式

例 1：以患者需注射阿托品 0.6mg，现有注射剂每支 1mg/2ml，需取多少毫升？

1mg：2ml=0.6mg：*X*ml

X=1.2 需取 1.2ml 阿托品注射。

例 2：如需配置含 3%硼酸溶液 500ml 冲洗眼睛，需称硼酸多少？

3：100=*X*：500

X=15（g）

需称 15g 硼酸溶于 500ml 消毒蒸馏水中。

例 3：配 1：5000 高锰酸液 2000ml 洗胃用，需高锰酸钾多少？

1：5000=*X*：2000

X=0.4（g）

需称 0.4 高锰酸钾溶于水中。

例 4：如需 2000ml 75%乙醇溶液，目前只有 95%的乙醇，需 95%的乙醇多少？需加水多少？

公式：稀溶液浓度（C_1）× 稀溶液量（V_1）=浓溶液浓度（C_2）× 浓溶液量（V_2）

需 95%乙醇=（0.75 × 2000）÷0.95=1579ml

需加的水量=2000ml–1579ml=421ml

10. 静脉输液速度计算公式

（1）已知每小时输入量，求每分钟滴数

每分钟滴数=（每小时输入量 × 15 滴/ml）÷（总时间 × 60min）

（2）已知总输液量和总时间，求每分钟滴速

每分钟滴=（总输液量 × 15 滴/ml）÷（总时间 × 60min）

（3）已知每分钟滴数，求每小时输入量

每小时输入量=（每分钟滴数 × 60min）÷15 滴/ml

附录三　心脏术后常用药物剂量

1. 多巴胺用量 2～10μg/（kg · min）或 0.5～8μg/（kg · min）。
2. 多巴酚丁胺用量 4～40μg/（kg · min）或 0.5～10μg/（kg · min）。
3. 硝普钠用量 0.5～8μg/（kg · min）。

4. 硝酸甘油用量 0.1～2.0μg/（kg · min）。

5. 异丙肾上腺素用量 0.01～0.05μg/（kg · min）。

6. 氨力农用量 6～10μg/（kg · min）。

7. 肝素用量（发生 DIC）时用量 0.5～1mg/（kg · 次），每 4～6 小时 1 次，使 ACT 维持在 200 秒，直至血小板恢复正常。1mg 鱼精蛋白可中和 130U 肝素。

8. 地塞米松用量 儿童 0.5～0.75μg/（kg · d）；成人 30mg/d。

9. 钙剂用量　儿童 0.25～0.5g/次；成人 0.5～1.0g/次。

10. 毛花苷 C 用量 儿童 20～40μg/（kg · d）；成人 0.1～0.4mg/次，2～3 次/日。

11. 华法林用量 成人第一天 3～6mg/次，第 2 天 3～6mg/次，以后根据化验结果调整。

12. 常规补液量 2ml/（kg · h）。

附录四　使用微量泵常用药物的配置方法

1. 多巴胺

配制：将多巴胺（3mg×体重）加入 5%葡萄糖溶液至 50ml。经验公式 1ml/h=1μg/（kg · min）
或将多巴胺（6mg×体重）加入 5%葡萄糖溶液至 50ml。经验公式 1ml/h=2μg/（kg · min）

2. 多巴酚丁胺 用法同多巴胺

配制：将多巴酚丁胺（3mg×体重）加入 5%葡萄糖溶液至 50ml。1ml/h=1μg/（kg · min）。

3. 硝普钠

配制：将硝普钠（0.3mg×体重）加入 5%葡萄糖溶液至 50ml。经验公式 1ml/h=0.1μg/（kg ·min）。
当用量较大时，可配制高浓度的硝普钠：（3mg×体重）加入 5%葡萄糖溶液至 50ml。
经验公式 1ml/h=1μg/（kg · min）。
一般使用剂量为 0.1～5μg/（kg · min），最大不大于 8μg/（kg · min）。

4. 素硝酸甘油

配制：将硝酸甘油（0.3mg×体重）加入 5%葡萄糖溶液至 50ml。1ml/h=0.1μg/（kg · min）。用药量及速度依病情而定。

5. 异丙肾上腺

配制：将异丙肾上腺（0.03mg×体重）加入 5%葡萄糖溶液至 50ml。1ml/h=0.01μg/（kg · min）。用药量及速度依病情而定。